Gesund mit Obst und Gemüse

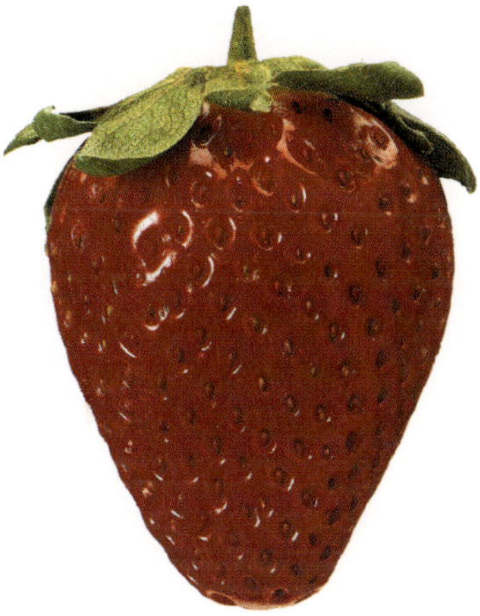

Katharina Lisson

Gesund mit Obst und Gemüse

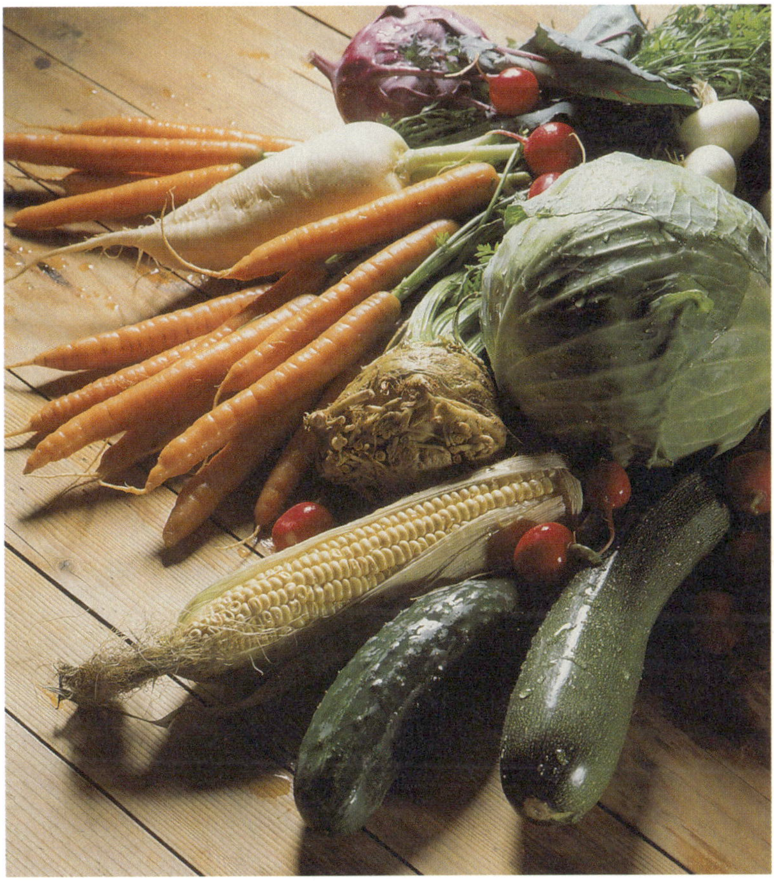

Wir ersuchen um Kenntnisnahme:
Alle in diesem Buch enthaltenen Angaben, Daten, Ergebnisse wurden von der Autorin nach bestem Wissen und Gewissen erstellt und von ihr und dem Verlag mit größtmöglicher Sorgfalt überprüft. Gleichwohl sind inhaltliche Fehler nicht vollständig auszuschließen. Daher erfolgen die Angaben nur ohne jegliche Verpflichtung oder Garantie des Verlages oder der Autorin. Beide übernehmen deshalb keinerlei Verantwortung für etwaige inhaltliche Unrichtigkeiten.

Fotos: Jeff Burke und Lorraine Triolo, MEV
Zusammenstellung und Layout: Dieter Rex
Umschlagentwurf: Joseph Koó

Printed in Slovenia

www.tosa-verlag.com

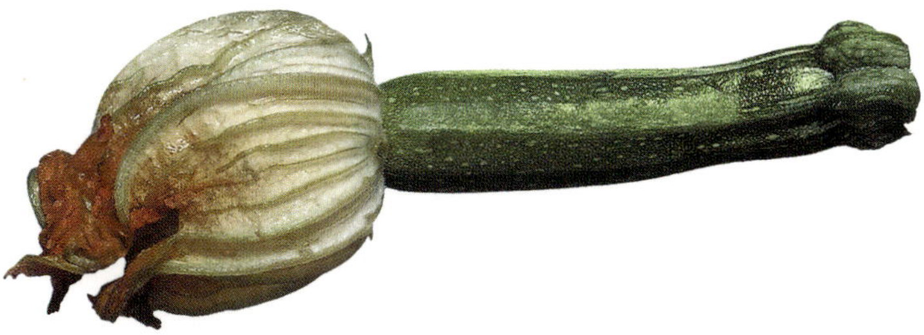

Essen Sie sich gesund mit Obst und Gemüse

Bewusste Ernährung hält uns gesund und fit.

Im Grunde wissen wir es alle: Obst und Gemüse sind gut für uns! Und wir merken es am eigenen Leib, wenn wir bei einem Leistungstief den Schokoriegel links liegen lassen und zu einer reifen, herrlich süßen Banane greifen, die uns einen schnellen Energieschub gibt. Und wie gut tut ein frisch gepresster Orangensaft an einem kalten Wintertag! Fast immer nehmen wir auf Spaziergänge, Wanderungen und zum Sport Obst mit, das uns mit vielen Nährstoffen, aber auch mit dringend notwendiger Flüssigkeit versorgt. Ganz automatisch versuchen wir unsere Kinder dazu zu bringen, das Gemüse auf dem Teller nicht übrig zu lassen und mehr Obst zu essen, selbst wenn wir es schälen, in Schnitze teilen oder dekorativ anrichten müssen – Hauptsache, es wird gegessen!

Auch Gemüse kommt endlich aus seiner Funktion als Beilage heraus zu immer größerer, wohlverdienter Geltung auf unseren Tellern, denn es bietet unendlich vielseitigen Genuss und hilft uns dabei beim Abnehmen, schützt uns vor Infektionen und sorgt dafür, dass wir uns wohl fühlen.

Obst und Gemüse sind überall erhältlich und für jeden erschwinglich

Und das Beste ist, dass Obst und Gemüse in Hülle und Fülle das ganze Jahr über erhältlich sind – und zwar überall und für jeden erschwinglich, ob man nun im Supermarkt oder im Gemüselädchen an der Ecke einkauft, auf dem Wochenmarkt, im Bioladen oder direkt beim Bio-Bauern.

Trotz der Tatsache, dass wir es „eigentlich“ genau wissen, leiden so viele Menschen in unserer Gesellschaft an Bluthochdruck, Diabetes, erhöhtem

Cholesterinspiegel, Verdauungsproblemen – um nur einige Beschwerden zu nennen. Wir alle können Tag für Tag aktiv etwas tun, um uns vor vielen Krankheiten zu schützen – indem wir auf unsere Ernährung achten!

Natürlich kann der Mensch nicht von Obst und Gemüse alleine leben. Deshalb hier in Kürze einige allgemeine Informationen zum Thema Ernährung, bevor wir uns wieder dem Obst und Gemüse zuwenden.

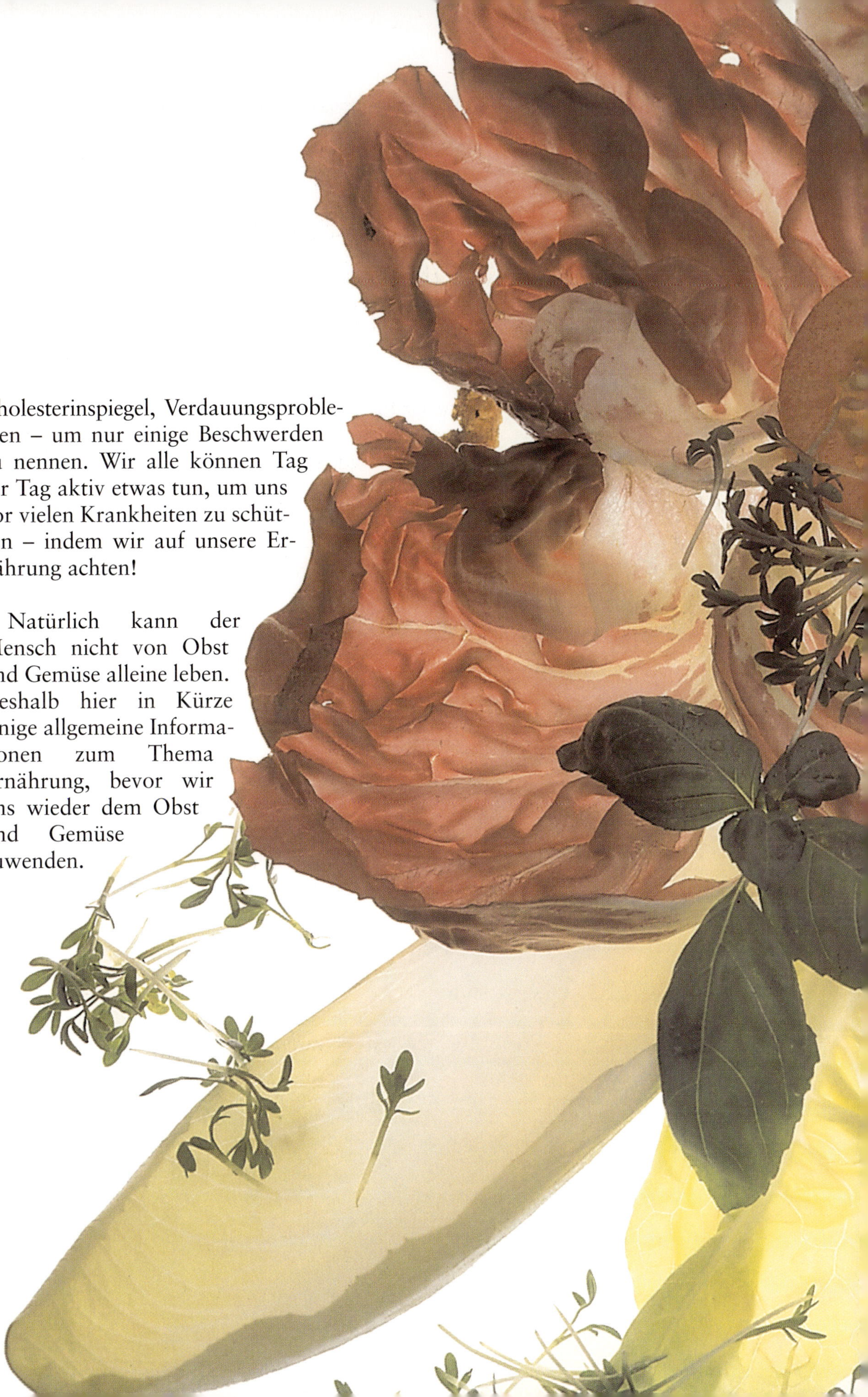

Der menschliche Organismus braucht viele Nährstoffe, um gesund zu bleiben und zu „funktionieren". Hierzu gehören die Hauptnährstoffe Kohlenhydrate, Eiweiße und Fette; dazu kommen essenzielle Fettsäuren, essenzielle Aminosäuren, Wasser, Vitamine, Ballaststoffe, Mineralstoffe und Spurenelemente. Diese werden mit der Nahrung aufgenommen, und hier kommt es natürlich auf die richtige Zusammensetzung an. Die DGE („Deutsche Gesellschaft für Ernährung") empfiehlt zwei Drittel der täglichen Nahrungsenergie durch Obst, Gemüse und andere pflanzliche Lebensmittel aufzunehmen. Daraus ergibt sich die Empfehlung „5-a-day: 5-mal täglich Obst und Gemüse". Konkret heißt das, wir sollten täglich 3 Portionen Gemüse (insgesamt etwa 375 g), davon die Hälfte roh, und 2 Portionen Obst (250–300 g) – am besten frisch – essen.

„5-a-day" – eine Ernährungsempfehlung der DGE

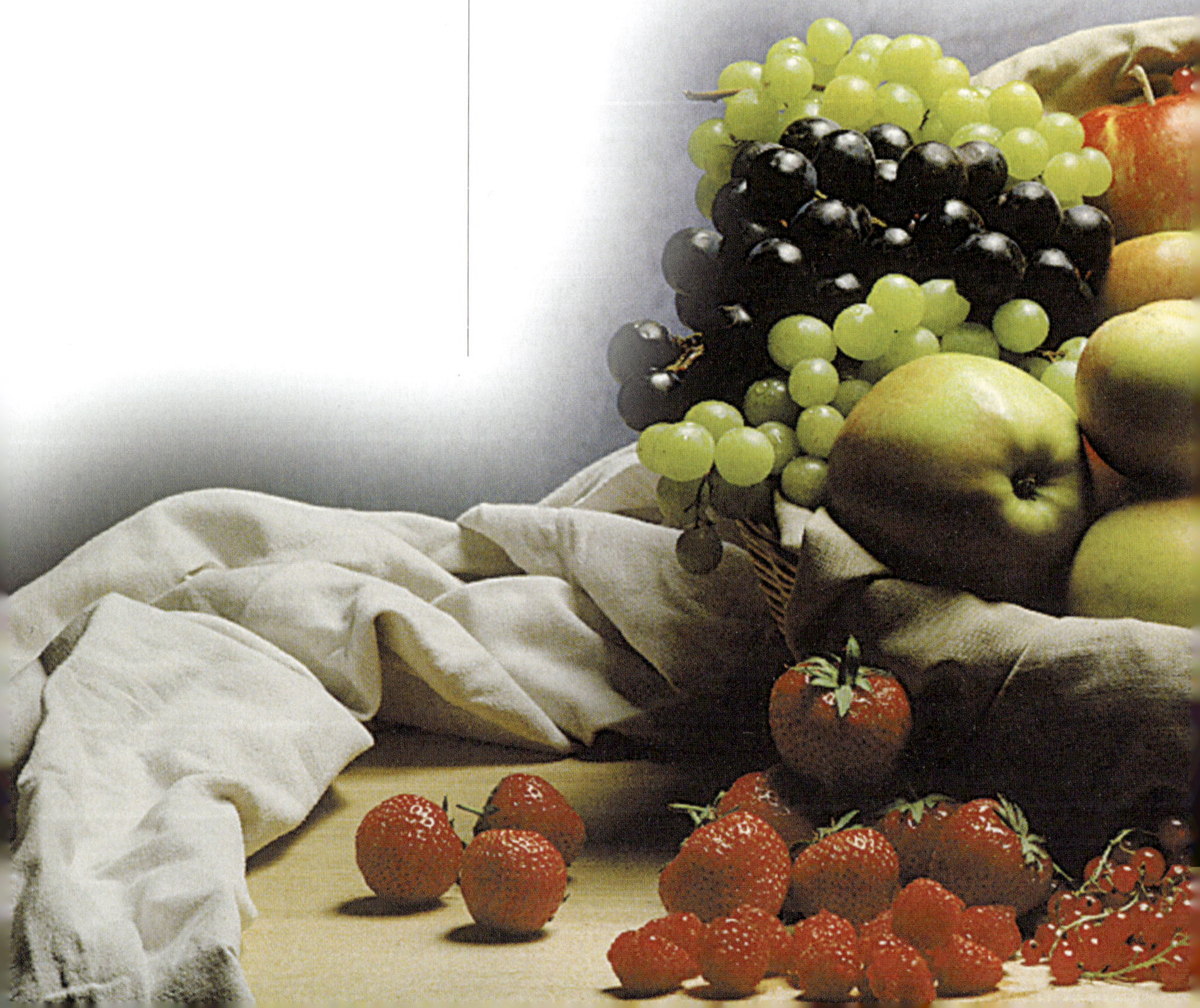

Neben den oben genannten Nährstoffen sind in den letzten Jahren die so genannten bioaktiven Substanzen ins Rampenlicht geraten, und das zu Recht, wie zahlreiche Forschungen belegen: Bioaktive Substanzen tragen entscheidend zur Erhaltung unserer Gesundheit bei. Sie liefern zwar keine Nährstoffe, dafür entfalten sie im Körper pharmakologische Wirkung, indem sie in biochemische Abläufe eingreifen.

Die größte Gruppe dieser bioaktiven Substanzen bilden die sekundären Pflanzenstoffe, die in allen pflanzlichen Lebensmitteln vorkommen. Es gibt über 30 000 Einzelsubstanzen, mit denen wir Sie hier nicht behelligen wollen. Viel wichtiger ist es zu wissen, dass sekundäre Pflanzenstoffe das Immunsystem stärken, vor Infektionen durch Bakterien, Pilze und

Sekundäre Pflanzenstoffe stärken unser Immunsystem.

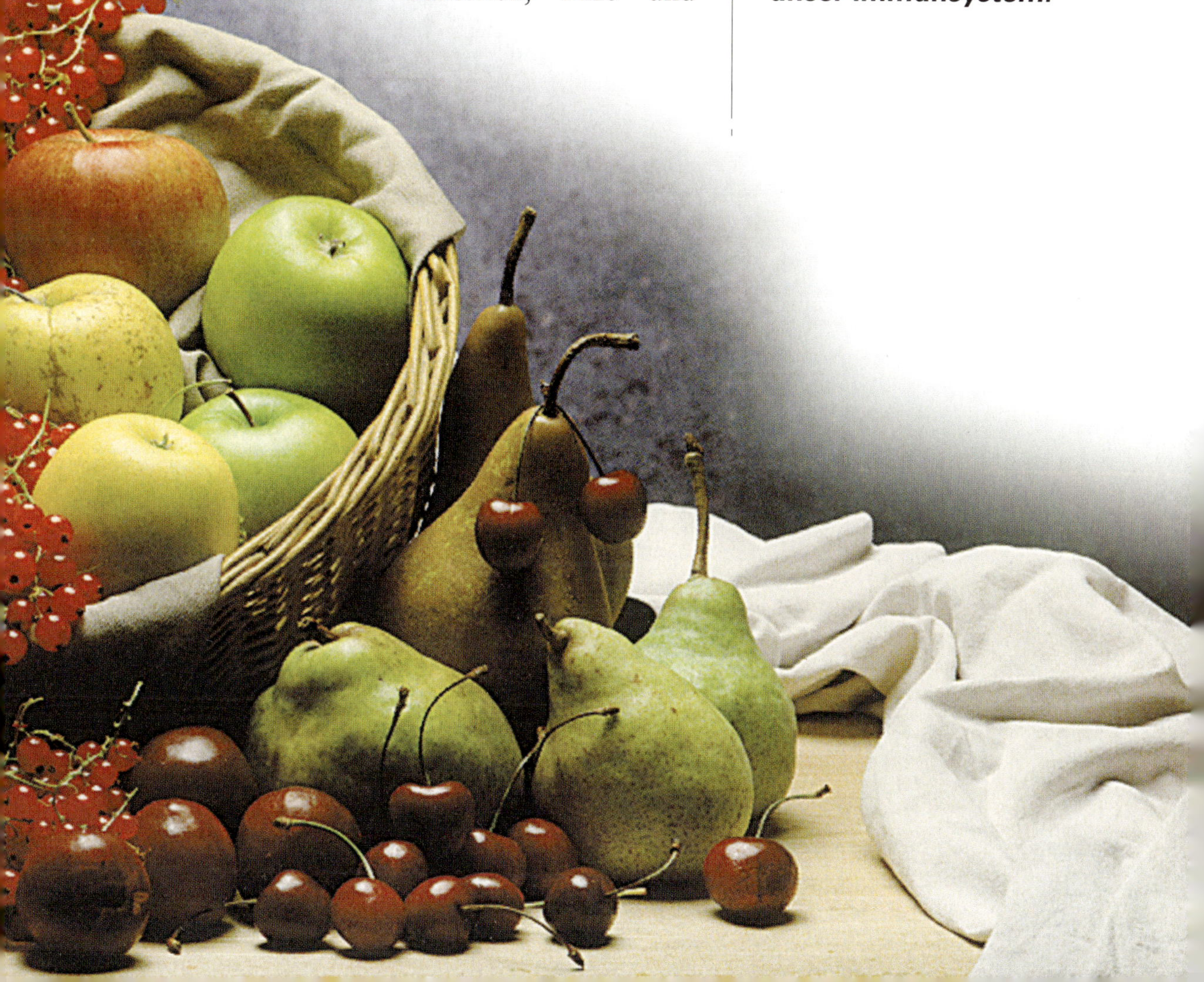

Viren schützen, das Risiko von Herz-Kreislauf-Erkrankungen senken, entzündungshemmend, blutdrucksenkend und cholesterinsenkend wirken. Außerdem fangen sie freie Radikale und reaktive Sauerstoffverbindungen ab und wirken damit vorbeugend gegen Krebs.

Und das soll uns jetzt als theoretischer Hintergrund genügen. Nun zur praktischen Umsetzung, wobei Ihnen dieses Buch helfen will: Sie finden hier in alphabetischer Reihenfolge von Ananas bis Zwiebel über 40 Obst- und Gemüsesorten. Jeder Steckbrief enthält eine kurze Beschreibung und eine Auflistung der wichtigsten Inhaltsstoffe und ihre Heilwirkung. So finden Sie ganz schnell heraus, was Ihr Lieblingsobst und -gemüse alles Gutes für Sie tut und welches vielleicht bisher nicht so beachtete Obst oder Gemüse künftig doch öfters auf den Teller kommen sollte.

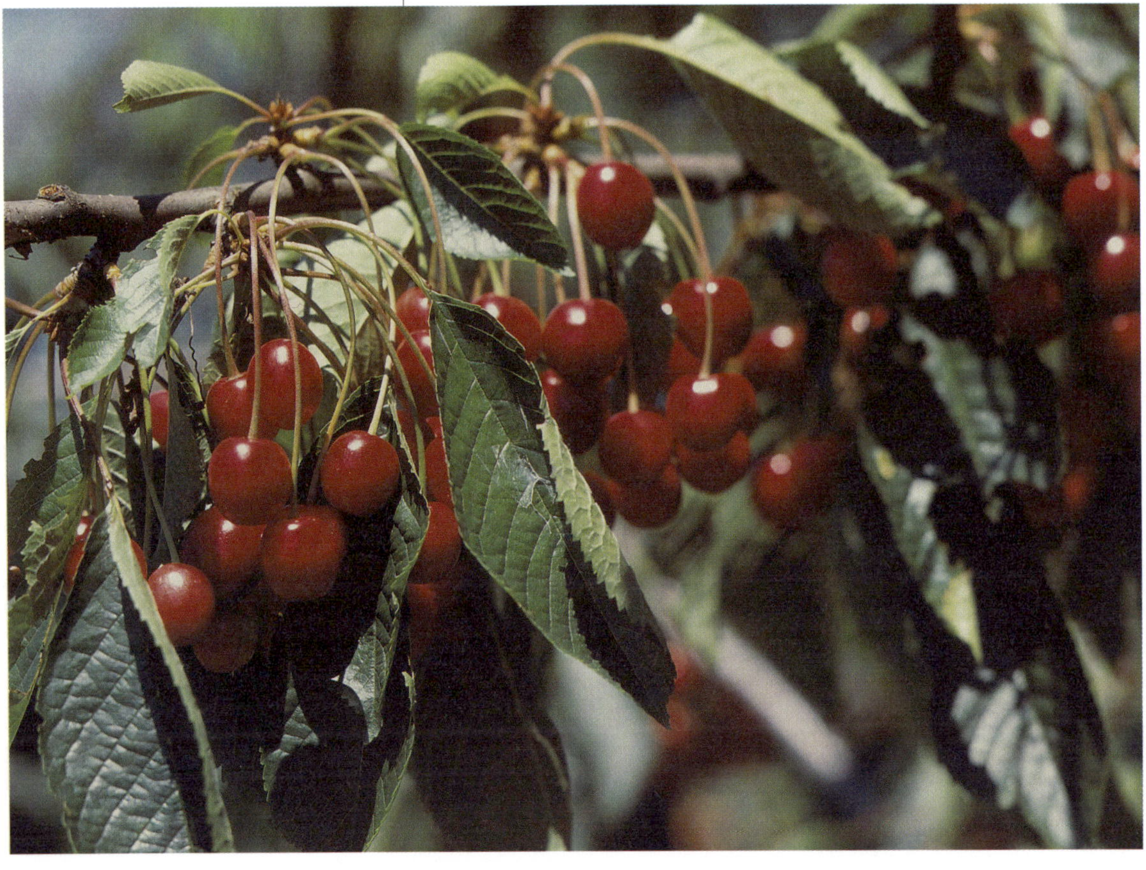

Und hier noch ein paar Tipps für diejenigen, die jetzt den Kopf schütteln und meinen, sie können unmöglich fünf Portionen Obst und Gemüse am Tag zu sich nehmen:

- ***Essen Sie zum Frühstück frisches Obst im Müsli.***

- ***Lagern Sie eine Auswahl an Obst (Apfel, Birne, Banane, Kiwi, Orange) am Arbeitsplatz. Auch Gemüse wie Paprika, Möhren, Kohlrabi kann man gut bei der Arbeit essen.***

- ***Essen Sie mittags, wenn möglich, Salat oder Gemüse (zumindest als Beilage).***

- ***Essen Sie zum Abendbrot Salat oder Rohkost, z. B. mit Quark zum Dippen.***

- ***Gut zu wissen: 200 ml Obst- oder Gemüsesaft ersetzen eine Portion Obst oder Gemüse.***

Wenn Sie ein gesundheitliches Problem konkret angehen möchten, finden Sie weiter hinten im Buch eine alphabetische Übersicht häufig vorkommender Beschwerden und Krankheiten mit Angaben, welches Obst und Gemüse für die Vermeidung bzw. Behandlung hilfreich sein kann.

Auf den nächsten 134 Seiten stellen wir Ihnen über 40 Gemüse- und Obstsorten von Ananas bis Zwiebel vor, darunter auch Beeren, Keimlinge, Küchenkräuter, Nüsse und Kerne sowie Salate. Lesen Sie alles über Herkunft und Geschichte, Sorten und Saison, Einkauf und Lagerung, Verwendung in der Küche und natürlich über Inhalts- und Wirkstoffe, die Obst und Gemüse so gesund für uns machen!

Außerdem gibt es bei allen Lebensmitteln eine Kurzübersicht und Erklärung der Heilwirkung sowie Tipps und Rezepte zur Abrundung.

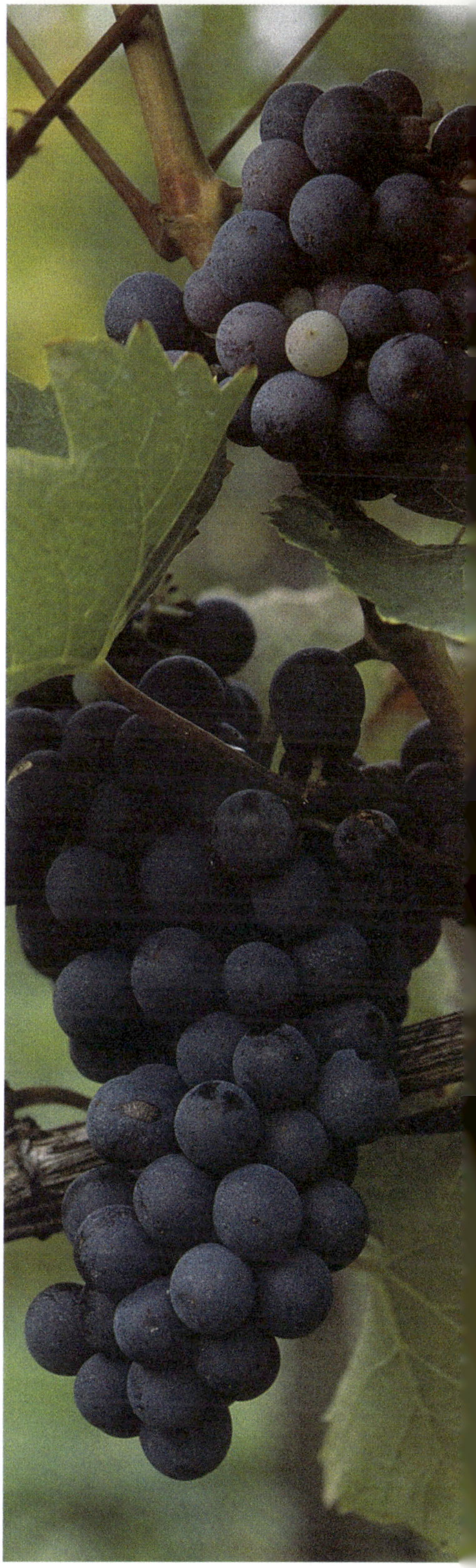

Die Ananas gehört zur Familie der Bromeliengewächse, wobei sie von den etwa 1500 Arten die einzige Pflanze mit essbaren Früchten ist. Sie wächst auf Feldern und bildet zunächst dicht über dem Boden eine Blattrosette mit langen, spitzen Blättern. Nach etwa einem Jahr entwickelt sich aus ihrer Mitte eine Blütenachse. Die Blüten bringen bis zu 200 Beeren hervor, die zusammenwachsen und einen Fruchtverband bilden. Das ist die Ananas.

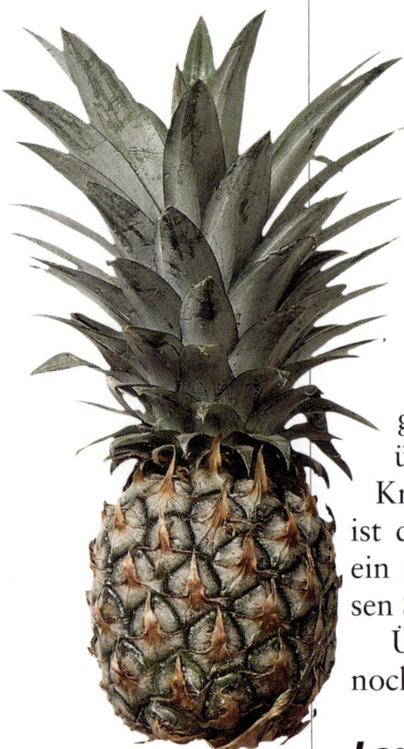

Ananas

Herkunft / Beschreibung / Geschichte:

Die Ananas – „Königin der Tropenfrüchte“ – war ursprünglich in Mittelamerika beheimatet. Wahrscheinlich war Kolumbus der erste Europäer, der 1493 auf Guadeloupe in den Genuss dieser saftigen köstlichen Frucht kam, die ihm dort von den Eingeborenen zur Begrüßung angeboten wurde. Im Jahr 1886 brachte ein Engländer 1000 Ananaspflanzen nach Hawaii und baute sie dort unter idealen Voraussetzungen an. Hawaii entwickelte sich zu einem der wichtigsten Anbaugebiete überhaupt und oft wird die Ananas direkt mit Hawaii assoziiert.

Hauptanbaugebiete heute sind Hawaii, Brasilien, Taiwan, die Kanarischen Inseln, Singapur, Südafrika, die Elfenbeinküste und Kenia.

Eine Ananas kann bis zu 10 kg schwer werden, meist liegt ihr Gewicht aber zwischen 1 und 4 kg. Sie ist fast das ganze Jahr bei uns erhältlich, oft im Winter etwas billiger.

Einkauf:

Wählen Sie Früchte aus, deren Schale fest ist. Die Frucht sollte bei leichtem Druck nicht nachgeben. Sehr hilfreich für das Erkennen der Reife ist der Riechtest: Halten Sie die Frucht Ihrer Wahl dicht unter die Nase und schnuppern ausgiebig daran. Eine reife Ananas duftet ganz zart, wenn sie intensiv riecht, ist sie schon überreif. Ein anderer Tipp ist, ein Blatt aus der Krone herauszuziehen. Wenn es sich leicht löst, ist die Ananas reif. Die Farbe ist nicht unbedingt ein Hinweis auf die Reife der Frucht, also verlassen Sie sich am besten auf Ihre Nase.

Übrigens: Ananas aus der Dose enthalten nur noch einen Bruchteil der Enzyme und Vitamine.

Lagerung:

Kühl gelagert ist eine (noch nicht vollreife) Ananas bis zu zwei Wochen haltbar, eine vollreife Frucht bis zu drei Tage. Die optimale Lagertemperatur liegt bei

8 Grad C, also bitte nicht im Kühlschrank aufbewahren, dort kann das Fruchtfleisch schwarze Flecken bekommen.

Inhaltsstoffe / Wirkstoffe:

Die frische Frucht enthält viele Vitamine (A, B_1, B_2 und B_6, C) und 16 verschiedene Mineralstoffe und Spurenelemente (unter anderem Kalium, Magnesium, Mangan und Eisen). Vitamin C ist reichlich enthalten und fördert die körpereigenen Abwehrkräfte. Ananas enthält zudem das Enzym Bromelain, das unter anderem hilft, Eiweiße im Körper in Aminosäuren aufzuspalten. Die Aminosäuren transportieren zahlreiche Spurenelemente zu den Zellen. Zudem hemmt Bromelain die Blutgerinnung und wirkt damit positiv auf die Durchblutung ein. Es senkt den Blutdruck und hilft beim Abbau von Ablagerungen an den Gefäßinnenwänden, die zu Arteriosklerose führen können. Außerdem hat es entzündungshemmende Wirkung und entspannt die Muskeln. Auch bei Menstruationsbeschwerden hilft Bromelain, da es allgemein krampflindernd wirkt. Es unterstützt außerdem die Verdauung.

Ananas in der Küche:

Die harte Schale muss entfernt werden. Sie können die Ananas quer halbieren, die Enden abschneiden und die Hälften großzügig schälen. Dabei auch die „Augen“ herausschneiden, sie sind holzig. Oder Sie schneiden die ganze Frucht zuerst in Scheiben und schälen diese. Das Kernfleisch sollten Sie entfernen, da es meist hart und faserig ist.
Ananas schmeckt frisch mit etwas Zitrone beträufelt und im gemischten Fruchtsalat. Beliebt ist sie auch aromatisiert mit

Heilwirkung auf einen Blick:

- *Gut bei Arthritis, Rheuma, Gicht*
- *Senkt den Blutdruck*
- *Verhindert Arteriosklerose*
- *Hilft bei Störungen im Darm und fördert die Verdauung*
- *Entspannt bei Menstruationsbeschwerden*
- *Stärkt die Abwehrkräfte*

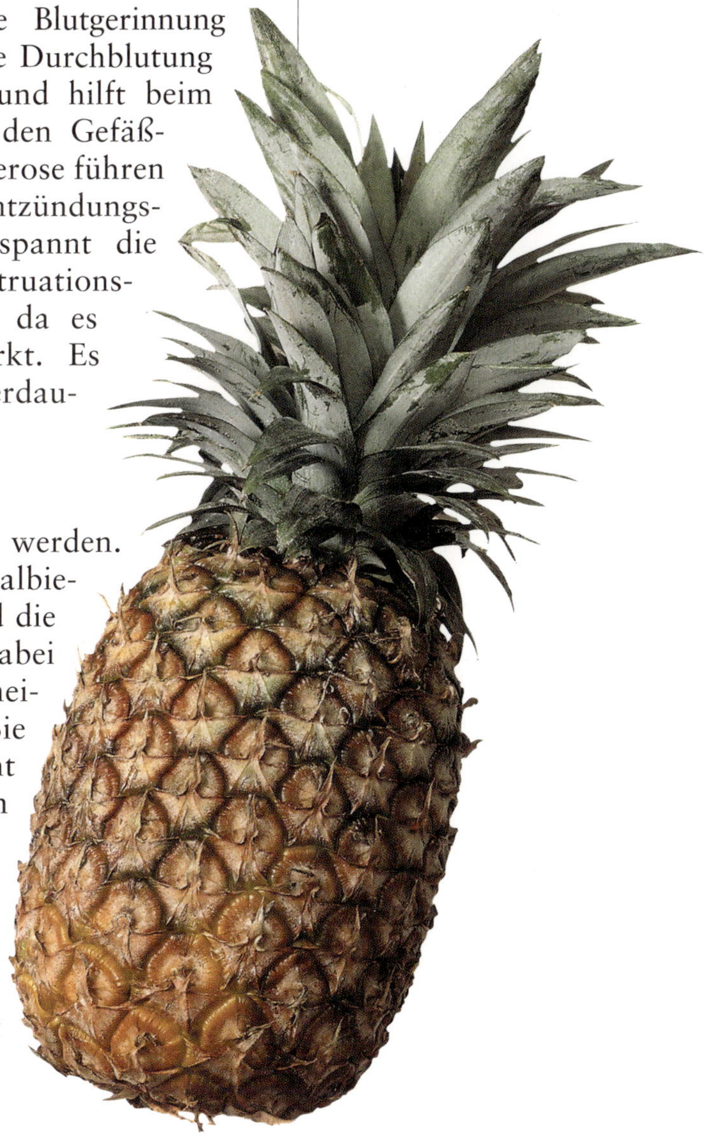

Schönheitstipp:

Ananas hilft gegen Altersflecken. Tränken Sie Watte mit Ananassaft und reiben Sie damit über die Altersflecken. Nach einiger Zeit werden die Pigmente heller, manchmal verschwinden sie sogar ganz.

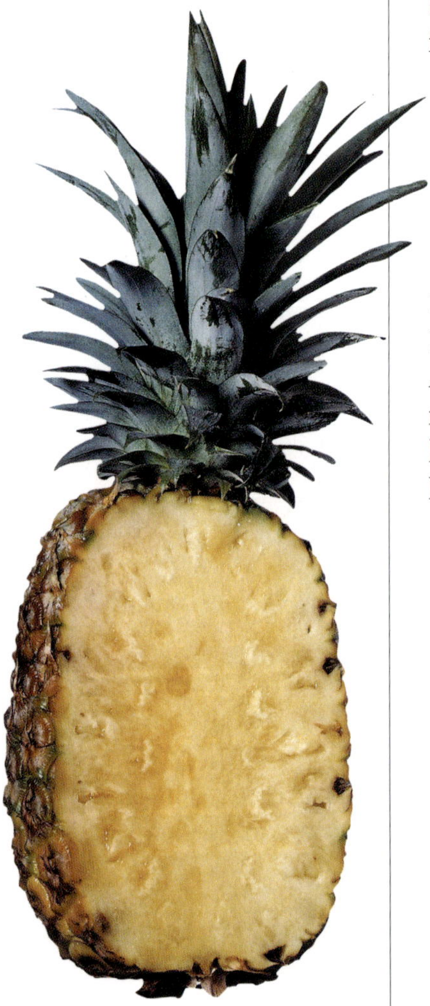

Weinbrand oder Rum oder mit Kirschwasser flambiert. Auch im süßsauren Chutney mit Zwiebel, Knoblauch und Chilischoten schmeckt Ananas wunderbar. Ananas ergänzt asiatische pfannengerührte Gerichte mit Schweinefleisch. Ananas und Ingwer sind eine hervorragende Kombination, sowohl süß als auch pikant.

Achtung:

Ananas enthält hohe Mengen an Fruchtsäure, die bei manchen Menschen zu einer Reizung der empfindlichen Magenschleimhaut führen kann. Versuchen Sie es in diesem Fall mit Babyananas, sie ist in der Regel milder.

Drink-Rezept:
Ananas-Ingwer-Drink:

Zutaten für ein Glas (1/4 Liter):
1/2 kleine bis mittelgroße Ananas
1 etwa 2 cm großes Stück frischer Ingwer

Ananas und Ingwer schälen, Ananas grob zerkleinern. Beide Zutaten in den Mixer geben und so lange mixen, bis sie fein zerkleinert sind.
Dieser Drink hilft bei Blähungen.

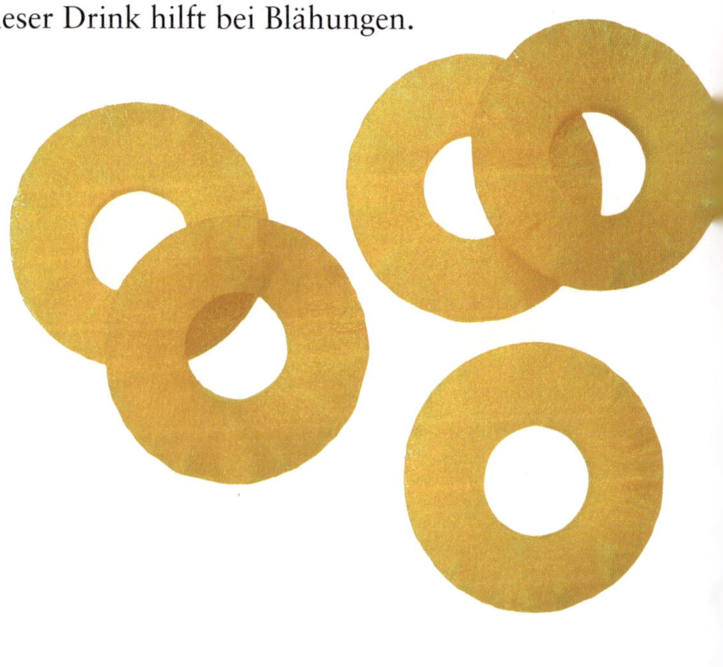

Apfel

Herkunft / Beschreibung / Geschichte:

Der Apfelbaum gehört zur Gattung der Rosengewächse. Schon in alten Kulturen galt der Apfel als Symbol der Fruchtbarkeit und besonders der rote Apfel als Liebesfrucht. Im Christentum ist der Apfel Symbol der Sünde. Einer Legende zufolge sollen bestimmte Apfelbäume in der Christnacht blühen und zugleich Früchte tragen. Der Apfel dürfte wohl das am weitesten verbreitete und älteste Kernobst sein. Seine Urheimat liegt zwischen Schwarzem Meer und Kaspischer See. Von dort gelangten schon 5000 v. Chr. die ersten Exemplare nach Mesopotamien und an den Nil. Der Apfel hat über die Jahrtausende die ganze Welt erobert. Hauptanbaugebiete heute sind Deutschland, Österreich, England, Frankreich, Italien, Nordamerika, Südafrika, Australien und Neuseeland.

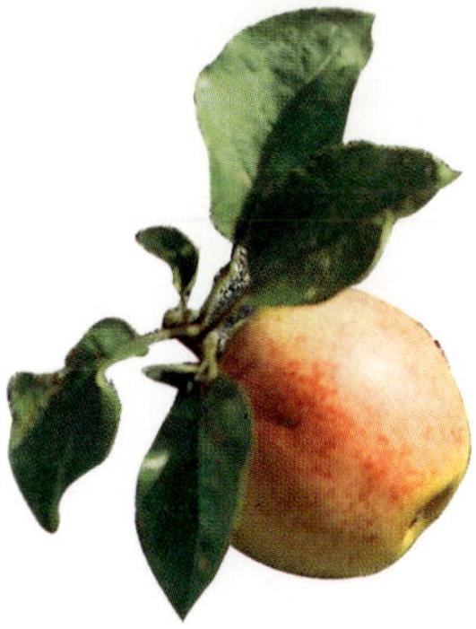

Der Apfel ist das „medizinische Obst".

Am besten, Sie wählen jeden Apfel einzeln aus; achten Sie auf Druckstellen.

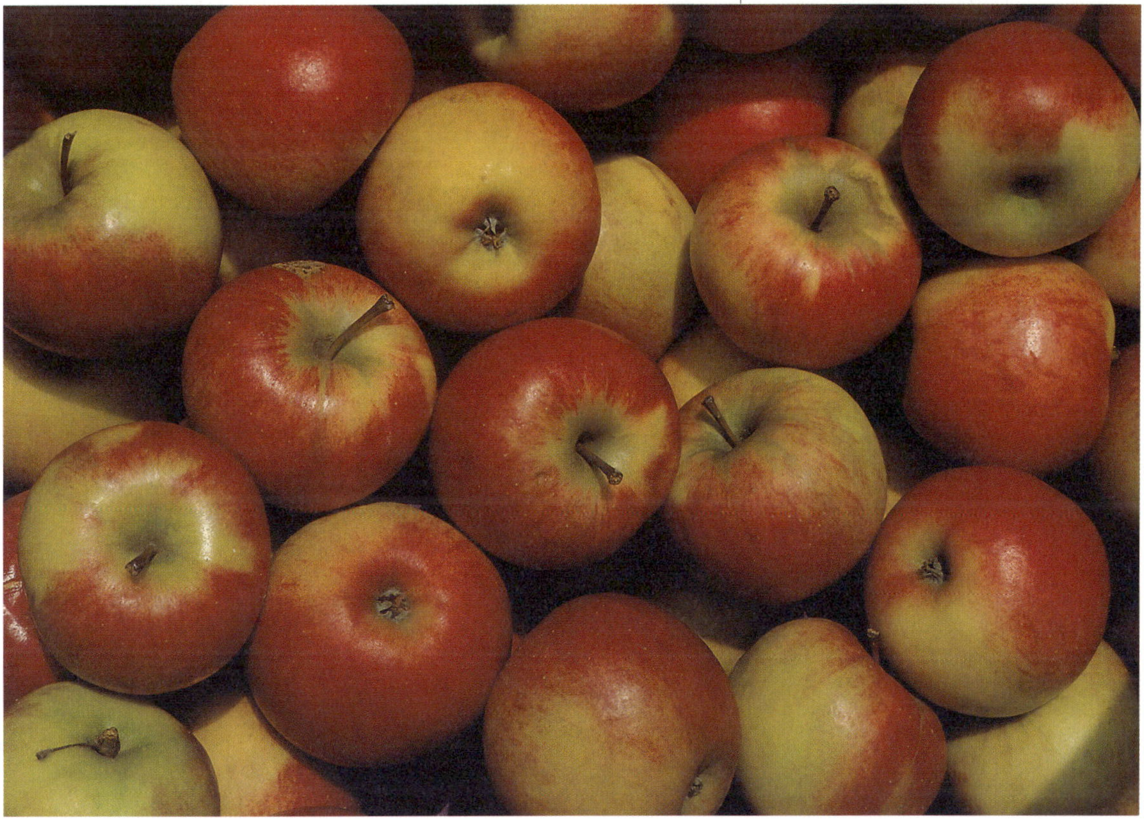

Englisches Sprichwort:

„One apple a day keeps the doctor away." (Auf deutsch: „Täglich einen Apfel und du kannst dir den Arzt sparen.")

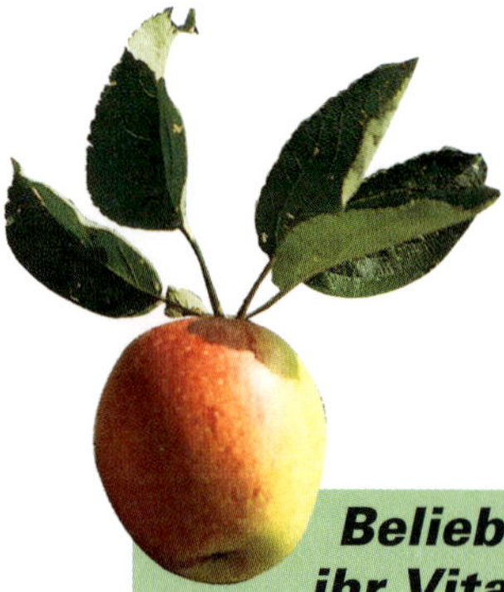

Kein anderes Obst bietet eine solche Bandbreite von Sorten und Aromen von erfrischend-säuerlich über saftig-süß zu herb-säuerlich und süß-aromatisch. Von den vielen Sorten spielen etwa 20 eine Rolle auf dem Markt. Der Apfel gilt seit jeher als das „medizinische Obst" schlechthin.

Zum Vitamin-C-Gehalt muss Folgendes gesagt werden: Auch innerhalb einer Sorte können die Werte schwanken, und zwar in Abhängigkeit von Standort, Klima und Licht des Apfelbaumes. Unreife Äpfel enthalten weniger Vitamin C als reife. Zudem befinden sich etwa zwei Drittel des Vitamin C im Bereich der Schale.

Einkauf:
Wählen Sie nur voll entwickelte Früchte aus, die man an einer breiten, gut ausgebildeten Kelchgrube

Beliebte Apfelsorten, ihre Verwendung und ihr Vitamin-C-Gehalt (in mg/100 g Frischware):

Boskop:
Schale *grünlich gelb bis goldgelb oder dunkel- bis braunrot;*
Fruchtfleisch *hellgelb, saftig;*
Geschmack *säuerlich;*
Genussreife *Dezember – März;*
Verwendung *als Tafel-, Koch- und Backapfel;*
20–30 mg Vitamin C

Cox Orange:
Schale *goldgelb bis orange, meist rot marmoriert;*
Fruchtfleisch *goldgelb, saftig;*
Geschmack *süß, würzig;*
Genussreife *Oktober – März;*
Verwendung *als Tafelapfel;*
10–20 mg Vitamin C.

Elstar:
Schale *goldgelb bis orangerot;*
Fruchtfleisch *hellgelb, saftig;*
Geschmack *süßsauer,*
Genussreife *Oktober – März;*
Verwendung *als Tafel-, Koch- und Backapfel;*
10–20 mg Vitamin C.

Golden Delicious:
Schale *grün bis goldgelb, stellenweise leicht gerötet, mit braunen Punkten;*
Fruchtfleisch *gelblich, saftig;*
Geschmack *süß mit leichter Säure;*
Genussreife *Oktober – Febr.;*
Verwendung *als Tafelapfel;*
10–20 mg Vitamin C.

Gravensteiner:
Schale *hellgrün bis gelb, duftend, glatt;*
Fruchtfleisch *gelblich, saftig;*
Geschmack *süßsäuerlich, erfrischend;*
Genussreife *September – Okt.;*
Verwendung *als Tafel- und Kochapfel;*
10–20 mg Vitamin C.

Jonagold:
Schale *gelb-orange-rot mit Sprenkeln, glatt, wächsern;*
Fruchtfleisch *gelblich, saftig;*
Geschmack *süß mit Säure;*
Genussreife *Oktober – Mai;*
Verwendung *als Tafel-, Koch- und Backapfel;*
10–20 mg Vitamin C.

erkennt. Die Farbe ist natürlich abhängig von der Sorte, und hier kann obige Tabelle helfen. Reife Äpfel erkennt man auch an ihrem feinen Duft.

Lagerung:
Äpfel sollten gleich nach der Ernte kühl gelagert werden, am besten im Keller bei 6–8 Grad C. Nicht in der Nähe von Kartoffeln lagern. Wenn Sie selbst Apfelbäume haben, ernten Sie am besten, wenn die Früchte noch leicht grün sind, dann halten sie sich länger. Gekaufte Äpfel in kleinen Mengen am besten ebenfalls kühl und dunkel lagern, idealerweise in der Speisekammer.

Inhaltsstoffe / Wirkstoffe:
Der Apfel gehört zu den Powerfrüchten mit seinem hohen Gehalt an Pektin, Vitaminen, Mineralstoffen, Fruchtsäuren und leicht verwertbaren Kohlenhydraten. Geriebener Apfel ist bei Durchfall ein altes Hausmittel für Kinder. Grundsätzlich wirkt Apfel regulierend auf die Verdauung. Untersuchungen haben gezeigt, dass der Verzehr von zwei Äpfeln am Tag den Cholesterinspiegel im Blut senkt und den Blutzuckerspiegel stabilisiert. Äpfel versorgen uns mit Vitamin C, allerdings nur mit durchschnittlich 12 mg / 100 g, das aber vollständig vom Körper aufgenommen wird. Äpfel enthalten mehr als zwanzig Mineralstoffe. Kalium ist wichtig für die Übertragung von Nervenreizen, die Muskeltätigkeit und den Wasserhaushalt. Der Gehalt an Fruchtsäuren wie Apfel- und Zitronensäure hat dem Apfel im Volksmund den Spitznamen „Zahnbürste der Natur“ gegeben. Zudem liefert der Apfel Magnesium (gut für Knochen und Zähne), Mangan (gut für Knochen und Bindegewebe) und Phosphor (gut für Knochen, Zähne, Stoffwechsel).

Äpfel in der Küche:
Äpfel sind eine ideale Zwischenmahlzeit, denn abgesehen von den vielen gesunden Inhaltsstoffen machen sie bei wenig Kalorien erstaunlich satt, was ebenfalls ein Verdienst des Pektins ist, weil es die Magenentleerung verzögert.

Heilwirkung auf einen Blick:

- *Senken den Cholesterinspiegel im Blut*
- *Senken den Blutdruck*
- *Stabilisieren den Blutzuckerspiegel*
- *Stärken das Immunsystem*
- *Sättigen schnell und bremsen den Appetit*
- *Reinigen den Darm*
- *Enthalten Stoffe, die im Laborversuch bei Tieren Krebs hemmen*

Äpfel versorgen uns mit über zwanzig Mineralstoffen.

Tipp:
Äpfel unbedingt mit Schale essen, im Bereich der Schale befindet sich der Großteil an Pektin und Vitamin C. Waschen Sie Äpfel erst mit heißem, dann mit kaltem Wasser, damit Staub und Schmutz, Wachs und Rückstände von Pflanzenschutzmitteln komplett entfernt werden.

Kaufen Sie am besten heimische Äpfel aus biologischem Anbau.

Äpfel schmecken in Salaten mit Möhren, Kresse, Lauch und Chicorée. Sie werden oft mit Rotkohl und Sauerkraut gedünstet. Als Füllung gehören sie in Enten- und Gänsebraten. Nicht zu vergessen Apfelmus und -kompott, Bratäpfel, Apfelsaft, Apfelwein und endlose Varianten von Apfelkuchen.

Übrigens: Beim Erhitzen von Äpfeln, z. B. im Apfelkuchen oder Apfelmus, gehen bis zu 70 % Vitamin C verloren. Also, öfters einen rohen Apfel zwischendurch genießen.

Achtung:
Leider werden die meisten Äpfel in südeuropäischen Ländern während der ganzen Reifezeit mit Pflanzenschutzmitteln und allerlei anderen Chemikalien behandelt. Für den Transport versieht man sie dann zusätzlich mit Wachsen und ähnlichen Stoffen, damit sie ihr schönes Aussehen nicht verlieren. Natürlich dringen einige dieser Stoffe in die Schale und ins Fruchtfleisch. Manches lässt sich durch gründliches Waschen mit heißem und kaltem Wasser entfernen, aber natürlich nicht die Chemikalien im Inneren. Hier kann man nur raten, auf heimische Äpfel zurückzugreifen; am besten solche aus biologischem bzw. integriertem Anbau. Sie sind natürlich etwas teurer, aber für den Rohverzehr empfehlen wir sie ganz dringend. In Deutschland ist das Wachsen von Äpfeln übrigens verboten.

Tipp:
Manche Menschen reagieren allergisch auf Äpfel. Wenn Sie betroffen sind, versuchen Sie Äpfel aus biologischem Anbau, oft sind nämlich die Chemikalien an allergischen Reaktionen schuld. Falls das nichts hilft, probieren Sie frisch gemachten Apfelsaft.

Aprikose

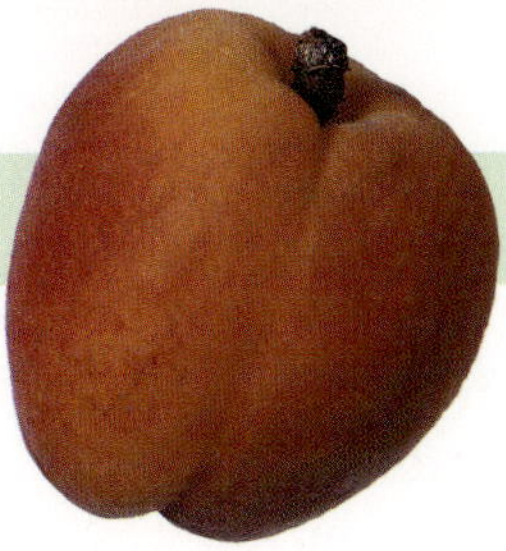

Reife Aprikosen geben auf leichten Fingerdruck nach.

Herkunft / Beschreibung / Geschichte:

Aprikosen – in Österreich Marillen – sind ein Steinobst aus der großen Familie der Rosengewächse. Ursprünglich stammt der Aprikosenbaum aus Westasien. Heute werden Aprikosenbäume überwiegend in den Mittelmeerländern und Kalifornien angebaut. Die Schale der Aprikosen ist samtig. Das Fruchtfleisch ist je nach Sorte gelb oder orange und schmeckt – im richtigen Reifezustand – aromatisch und süß.

Man sagt, dass die Hunzas, ein Volk in Pakistan, im Durchschnitt 10 Jahre älter werden als die Mitteleuropäer, weil sie so viele Aprikosen essen.

Einkauf:

Kaufen Sie nur reife Früchte, am besten zur Hauptsaison zwischen Mai und August. Das Fruchtfleisch muss auf leichten Fingerdruck nachgeben. Unreife Aprikosen haben kaum Aroma, und wenn sie zu früh gepflückt wurden, reifen sie kaum nach. Überreife Aprikosen sind mehlig und verderben schnell.

Lagerung:

Wie andere Mitglieder der Steinobstfamilie sind Aprikosen nicht lagerfähig. Feste Früchte halten höchstens eine Woche. Für den rohen Verzehr am besten kleine Mengen kaufen und sofort essen.

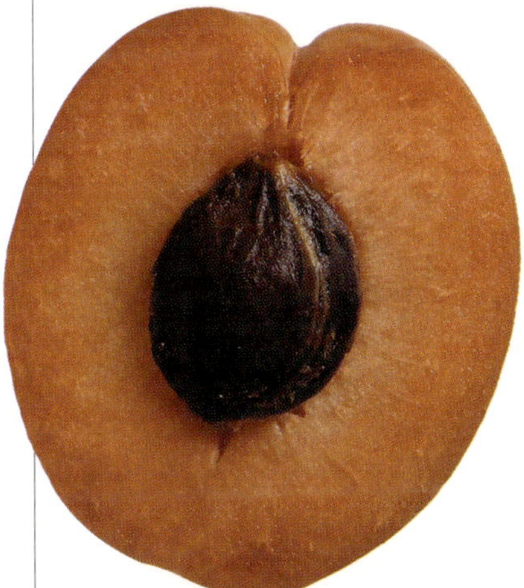

Für Kinder sollten Sie Aprikosen halbieren und den Stein entfernen.

Inhaltsstoffe / Wirkstoffe:

Frische reife Aprikosen sind reich an Vitaminen (Vitamin A, B-Gruppe, C), Mineralstoffen und Spurenelementen (Magnesium, Mangan, Phosphor, Kalium, Eisen) – ein guter Cocktail für ein starkes Immunsystem. Aprikosen enthalten – wie andere orangegelbe Obst- und Gemüsesorten – reichlich Betacarotin, das zu den sekundären Pflanzenstoffen gehört. Betacarotin als Vorstufe zu Vitamin A ist gut für Augen, Haut und das Immunsystem. Zudem hat Betacarotin in Laborversuchen bestimmte Krebsarten entschärft, unter anderem

Heilwirkung auf einen Blick:

- *Wirken verjüngend*
- *Gut für die Stimmung*
- *Helfen bei geistiger Müdigkeit und Konzentrationsschwäche*
- *Stärken Haut, Haar, Nägel und Schleimhäute*
- *Gut fürs Blut*
- *Helfen bei Trockenheit in Hals und Rachen*
- *Lindern Asthmabeschwerden*

Aprikosen am besten in kleinen Mengen kaufen und bald essen.

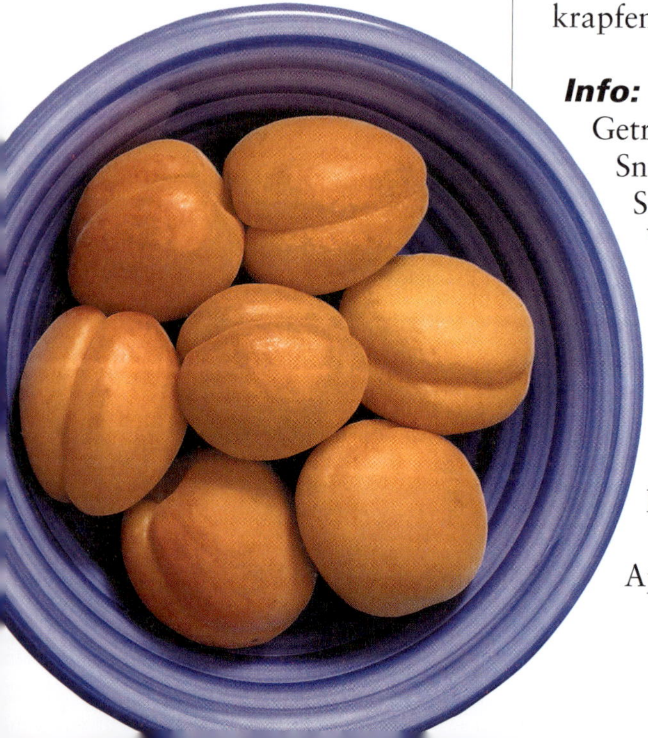

Lungen- und Hautkrebs. Sechs Aprikosen enthalten die empfohlene Tagesmenge an Karotinoiden.

Das Vitamin Niacin (B-Gruppe) wirkt nervenberuhigend und ausgleichend. Folsäure ist wichtig für Blutbildung und Zellwachstum, während Pantothensäure (B-Gruppe) für Vitalität, Abbau von Fett und schönes Haar zuständig ist. Aprikosen wirken auch positiv auf die Gefühlswelt ein und werden bei depressiver Verstimmung empfohlen. Raucher sollten Aprikosen essen, da sie die Lungenschleimhäute schützen. Aprikosen enthalten sekundäre Pflanzenstoffe der Gruppe der Polyphenole, die krebsvorbeugend, antimikrobiell, antioxidativ, antithrombotisch, entzündungshemmend und blutdrucksenkend wirken.

Aprikosen in der Küche:

Aprikosen gut waschen, denn sie werden oft gespritzt, und die Gifte lagern sich in der Schale an. Sie können Aprikosen auch häuten, allerdings gehen dabei viel Vitamin C und Folsäure verloren. Daher auch hier der Tipp: Obst aus biologischem Anbau kaufen.

Am besten (in ihrer Heilwirkung) sind Aprikosen roh als Zwischenmahlzeit oder im Müsli oder Obstsalat. Gut schmecken sie aber auch als Kompott, Marmelade, Belag auf Obstkuchen, als Aprikosenkrapfen oder Marillenknödel.

Info:

Getrocknete Aprikosen sind ein gesunder, süßer Snack, den Sie beim Wandern anstelle von Süßigkeiten mitnehmen sollten. Durch den Wasserentzug erhöht sich die Konzentration an Zucker und Mineralstoffen (viermal so viel Kalium wie die frische Frucht!) und damit der Energiegehalt. Getrocknete Aprikosen helfen außerdem gegen Verstopfung.

Oft werden die Früchte geschwefelt, was bei manchen Menschen zu allergischen Reaktionen führen kann.

Kaufen Sie am besten ungeschwefelte Aprikosen im Bioladen.

Artischocke

Herkunft / Beschreibung / Geschichte:

Artischocken sind die Blütenköpfe der distelartigen Artischockenpflanze, die ein Mitglied der Familie der Korbblütler ist. Ursprünglich in Nordafrika beheimatet, hat sich die Artischocke schon im 16. Jahrhundert in Italien und im 17. Jahrhundert in Frankreich breit gemacht. Heute wird sie außerdem im übrigen Mittelmeerraum, in Süd- und Nordamerika und Asien angebaut. Gegessen werden der fleischige Blütenboden der geschlossenen Knospe (Artischockenboden) und die unteren Teile der Blütenblätter. Für viele Menschen gelten Artischocken als absolute Delikatesse. Artischocken sind das ganze Jahr erhältlich, viele Importe kommen aus Italien und Frankreich. Je nach Sorte sind sie entweder grün oder violett.

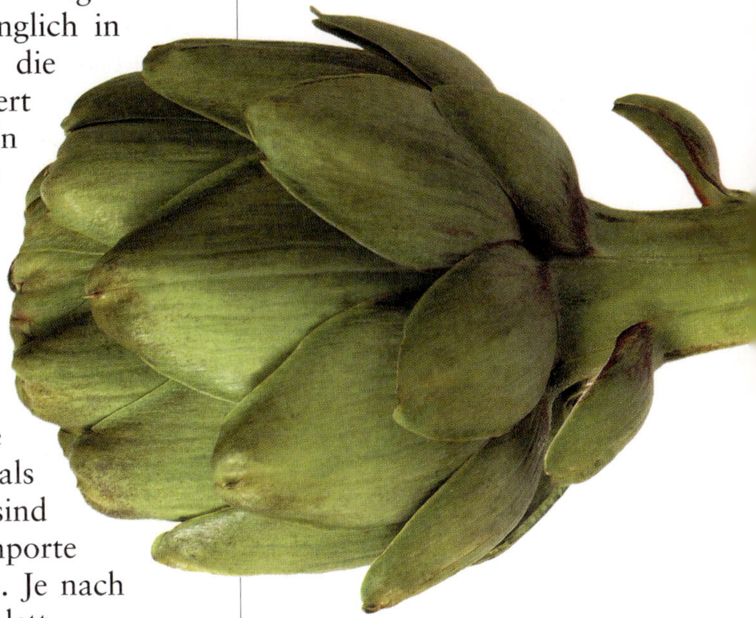

Große Artischocken müssen fest sein und anliegende Blätter haben.

Einkauf:

Wählen Sie Artischocken sorgfältig aus, oft bleiben sie lange im Laden liegen. Bei frischen Artischocken ist die Knospe geschlossen und die Blütenblätter liegen an; der Stiel darf keine bräunlichen Verfärbungen und keine trockenen Stellen haben. Sie sollten sich außerdem fest und prall anfühlen.

Artischockenböden und -herzen sind als Konserven in Dosen oder Gläsern erhältlich, wobei sie in Salzwasser vorgekocht wurden. Ihr Vitamingehalt ist geringer, aber der Bitterstoff Cynarin ist noch in voller Menge und Wirkkraft erhalten (siehe unten!).

Lagerung:

Frische Artischocken sollten Sie am besten am selben Tag verbrauchen. Falls es doch einmal nötig ist, können Sie Artischocken in ein feuchtes Tuch gewickelt bis zu drei Tage im Gemüsefach im Kühlschrank aufheben.

Heilwirkung auf einen Blick:

- *Schützen die Leber*
- *Beugen Gallensteinen vor*
- *Senken den Cholesterinspiegel*
- *Wirken entwässernd und entzündungshemmend*
- *Regulieren den Blutzuckerspiegel*
- *Stärken Knochen und Zähne*
- *Gut bei Verdauungsstörungen*

Inhaltsstoffe / Wirkstoffe:

Artischocken enthalten viele Vitamine (Vitamin A, B-Vitamine, Vitamin C) und Mineralstoffe. Kalium ist wichtig für den Elektrolythaushalt und sorgt in Wechselwirkung mit Natrium für die Entstehung von Nervenimpulsen und deren Übertragung an die Muskeln und das Herz. Kalzium verleiht Knochen und Zähnen Stabilität und Festigkeit. Magnesium aktiviert rund 300 Enzyme im Körper, die unter anderem Kohlenhydrat-, Eiweiß- und Fettstoffwechsel steuern; außerdem spielt Magnesium eine Rolle bei der Erregungsübertragung von Nerven auf Muskeln sowie Muskelkontraktion. Eisen ist Bestandteil des roten Blutfarbstoffes Hämoglobin und wird von Kupfer mobilisiert. Mangan ist an der Bildung von Bindegewebe und Harnstoff beteiligt. Artischocken enthalten außerdem den verdauungs- und appetitanregenden Bitterstoff Cynarin. Cynarin ist ein wahrer Allrounder: er fördert die Gallenproduktion, verjüngt Zellen, schützt die Leber und wirkt cholesterinsenkend.

Artischocken in der Küche:

Zuerst bricht man den Stiel direkt unter dem Blütenkopf ab. Dann das obere Drittel des Blütenkopfes mit den fleischlosen Blättern abschneiden. Holzige Blätter entfernen, übrige Blätter stutzen. Waschen, den Boden gerade schneiden und sofort mit Zitronensaft einreiben, damit er sich nicht verfärbt. Artischocken etwa 30 Minuten in siedendem Salzwasser garen, abtropfen lassen und warm oder kalt mit den Fingern essen. Besonders gut schmecken sie mit Sauce hollandaise, Mayonnaise oder Vinaigrette. Das feinste Stück der Artischocke ist der butterzarte Boden.

Aubergine

Herkunft / Beschreibung / Geschichte:

Die Aubergine gehört zur botanischen Familie der Nachtschattengewächse. Sie stammt aus dem tropischen Indien und ist in ganz Asien verbreitet. Die Aubergine – übrigens botanisch eine Beere – mag es warm, am besten Temperaturen über 25 Grad. Daher wird sie in Mitteleuropa im Treibhaus angebaut. In Italien, wo die Eierfrucht schon seit dem 16. Jahrhundert kultiviert wird, wächst sie vorwiegend im Freien. Bei uns beherrschen die dunkel-violetten, länglich-ovalen Auberginen den Markt, in Asien dagegen gibt es gelbe, grüne, weiße, orangerote und sogar grün-weiß-marmorierte Auberginen. Die Formenvielfalt reicht von rund und erbsengroß über länglich, kugelig, keulenförmig zu schlangenförmig und eierförmig – diese Variante hat der Aubergine auch den Namen Eierfrucht gegeben. Das Fruchtfleisch ist weiß. Unreife Auberginen enthalten das giftige Solanin und sollten nicht roh gegessen werden. Durch Erhitzen wird Solanin zerstört.

In Afrika gilt die Aubergine als Mittel zur Empfängnisverhütung und gegen Rheuma und Krämpfe. In der traditionellen koreanischen Medizin wird die getrocknete Auberginenpflanze zur Behandlung von Hexenschuss, Masern, Magenkrebs und Alkoholismus verschrieben; eine äußere Anwendung erfolgt bei Rheuma, Gastritis und Verbrennungen.

Auberginen kommen ursprünglich aus Indien.

Einkauf:

Frische Auberginen haben eine glänzende Schale. Der Strunk sollte grün sein, ohne braune und trockene Stellen.

Lagerung:

Auberginen kühl aufbewahren, aber nicht im Kühlschrank. Sie halten etwa eine Woche.

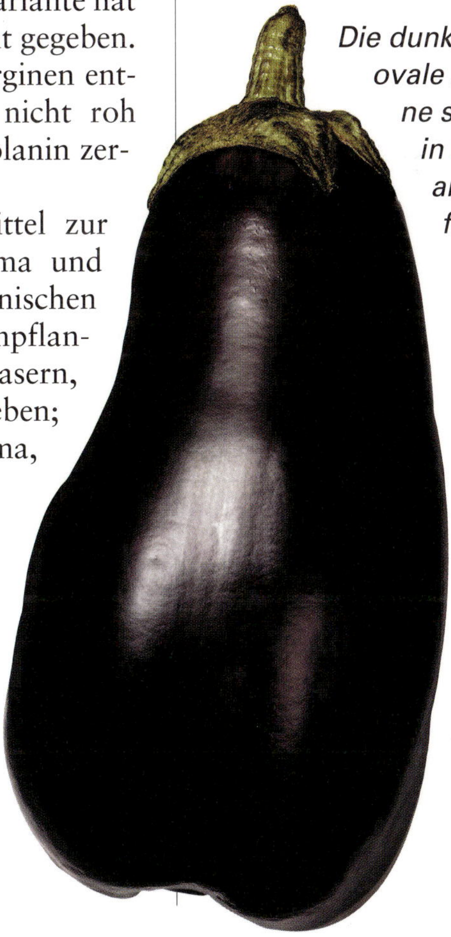

Die dunkelviolette ovale Aubergine sieht man in Europa am häufigsten.

Heilwirkung auf einen Blick:

- *Stärkt das Immunsystem*
- *Gut für die Verdauung*
- *Stimuliert Leber und Bauchspeicheldrüse*
- *Senkt den Blutzuckerspiegel*
- *Gut für das Bindegewebe*

Im Asien- und Orientladen gibt es öfter weiße Auberginen.

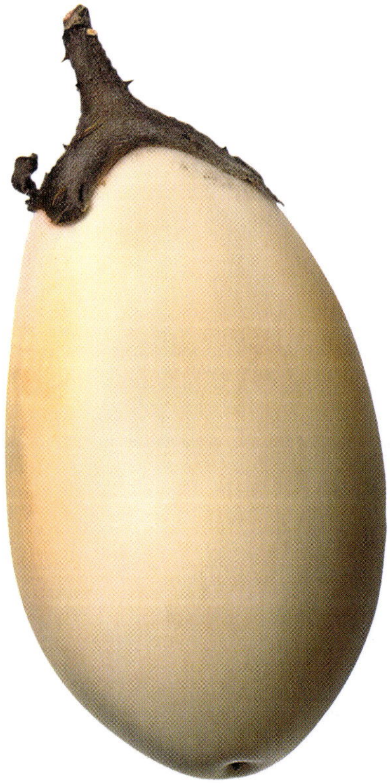

Inhaltsstoffe / Wirkstoffe:

Die kalorienarme Aubergine (nur 17 kcal pro 100 g) enthält Vitamin A, B, C, Kalzium, Phosphor, Magnesium, Kalium, Zink, Kupfer und Mangan. Vitamin A fördert die Sehkraft und ist gut für Haut, Haare und Zähne. Vitamin B spielt eine wichtige Rolle im Stoffwechsel des Körpers. Vitamin C stärkt die körpereigenen Abwehrkräfte. Außerdem stimuliert es die Bildung und Funktion von Bindegewebe, Knochen und Zähnen.

Kalzium ist wichtig für die Knochen, Phosphor hilft beim Aufbau der Zellwände, Magnesium unterstützt die Erregungsübertragung von Nerven auf Muskeln. Kalium transportiert Insulin in die Zellen, welches hilft, den Blutzuckerspiegel zu senken. Zink hilft bei der Zellteilung und ist damit wichtig für das Wachstum. Kupfer unterstützt den Eiweißstoffwechsel. Möglicherweise hilft Kupfer zur Vorbeugung von Herz-Kreislauf-Erkrankungen. Mangan ist beteiligt an der Herstellung von körpereigenen Eiweißen und Fettsäuren.

Auberginen haben verdauungsfördernde Wirkung und stimulieren Leber und Bauchspeicheldrüse. Darüber hinaus enthalten sie Stoffe, die möglicherweise bei der Bekämpfung von Karzinogenen helfen. Die Blätter der Pflanze wirken kühlend und entzündungshemmend und können bei Verbrennungen und Ekzemen äußerlich angewendet werden.

Auberginen in der Küche:

Früher musste man Auberginen vor dem Kochen einsalzen, um Bitterstoffe zu entziehen. Diese sind heute bei den meisten Sorten herausgezüchtet. Dennoch raten viele Rezepte zum Einsalzen, denn dadurch wird den Auberginen Wasser entzogen, und sie nehmen beim Braten weniger Fett auf.

Auberginen können sehr vielfältig zubereitet werden. Die großen Früchte kann man füllen oder in Scheiben geschnitten braten. Auberginen schmecken gut im Ratatouille, außerdem sind sie in vielen indischen Currys vertreten. Am bekanntesten bei uns ist wohl der Auflauf Moussaka, der bei vielen Urlaubserinnerungen an Griechenland weckt.

Avocado

Herkunft / Beschreibung / Geschichte:

Die birnenförmige dunkelgrüne bis braunrote Beerenfrucht wächst an bis zu 20 m hohen Bäumen, die ursprünglich in Mittel- und Südamerika beheimatet sind. Schon die Azteken kannten die Avocado. Durch den spanischen Eroberer Hernando Cortez (1485–1547) gelangte die Avocado nach Europa. Es gibt über 400 Arten mit hellgrüner, dunkelgrüner, rötlichbrauner, manchmal fast schwarzer Schale. Bei uns findet man überwiegend die großen mittel- bis dunkelgrünen und die kleineren Früchte mit dunkler Schale.

Heute wird Avocado in großen Mengen in Kalifornien, Florida, Südafrika, Spanien und Israel angebaut. Sie ist bei uns das ganze Jahr erhältlich, da die Erntezeiten in den verschiedenen Anbauländern unterschiedlich sind.

Einkauf:

Eine reife Avocado erkennen Sie daran, dass sie sich leicht eindrücken lässt. Wenn Sie die Avocado schütteln, bewegt sich der Fruchtkern. Avocados reifen allerdings nach. Falls Sie die Avocado nicht sofort verwenden, sollten Sie unreife Früchte kaufen und bei Zimmertemperatur nachreifen lassen.

Lagerung:

Reife Avocados bald verbrauchen, unreife kann man mehrere Tage aufheben – nicht im Kühlschrank lagern!

Inhaltsstoffe / Wirkstoffe:

Die Avocado enthält etwa 24 g Fett pro 100 g, was sie zu einer der fettreichsten Früchte macht. Doch sie verfügt über viele einfach und mehrfach ungesättigte Fettsäuren, die sich positiv auf den Cholesterinspiegel auswirken. Linol- und Linolensäure sorgen dafür, dass wichtige Informationen im Langzeitgedächtnis gespeichert werden.

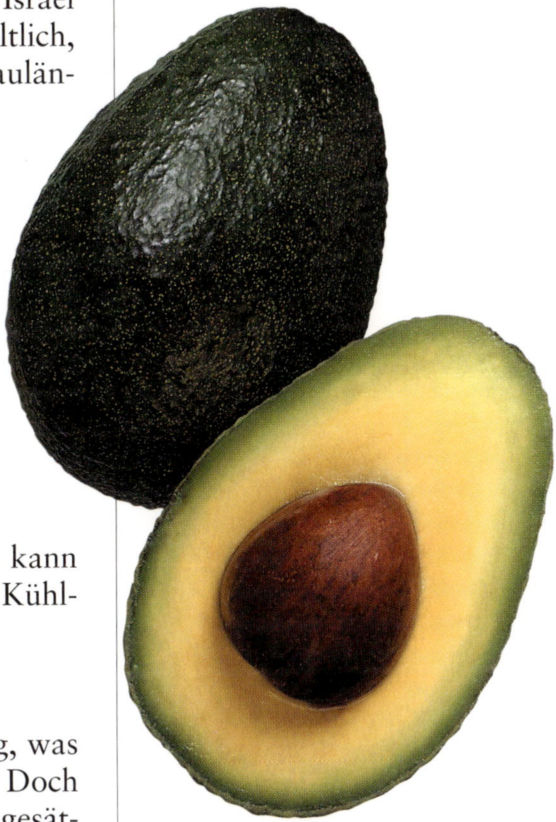

Das Fruchtfleisch von reifen Avocados ist weich und gelbgrün.

Heilwirkung auf einen Blick:

- *Reguliert den Cholesterinspiegel*
- *Wirkt vorbeugend gegen Osteoporose*
- *Spielt bei der Vorbeugung gegen Arteriosklerose und koronarer Herzkrankheit eine Rolle*
- *Gut fürs Immunsystem*
- *Wichtig während der Schwangerschaft*
- *Wirkt blutdrucksenkend*
- *Hilft gegen Stress*

Aufgeschnittene Avocado mit Zitronensaft beträufeln, sonst verfärbt sie sich schnell.

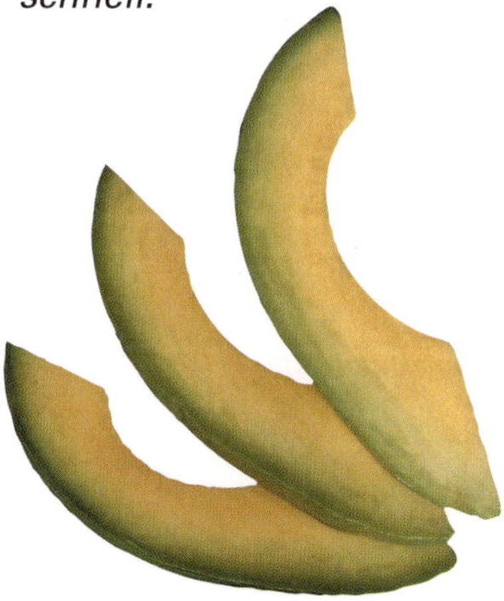

Avocado enthält reichlich Eiweiß (etwa 2 %) und versorgt uns damit mit allen wichtigen Aminosäuren. Außerdem enthält die Avocado viele Vitamine: Vitamin D wirkt vorbeugend gegen Osteoporose. Vitamin E spielt eine große Rolle bei der Vorbeugung von Arteriosklerose und koronarer Herzkrankheit. Besonders hoch ist der Gehalt an Vitamin K (100 g Avocado decken ein Drittel des empfohlenen Tagesbedarfs). Vitamin K fördert die Blutgerinnung und ist – zusammen mit Vitamin D – am ständigen Auf- und Umbau unserer Knochen beteiligt. Vor allem ältere Menschen sollten darauf achten, dass sie ausreichend Vitamin K zu sich nehmen, um die Knochen gesund zu erhalten.

Vitamin B_6 unterstützt unser Immunsystem und ist besonders wichtig während der Schwangerschaft (100 g Avocado enthalten 42 % des Tagesbedarfs an Vitamin B_6). Auch Frauen, die unter dem prämenstruellen Syndrom leiden, brauchen viel Vitamin B_6 – in Ostasien gelten Avocados übrigens schon lange als Mittel gegen Menstruationsbeschwerden.

Außerdem enhält Avocado das Vitamin Biotin in großen Mengen (150 g Avocado decken 50 % vom empfohlenen Tagesbedarf). Biotin hilft dabei, Nahrungsenergie in Körperenergie umzuwandeln. Gesunde Haut, Haare und Fingernägel deuten auf ausreichende Versorgung des Körpers mit Biotin hin. Biotinmangel hingegen führt unter anderem zu Erschöpfung, Muskelschmerzen und Appetitlosigkeit.

Der Mineralstoff Kalium ist in besonders hoher Menge von 500 mg / 100 g enthalten; Kalium wirkt unter anderem blutdrucksenkend; außerdem transportiert es das Hormon Insulin, welches den Blutzuckerspiegel senkt. Magnesium aktiviert unter anderem den Kohlenhydrat-, Eiweiß- und Fettstoffwechsel im menschlichen Körper und bremst die Freisetzung von Stresshormonen. Das Spurenelement Kupfer mobilisiert Eisen und ist wichtig für das Wachstum von Zellen und den Eiweißstoffwechsel.

Avocado in der Küche:

Avocado schmeckt leicht nussig und lässt sich auf vielerlei Arten zubereiten, meist allerdings roh, denn ihr Fruchtfleisch wird beim Erhitzen bitter. Am besten schneidet man die Avocado längs am Kern entlang in zwei Hälften. Für Brotaufstrich oder Dips wie Guacamole das Fruchtfleisch aus der Schale löffeln und schnell mit Zitronensaft beträufeln, damit es nicht braun wird. Avocado gefüllt mit Krabbensalat oder Geflügelsalat ergibt eine feine Vorspeise. In Scheiben geschnitten (Zitrone nicht vergessen!) schmeckt Avocado im gemischten Salat, mit Tomaten und Mozzarella oder zu kaltem Fleisch. Avocado schmeckt übrigens auch süß als Dessert: Fruchtfleisch mit 100 g Zucker und 3 EL Zitronensaft schaumig schlagen und wieder in die Schalenhälften füllen. Nach Belieben mit Weinbrand aromatisieren.

Schönheitstipp:

Das fetthaltige Fruchtfleisch der Avocado ist auch gut für die Haut und in vielen Cremes und Pflegepräparaten enthalten. Pürieren Sie eine halbe Avocado und tragen das Püree auf trockene oder gestresste Haut auf. Sie können Avocado auch mit Eiweiß, Eigelb oder Honig zu einer Maske verrühren und diese etwas länger einwirken lassen.

Avocado schmeckt am besten roh, beim Erhitzen wird sie bitter.

Immer öfter gibt es bei uns kleine Avocados mit ganz dunkler Schale.

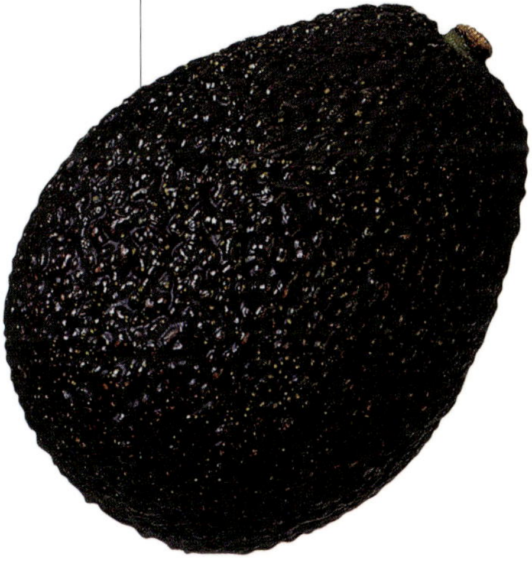

Banane

Herkunft / Beschreibung / Geschichte:

Laut Überlieferung fanden die Soldaten Alexanders des Großen am Indus Bananen vor. Im westlichen Süd- und Mittelamerika wurden Bananen schon in vorkolumbianischer Zeit angebaut. Heute wachsen sie rund um den Äquator in allen tropisch feuchtheißen Ländern.

Erst durch die Reifung werden Bananen süß. Unreife Bananen haben kein Aroma.

Die Gattung der Bananengewächse besteht aus etwa 100 tropischen und subtropischen Arten. Die Früchte der Obstbanane werden ganzjährig unreif geerntet und sofort mit Kühlschiffen zu ihren Bestimmungsorten transportiert. Erst dort werden sie zur Reife gebracht, dabei baut sich die Fruchtstärke zum Teil zu Zucker um, und das süßlich milde Aroma entsteht.

Weniger verbreitet bei uns ist die Zwerg- oder Babybanane, die nur 2–3 Meter hoch wird und deren Früchte viel kleiner sind und süßer schmecken. Man findet sie inzwischen öfter im Handel, allerdings ist sie teurer als die normale Obstbanane. Die Kochbanane findet man bei uns eher selten; in vielen tropischen Ländern gehört sie zu den Grundnahrungsmitteln. In der indischen Volksmedizin gilt sie als Heilmittel gegen Geschwüre, und aus Kochbananen gewonnenes Mehl wird bei Verdauungsstörungen und Blähungen eingenommen.

Einkauf:

Beim Einkauf darauf achten, dass die Schale gelb ist. Vollreife Früchte haben kleine schwarze Flecken auf der Schale, und zu diesem Zeitpunkt haben sie den höchsten Zuckergehalt und das beste Aroma. Außerdem sollten sie sich fest anfühlen. Wenn Sie grüne Früchte kaufen, lassen Sie sie bei Zimmertemperatur nachreifen.

Bananen reifen bei Zimmertemperatur problemlos in wenigen Tagen nach.

Leider werden auch Bananen in den Anbauländern chemisch behandelt. Durch die lange Reifezeit lagern sich von Anfang an Gifte in der Schale – aber leider auch im Fruchtfleisch – an. Wer viele Bananen isst, sollte doch mal zu den weniger ansehnlichen, oft dünnschaligen Bananen im Bioladen greifen und die perfekten gelben Früchte in Einheitsgröße im Supermarkt liegen lassen.

Lagerung:

Bananen sind sehr kälteempfindlich und dürfen keinesfalls im Kühlschrank aufbewahrt werden. Vollreife Früchte bald essen, grüne Früchte im Zimmer nachreifen lassen.

Inhaltsstoffe / Wirkstoffe:

Bananen sind schnelle, gut bekömmliche Fitmacher, wenn Sie bei geistiger oder körperlicher Arbeit ein Leistungstief verspüren. Reife Bananen enthalten kaum Stärke, sondern fast nur Fruktose und Glukose, die rasch ins Blut gehen. Außerdem enthalten Bananen zehn Vitamine und 18 Mineralstoffe und Spurenelemente. Besonders Vitamin B_6 und Biotin sind in großer Konzentration enthalten. Vitamin B_6 ist wichtig für Schwangere und Frauen vor den Tagen. Biotin hilft bei der Umwandlung von Nahrungsenergie in Körperenergie und ist wichtig für gesunde Haut, Haare und Fingernägel.

Betacarotin unterstützt Augen, Haut und Schleimhäute und schützt die Zellen vor freien Radikalen.

Kalium ist in hoher Konzentration enthalten; mit 395 mg liefern 100 g Banane ein Fünftel des Tagesbedarfs. Kalium ist wichtig für die Muskel- und Nerventätigkeit. Es sorgt dafür, dass die Körperzellen mit ausreichend Flüssigkeit versorgt sind. Außerdem senkt es den Blutdruck. Kaliummangel kann zu Herzbeschwerden, Schwäche, Müdigkeit und Überreiztheit führen.

100 g Fruchtfleisch enthalten 36 mg Magnesium, das wichtig ist für die Erregungsübertragung von Nerven an Muskeln. Der Mineralstoff Mangan hilft bei der Bildung von Bindegewebe und Harnstoff.

Heilwirkung auf einen Blick:

- *Gut für Haut, Haare und Fingernägel*
- *Gut für die Augen*
- *Schutz vor freien Radikalen*
- *Senkt den Blutdruck*
- *Senkt den Cholesterinspiegel*
- *Gut für das Bindegewebe*

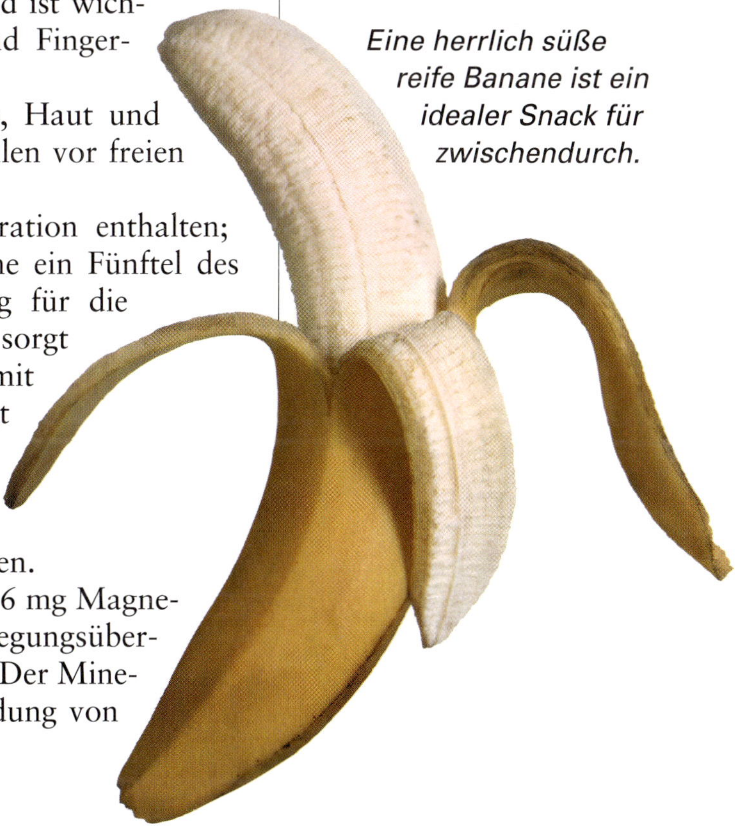

Eine herrlich süße reife Banane ist ein idealer Snack für zwischendurch.

Info Bananenchips:
Bananenchips sind getrocknete und mit Zucker glasierte oder geröstete Bananenscheiben. Man findet sie häufig als Bestandteil von Müsli oder Knabbermischungen. Sie enthalten – wie alles Trockenobst – viel Kalium, aber Vorsicht - sie sind auch sehr kalorienreich: 100 g Bananenchips enthalten 522 kcal!

Der Ballaststoff Pektin wirkt positiv auf den Darm und senkt den Cholesterinspiegel.

Bananen in der Küche:
Bananen sind die perfekte Zwischenmahlzeit für Kinder und Erwachsene, ob zu Hause, bei der Arbeit oder unterwegs – jede Banane ist einzeln „verpackt“, muss nicht gewaschen werden und kann ohne zu spritzen oder Flecken zu verursachen gegessen werden. Bananen sollte man immer erst kurz vor dem Essen oder Verwenden schälen und am besten sofort mit Zitrone beträufeln, da sich das Fruchtfleisch schnell braun färbt. Auch Vitamine bauen sich rasch ab.

Bananen schmecken als Shakes, zum Beispiel mit Jogurt, Honig und Zimt. Im Obstsalat und Müsli sind sie auch beliebt. Außerdem lassen sie sich flambieren, backen, braten oder zu Creme und Eis verarbeiten. Manche exotischen Fleischgerichte und Currys enthalten Bananen. Auch lecker im Sommer: Bananen mit durchwachsenem Speck umwickeln und auf den Grill legen!

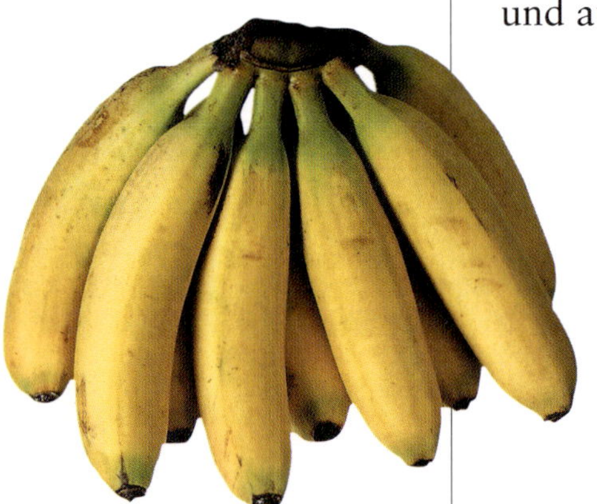

Babybananen schmecken wunderbar süß – aber sie sind auch teurer als ihre großen Verwandten. Bananen versorgen uns mit zehn Vitaminen.

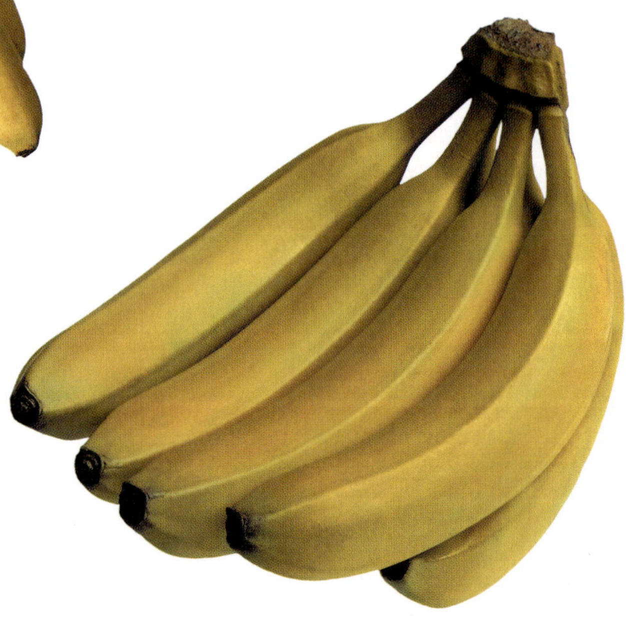

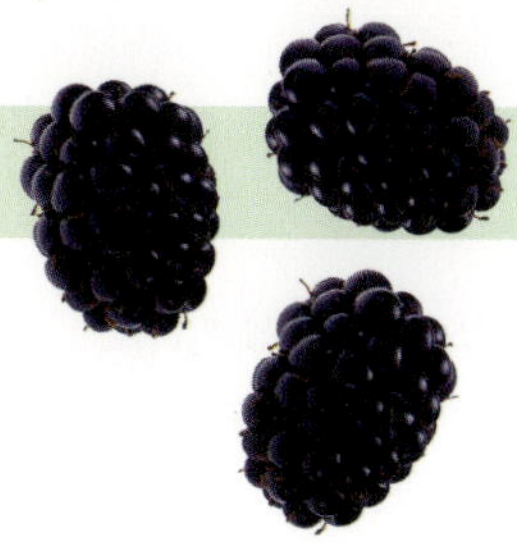

Beeren

Herkunft / Beschreibung / Geschichte:

Zum Beerenobst gehören Brombeeren, Erdbeeren, Heidelbeeren (Blaubeeren), Himbeeren, Johannisbeeren, Stachelbeeren und – Weintrauben! Wir konzentrieren uns hier auf die „typischen“ Beeren – die Traube kommt weiter hinten im Buch.

Erdbeeren, Himbeeren und Johannisbeeren bekommt man ab Juni, auf Brombeeren, Heidelbeeren und Stachelbeeren muss man bis Juli warten.

Beeren gehören zu den wahren Sommergenüssen.

Brombeere

Sie gehört zur Gattung der Rosengewächse, stammt ursprünglich aus Asien und Nordamerika, hat sich aber seit Jahrhunderten die heimischen Wälder erobert. In Brombeeren sammeln sich während der Reifezeit pflanzliche Farbstoffe mit einem extrem hohen Gehalt an Flavonoiden und anderen sekundären Pflanzenstoffen.

Einkauf und Lagerung:

Am besten pflücken Sie Brombeeren selbst. Ansonsten empfehlen wir den Einkauf beim Züchter oder im Bioladen. Biologisch angebaute Brombeeren sind nicht billig, aber Qualität und Geschmack sind hervorragend. Importe werden oft mit Schadstoffen behandelt.

Reife Brombeeren enthalten reichlich sekundäre Pflanzenstoffe.

Wie alles Beerenobst sind auch Brombeeren nicht lagerfähig.

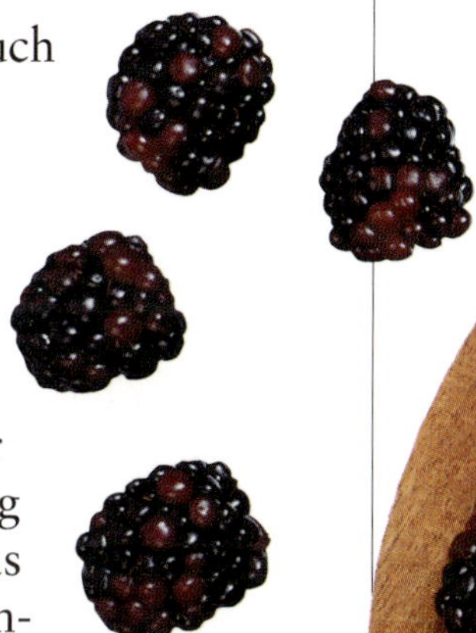

Inhaltsstoffe / Wirkstoffe:

Nicht nur das Fruchtfleisch, auch die Blätter stecken voller Heilkräfte. Reife Früchte enthalten Karotine, die das Immunsystem stärken. Der hohe Anteil von Vitamin C (17 mg pro 100 g) unterstützt ebenfalls das Immunsystem. Die Bioflavonoide konzentrieren sich im Fruchtfleisch und sind dort 10-mal höher als im Saft. Sie beschützen Vitamin C und Adrenalin vor Oxidation.

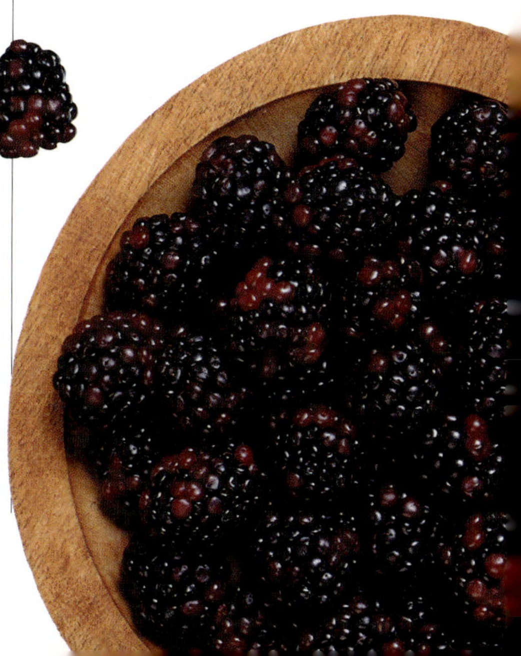

Heilwirkung der Brombeeren auf einen Blick:

- *Stärken das Immunsystem*
- *Wirken blutdruck senkend*
- *Gut gegen Halsweh*
- *Beruhigen bei Nervosität und Stress*

Die Wirkstoffe der Brombeere kräftigen das Bindegewebe und die Gefäßwände. Damit beugen sie Alterungsprozessen, Venenleiden und Hämorrhoiden vor.

Brombeeren enthalten Vitamin A, B und E. An Mineralstoffen finden sich Kalzium (gut für Knochen und Zähne), Phosphor (Energiegewinnung und -speicherung) und Kalium (blutdrucksenkend). Brombeeren enthalten den Ballaststoff Pektin und den sekundären Pflanzenstoff Tannin, der ebenfalls blutdrucksenkend wirkt.

Brombeeren in der Küche:
Frische Brombeeren schmecken im Müsli oder mit Jogurt. Ansonsten werden sie zu Kompott, Konfitüre und Gelee weiterverarbeitet. In der roten Grütze und auf dem Obstkuchen dürfen sie nicht fehlen.

Erdbeere

Die Erdbeere gehört zur Gattung der Rosengewächse mit rund 30 Arten. Die wichtigste, in vielen Sorten gezüchtete Erdbeere ist die Gartenerdbeere mit großen Früchten. Die meisten Sorten wachsen im Freiland oder unter Glas und tragen einmal im Jahr Früchte. Die kleine Walderdbeere ist eine Wildart mit besonders köstlich süßen Früchten. Man bekommt sie manchmal beim Obsthändler. Wer Glück hat, findet sie im Wald.

Erdbeeren tragen gleichzeitig Blüten und Früchte.

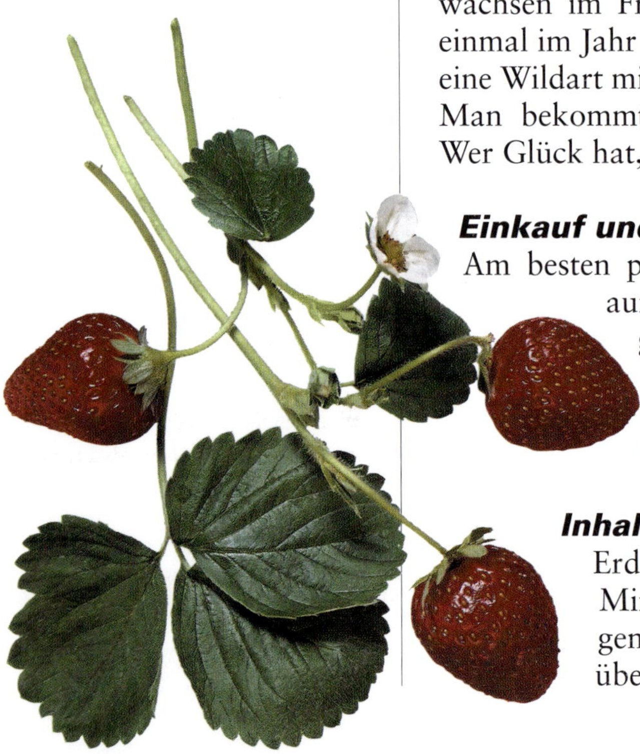

Einkauf und Lagerung:
Am besten pflücken Sie Erdbeeren selbst. Auch auf Wochenmärkten bekommt man oft gute Ware. Erdbeeren möglichst frisch essen oder verwenden. Kühl kann man sie bis zu zwei Tage aufbewahren.

Inhaltsstoffe / Wirkstoffe:
Erdbeeren enthalten viele Vitamine und Mineralstoffe. 100 g Erdbeeren versorgen uns mit 64 mg Vitamin C – das ist über die Hälfte vom Tagesbedarf. Auch

Folsäure ist in beachtlichen Mengen vorhanden und unterstützt Blutbildung und Wachstum von Zellen. Der Mineralstoff Kalium wirkt entwässernd und blutdrucksenkend. Eisen hilft bei der Bildung des roten Blutfarbstoffes. Mangan unterstützt den Stoffwechsel und versorgt Gehirn und Nerven. Phenolsäuren wirken als Antioxidanzien und beugen Krebs vor. Erdbeeren helfen bei Blasenentzündung und unterstützen Leber und Gallenblase.

Leider reagieren viele Menschen allergisch auf Erdbeeren. Wenn Sie betroffen sind, sollten Sie Bio-Erdbeeren versuchen oder Erdbeeren mit anderen Früchten zu einem Shake mixen.

Erdbeeren in der Küche:
Erdbeeren gut waschen und den Stiel entfernen. Sie schmecken zerkleinert mit Jogurt oder Quark vermischt; oder mit Zitronensaft beträufeln, Zucker darüber streuen und kurz ziehen lassen. Ein Klecks Sahne ist die Krönung!

Ansonsten sind Erdbeeren köstlich in Cremes und Kaltschalen, in Kompott und als Konfitüre und auf dem Obstkuchen.

Heidelbeere

Heidelbeeren (Blaubeeren) sind die Früchte eines Heidekrautgewächses, das über ganz Europa, Nordasien und Nordamerika verbreitet ist. Sie sind anspruchslose Pflanzen und gedeihen auf mageren Böden. Wild wachsende Heidelbeeren sind klein, schwarzblau mit einem weißen Schimmer und schmecken saftig und süß mit einer leicht bitteren Note. Die Kulturheidelbeere ist größer und heller. Sie schmeckt süßer, oft aber auch weniger aromatisch.

Einkauf und Lagerung:
Am besten beim Spaziergang im Wald selbst pflücken! Oder kaufen Sie Heidelbeeren beim Obsthändler. Ganz frische Beeren erkennen Sie am weißen Schimmer. Heidelbeeren sollten schnell gegessen oder verarbeitet werden, Reste einfrieren.

Heilwirkung von Erdbeeren auf einen Blick:

- *Unterstützen die Arbeit von Blase und Darm*
- *Wirken entwässernd und blutdrucksenkend*
- *Stärken das Immunsystem*
- *Kraftfutter für Nerven und Gehirn*

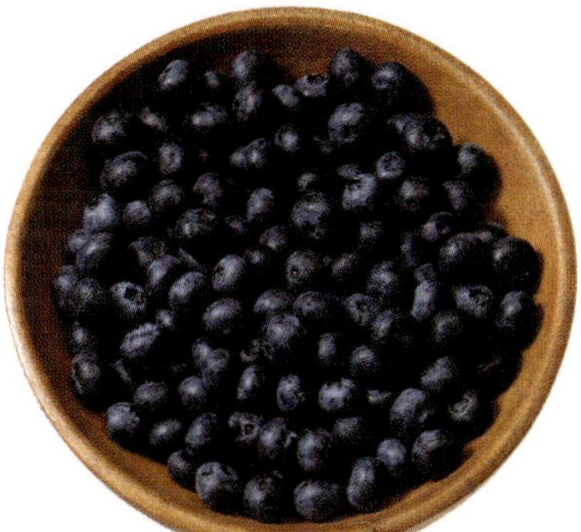

Heilwirkung von Heidelbeeren auf einen Blick:

- *Helfen bei Durchfall*
- *Unterstützen das Immunsystem*
- *Schützen vor Erkältungen, Infektionen, Bakterien und Viren*
- *Wirken entzündungshemmend*
- *Senken den Blutdruck*

Info:

*Die **Preiselbeere** ist eine Unterart der Heidelbeere. Sie enthält viel Vitamin C, außerdem Kupfer, Mangan und Eisen. Preiselbeeren werden meist zu Kompott oder Marmelade verarbeitet und als Beilage zu Wild gereicht.*
*Eng verwandt mit der Preiselbeere ist die **Cranberry,** die aus Nordamerika stammt und schon bei den Indianern als Heil- und Lebensmittel beliebt war. Sie schützte die frühen Siedler vor Skorbut, das durch Vitamin-C-Mangel ausgelöst wird und unbehandelt zum Tode führt.*

Inhaltsstoffe / Wirkstoffe:

Neben Karotin (schützt Immunsystem und Zellen gegen Bakterien und freie Radikale) enthalten Heidelbeeren reichlich Vitamin C, das den Körper gegen Erkältungskrankheiten wappnet. Der Pflanzenstoff Tannin wirkt schleimhautbildend, beugt Entzündungen vor und macht Bakterien und Viren den Garaus. Phenolsäure wirkt antimikrobiell, antioxidativ, entzündungshemmend und blutdrucksenkend. Mangan hilft bei der Bildung von Bindegewebe und Harnstoff und der Herstellung von körpereigenen Eiweißen und Fettsäuren. Die Blätter des Heidelbeerstrauches wirken als Blasentee. Außerdem sind Heidelbeeren gut gegen Stress.

Heidelbeeren in der Küche:

Heidelbeeren verlesen, gründlich waschen und abtropfen lassen. Sie schmecken mit Zucker und Milch. Pfannkuchen mit Heidelbeeren und Heidelbeer-Muffins sind Klassiker. Beliebt sind sie auch als Marmelade, Kompott oder Obstwein.

Himbeere

Die Himbeerstaude gehört zur Familie der Rosengewächse. Ursprünglich stammt sie aus Südosteuropa, doch heute wachsen Himbeeren bei uns an Wegrändern und Hecken oder als kultivierte Gartenpflanzen. Himbeeren sind sehr saftig und süß, aber auch schnell verderblich und extrem druckempfindlich.

Himbeeren gehören zu den besonders feinen Sommergenüssen.

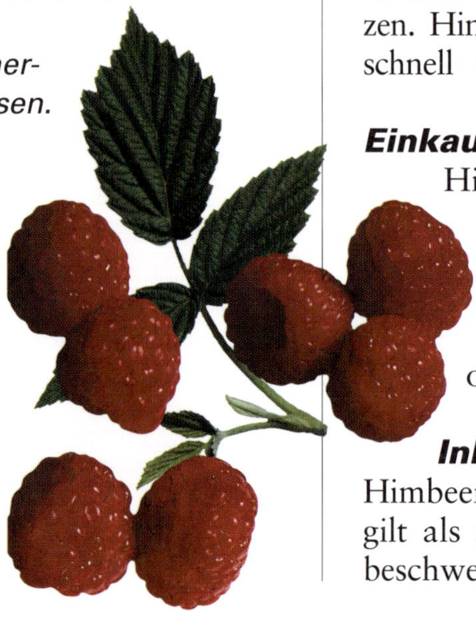

Einkauf und Lagerung:

Himbeeren gehören zu den teuersten Beerensorten, da das Pflücken so mühsam ist. Importe aus osteuropäischen Ländern sind oft billiger. Achten Sie auf unbeschädigte Früchte. Himbeeren am besten sofort essen oder weiterverarbeiten.

Inhaltsstoffe / Wirkstoffe:

Himbeeren enthalten reichlich Vitamine. Vitamin A gilt als natürliches Mittel gegen Augen- und Sehbeschwerden. Vitamin C ist wichtig für das gesamte

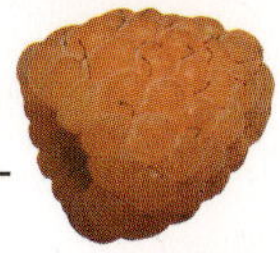

Immunsystem. Das Schönheitsvitamin Biotin sorgt für glatte Haut und glänzendes Haar.

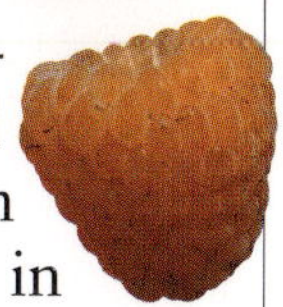

Himbeeren enthalten auch reichlich Mineralstoffe, vor allem Eisen, Magnesium und Mangan. Magnesium ist wichtig für Knochen und Zähne, Muskeln und Reizübertragung in den Nerven; Mangan aktiviert Enzyme für die Produktion von Energie und unterstützt Knochen und Bindegewebe. In Asien gelten Himbeeren als Hilfe bei starken Monatsblutungen.

Himbeeren in der Küche:

Himbeeren verlesen und nur waschen, wenn sie schmutzig sind. Sie müssen rasch gegessen werden, z. B. im Müsli oder mit Jogurt. Ansonsten kann man sie weiterverarbeiten zu Himbeercreme, -sauce, -schaum, Konfitüre, Marmelade, Kompott, Gelee, Eis, Saft oder als Kuchenbelag.

Johannisbeere

Zwei Arten dieser Gattung werden als Nutzpflanzen kultiviert: die rote Johannisbeere und die schwarze Johannisbeere. Die rote Johannisbeere schmeckt säuerlich herb und wird entweder roh gegessen oder zu Saft, Fruchtwein und Gelee verarbeitet. Die schwarze Johannisbeere wird wegen ihres säuerlich bitteren Geschmacks kaum roh gegessen, sondern meist zu Saft verarbeitet.

Inhaltsstoffe / Wirkstoffe:

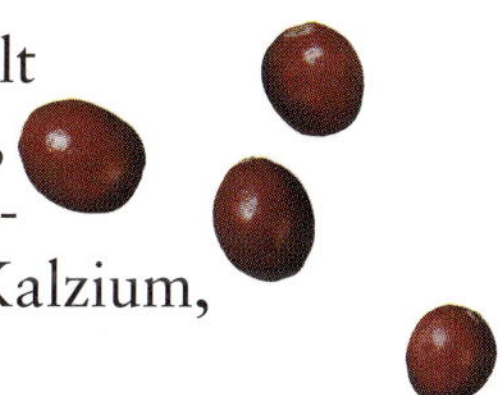

Die rote Johannisbeere enthält 36 mg Vitamin C pro 100 g, außerdem Karotin, Niacin, Pantothensäure und die Mineralstoffe Kalzium, Kalium, Eisen und Mangan.

Die schwarze Johannisbeere enthält viermal so viel Vitamin C (177 mg pro 100 g, was sie zum Vitamin-C-Spitzenreiter in diesem Buch macht!). Sie enthält auch mehr Kalium, Eisen und Mangan. Vitamin C stärkt das Immunsystem. Karotin wird zu Vitamin A umgewandelt, und Vitamin A ist unter anderem gut für die Augen. Niacin ist gut für die

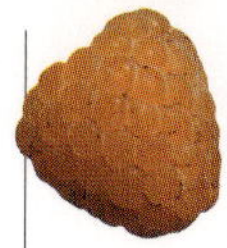

Heilwirkung von Himbeeren auf einen Blick:

- *Gut für die Augen*
- *Sorgen für schöne Haut und Haare*
- *Unterstützen Knochen und Zähne*
- *Gut für das Bindegewebe*
- *Helfen bei Monatsblutungen*

Nerven und wichtig für schöne Haut, Fingernägel und Haare. Pantothensäure ist an Entgiftungsvorgängen im Körper beteiligt. Kalzium wirkt beruhigend, Kalium entwässernd, Eisen ist gut fürs Blut, und Mangan ist wichtig für Knochen und Bindegewebe. Der Saft der schwarzen Johannisbeere hilft bei Halsschmerzen.

Johannisbeeren in der Küche:

Beeren waschen, von den Stielen lösen und essen bzw. weiterverarbeiten zu Gelee, Kaltschale oder Saft. Rote Johannisbeeren gehören in die rote Grütze.

Heilwirkung von roten Johannisbeeren auf einen Blick:

- *Stärken das Immunsystem*
- *Gut für die Blutbildung*
- *Wichtig für Augen, Haut, Haare und Fingernägel*
- *Helfen beim Entgiften*
- *Beruhigen die Nerven*

Stachelbeere

Es gibt gelbliche, grüne, weißliche oder rötliche Stachelbeeren, die an Sträuchern in allen gemäßigten Klimazonen wachsen. Stachelbeeren gehören mit zu den sauersten Früchten, und nur wenige Menschen mögen sie roh.

Inhaltsstoffe / Wirkstoffe:

Enthalten Vitamin C (gut fürs Immunsystem), Folsäure (wichtig für die Zellteilung und den Stoffwechsel von Proteinen), Kalium (reguliert den Blutdruck und das Blutvolumen, wirkt außerdem harntreibend) und Ballaststoffe, die den Darm reinigen. Stachelbeeren enthalten das Spurenelement Silizium, das für den Aufbau des Bindegewebes notwendig ist, außerdem wird es für die Bildung von Knochen- und Knorpelgewebe benötigt.

Stachelbeeren in der Küche:

Stachelbeeren verlesen und Stielansätze abtrennen. Beeren heiß und kalt waschen, gleich essen oder weiterverarbeiten zu Marmelade oder Kompott.

Heilwirkung von Stachelbeeren auf einen Blick:

- *Stärken das Immunsystem*
- *Gut für Blutdruck*
- *Harntreibend und darmreinigend*
- *Gut für Bindegewebe und Knochen*

Birne

Herkunft / Beschreibung / Geschichte:

Der Birnbaum gehört zur Gattung der Rosengewächse. Es gibt rund 25 Arten, eine davon ist der weit verbreitete Kulturbirnbaum, der aus Züchtungen hervorgegangen ist und eine hohe Krone hat. Birnen werden weltweit angebaut, hauptsächlich jedoch in einigen europäischen Staaten (unter anderem Deutschland), China, Südafrika und den USA. Birnen sind das ganze Jahr erhältlich, heimische Ware zwischen September und Dezember. Sie gehören in Deutschland zum beliebtesten Obst. Man unterscheidet Tafel-, Koch- und Mostsorten, wobei uns hier die Tafelbirnen interessieren. Birnen enthalten nur wenig Fruchtsäure, dafür aber viel Fruktose; deshalb schmecken sie sehr süß, liefern schnell Energie und sind außerdem gut verträglich. Kinder mögen Birnen wegen der Süße oft lieber als Äpfel. Essen Sie Birnen unbedingt mit Schale, denn im Bereich der Schale liegen die meisten wertvollen Inhaltsstoffe.

Einkauf:

Birnen müssen sich fest anfühlen, aber nicht zu hart. Achten Sie darauf, dass sie keine Druckstellen haben. Reife Birnen strömen einen feinen Duft aus. Leider werden importierte Birnen oft stark mit Chemikalien behandelt, damit sie den Transport besser überstehen. Kaufen Sie – zumindest während der Saison – einheimische Früchte, am besten natürlich unbehandelte im Bioladen.

Lagerung:

Reife Birnen sind nur wenige Tage haltbar, und Sie sollten sie am besten im Kühlschrank aufheben. Unreife Früchte bei Zimmertemperatur nachreifen lassen.

Inhaltsstoffe / Wirkstoffe:

Birnen enthalten reichlich Wasser, wodurch die Nährstoffe rasch in den Darm gelangen. Somit

Heilwirkung auf einen Blick:

- *Reinigen den Darm*
- *Fördern die Verdauung*
- *Gut für Schwangere*
- *Schützen das Herz*
- *Regulieren den Blutdruck*
- *Senken den Cholesterinspiegel im Blut*
- *Wirken entwässernd*

Essen Sie Birnen mit Schale – dort befinden sich die meisten Wirkstoffe.

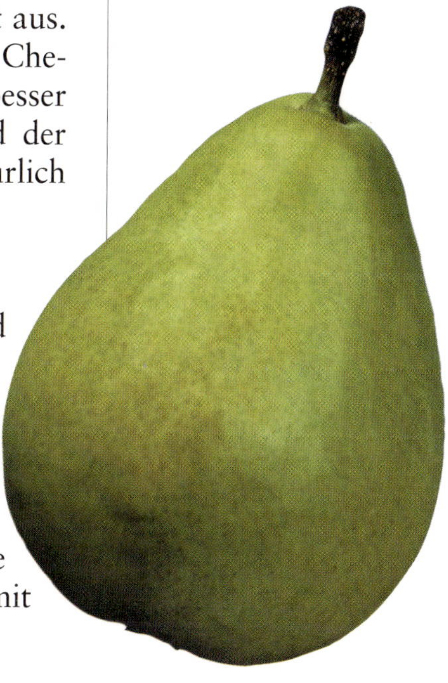

Birnen sorgen für eine gesunde Verdauung.

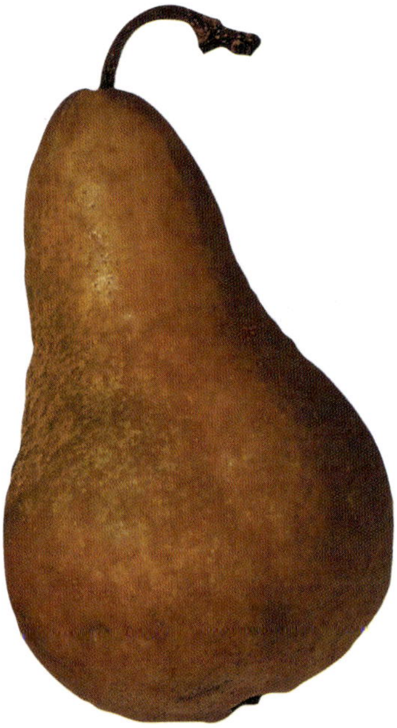

wirken Birnen darmreinigend; sie helfen gegen Verstopfung und regulieren allgemein die Verdauung. Birnen enthalten das Vitamin Folsäure, das eine wichtige Rolle im Eiweiß-Stoffwechsel spielt. Besonders schwangere Frauen benötigen reichlich Folsäure.

Birnen sind reich an dem Mineralstoff Kalium, der unter anderem das Herz schützt, außerdem entwässernd wirkt und den Blutdruck reguliert – auch getrocknete Birnen sind eine gute Kaliumquelle. Der Ballaststoff Pektin wirkt verdauungsfördernd und hilft den Cholesterinspiegel im Blut zu senken.

Birnensaft entwässert und hilft bei Darmschleimhautentzündungen.

In der Volksmedizin wird die Birne als Mittel zur schnelleren Wundheilung und zur Fiebersenkung verwendet.

Birnen in der Küche:

Reife Birnen schmecken köstlich als Zwischenmahlzeit. Birnen mit heißem und kaltem Wasser waschen, aufschneiden und Kerne entfernen, aber bitte nicht schälen! So sichern Sie sich alle wertvollen Inhaltsstoffe. Doch auch zum Einmachen und zur Herstellung von Kompott und Marmelade eignen Birnen sich, wobei durch das Erhitzen – wie bei den meisten Lebensmitteln – viele Inhaltsstoffe zerstört werden. Birnen passen übrigens auch gut geviertelt zu Käse oder Schinken. Das berühmteste Dessert ist „Birne Helène“ – in Vanillezucker gedünstete Birnen, die auf Vanilleeis angerichtet und mit heißer Schokolade beträufelt werden.

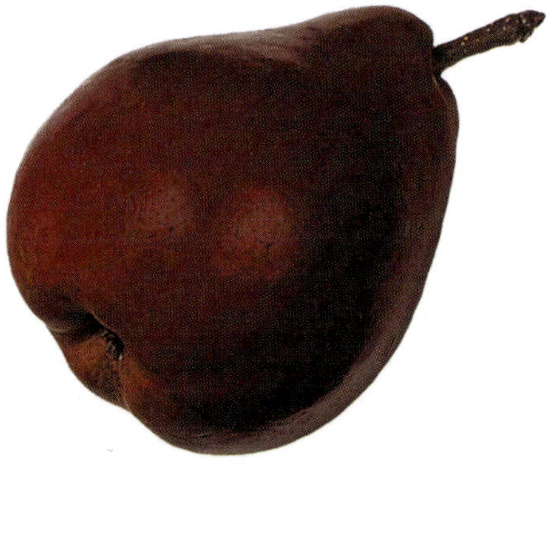

Blumenkohl

Herkunft / Beschreibung / Geschichte:

Der Blumenkohl ist eine Kulturform des Gemüsekohls. In Kleinasien wurde er schon in der Antike geschätzt, heute wird er weitreichend in Europa und Asien angebaut. Der Kopf vom Blumenkohl ist übrigens ein Blütenstand, der noch keine Knospen hat. Meistens ist Blumenkohl weiß, was dadurch erreicht wird, dass die Blätter entweder um den Kopf gebunden werden oder bei manchen Züchtungen so wachsen, dass sie den Kopf umschließen. Dadurch kommt kein Licht an den Kohlkopf, und der grüne Farbstoff Chlorophyll kann sich nicht bilden. Inzwischen gibt es auch öfter grünen Blumenkohl unter dem Namen Romanesco. Er enthält übrigens viel mehr Vitamine und Mineralstoffe. Blumenkohl ist im Gegensatz zu den anderen Kohlsorten sehr gut bekömmlich und eignet sich deshalb auch für die Krankenkost.

Blumenkohl ist – im Gegensatz zu vielen anderen Kohlsorten – besonders gut bekömmlich.

Einkauf:
Blumenkohl ist das ganze Jahr im Handel; im Winter wird er im Gewächshaus angebaut. Achten Sie auf eine feste Blume, grüne, frisch aussehende Blätter und einen saftigen Strunk, der keinen unangenehmen Geruch hat.

Lagerung:
Sie können Blumenkohl im Gemüsefach im Kühlschrank einige Tage lagern.

Inhaltsstoffe / Wirkstoffe:
Blumenkohl ist kalorienarm – 100 g enthalten lediglich 25 kcal. Dafür ist er reich an gesunden Inhaltsstoffen, unter anderem Vitamin K, das die Blutgerinnung fördert und beim ständigen Auf- und Umbau der Knochen beteiligt ist. Vitamin B_6 unterstützt den Stoffwechsel von Fett, Eiweiß und Koh-

Der Kopf vom Blumenkohl soll fest und geschlossen sein, die Blätter frisch und grün.

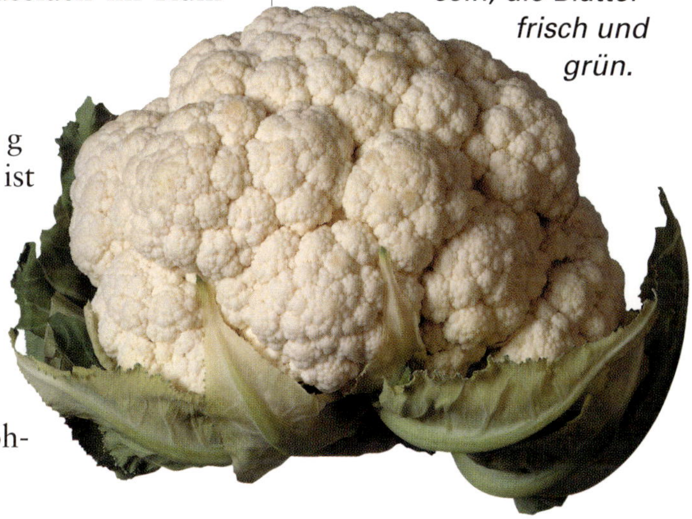

Heilwirkung auf einen Blick:

- *Gut für das Immunsystem*
- *Wichtig für Schleimhäute, Zellwachstum und Blut*
- *Hilft bei Arthrose und Arthritis*
- *Wirkt harntreibend und verdauungsfördernd*
- *Gut für die schlanke Linie*
- *Krebsvorbeugend*

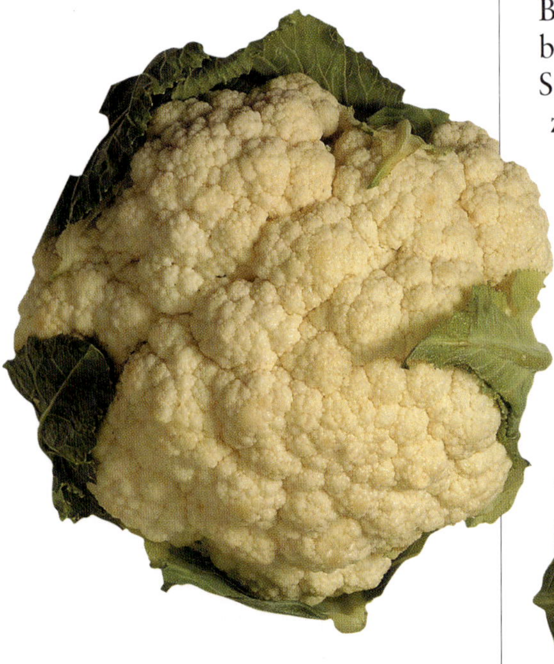

Blumenkohl schmeckt auch roh, vor allem kleinere zarte Köpfe.

lenhydraten und ist außerdem wichtig für das Nervensystem.

Blumenkohl verfügt – in rohem Zustand – über besonders viel Vitamin C (73 mg pro 100 g), das sich beim Kochen um etwa ein Drittel verringert. Vitamin C schützt andere Vitamine vor der Zerstörung durch Sauerstoff. Es aktiviert den Zellstoffwechsel und hilft bei der Umwandlung von Nahrungs- in Körperenergie. Außerdem fördert Vitamin C die körpereigenen Abwehrstoffe und ist damit wichtig für ein starkes Immunsystem.

Folsäure ist wichtig für gesunde Schleimhäute, Zellwachstum und die Bildung der Blutkörperchen. Pantothensäure wirkt entzündungshemmend und lindert somit Gelenkschmerzen bei Arthrose und Arthritis. Kalium wirkt wassertreibend. Die sekundären Pflanzenstoffe aus der Gruppe der Glucosinolate gelten als krebsvorbeugend. Blumenkohl enthält nur sehr wenig Fett und ist daher ein ideales Gemüse für eine Diät.

Blumenkohl in der Küche:

Blumenkohl aus dem Garten oder Bioladen am besten vor der Zubereitung 10 Minuten in kaltes Salzwasser legen, um eventuell vorhandenes Ungeziefer loszuwerden. Anschließend den Strunk abschneiden, die grünen Blätter entfernen und – falls im Rezept gefordert – den Kohl in einzelne Röschen teilen. Blumenkohl schmeckt roh im Salat oder kurz gedämpft oder gekocht als Beilage. Beliebt ist er auch mit Semmelbröseln oder Käse überbacken als Auflauf oder püriert als Suppe. Blumenkohl ergänzt sich gut mit Kartoffeln. Und er passt auch ganz hervorragend ins chinesische Gemüse aus dem Wok!

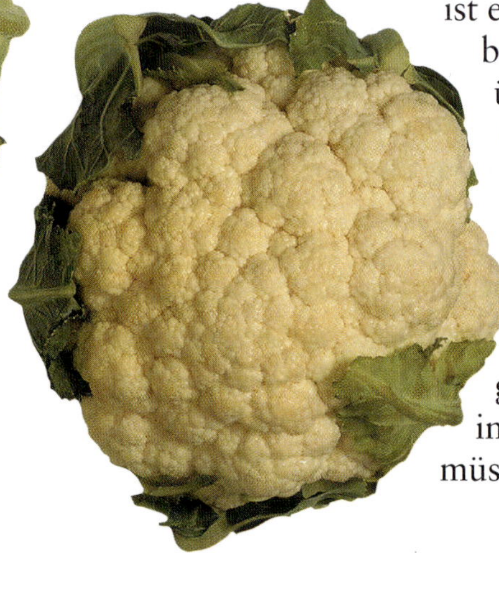

Bohnen

Herkunft / Beschreibung / Geschichte:

Eine weit verbreitete und vielseitige Großfamilie, die schon lange als Nahrungsmittel dient: Bereits die Steinzeitmenschen aßen dicke Bohnen, und in Mitteleuropa sind sie seit der Eisenzeit bekannt. Als Bohnen werden zahlreiche Schmetterlingsblütler bezeichnet, die verschiedenen Gattungen angehören. Früchte und Samen zählen zu den Hülsenfrüchten und entscheiden sich sehr voneinander. Von manchen Bohnen verwendet man die Hülsen und die Samen, von anderen nur die Samen. Letztere sind meist als Trockenbohnen im Handel.

Zu den wichtigsten Bohnen gehört die Gartenbohne, die in zwei Formen angebaut wird: als niedrige Buschbohne und als windende Stangenbohne. Buschbohnen reifen schneller und werden überwiegend maschinell geerntet. Ein großer Anteil wird zu Konserven verarbeitet.

Stangenbohnen benötigen Stützen, die Pflanzen sind ertragreicher, die Bohnen werden von Hand gepflückt und überwiegend frisch angeboten.

Als grüne Bohnen bezeichnet man die grünen Sorten beider Arten; Wachsbohnen oder gelbe Bohnen sind die gelben Sorten, die besonders zart sind. Die dicke Bohne wird geschält, und man isst nur die Samen.

Die rote Kidneybohne aus Amerika wird meistens trocken oder als Konserve angeboten. Sie ist wichtige Zutat im „Chili con carne".

Ebenfalls nicht zu vergessen die Sojabohne, die in der Weltproduktion insgesamt gesehen die bedeutendste Hülsenfrucht ist! Sie stammt ursprünglich aus Ostasien, wobei heute die USA Hauptexporteur sind. Sojabohnen enthalten (getrocknet) rund 18 % Fett und 34 % hochwertiges Eiweiß, das dem Fleischeiweiß beinahe ebenbürtig ist. Außerdem enthalten Sojabohnen reichlich Vitamin E, B-Vitamine, Kalium,

Bohnen werden schon seit der Steinzeit von Menschen gegessen.

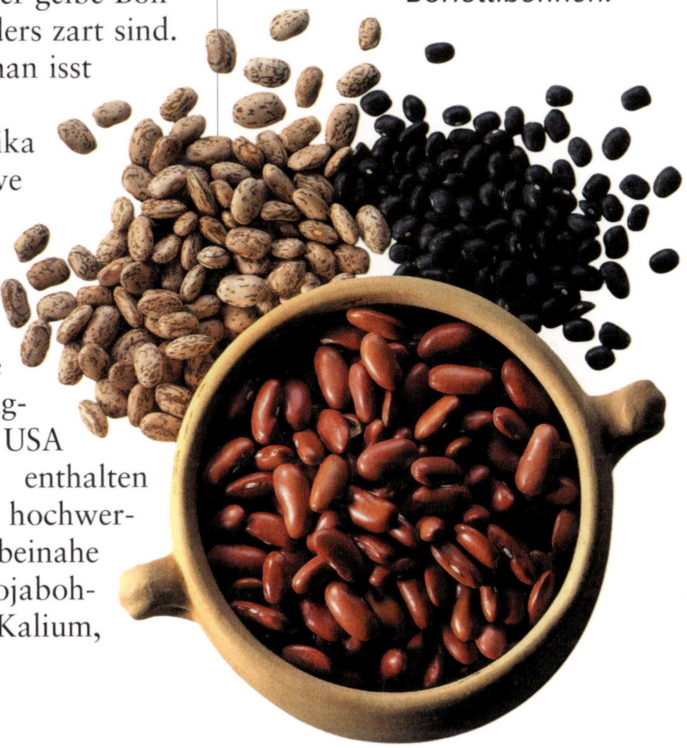

Trockenbohnen sind ideal für die Vorratshaltung. Hier sehen Sie (von rechts im Uhrzeigersinn) schwarze Sojabohnen, rote Kidneybohnen und Borlottibohnen.

Kalzium, Magnesium und Eisen. Auf dem europäischen Markt spielen Sojabohnen bisher keine große Rolle, aber Produkte aus Sojabohnen wie zum Beispiel Tofu.

Einkauf:

Freilandbohnen gibt es heimisch von Mai bis Oktober, unter Glas gezogen verlängert sich die Saison von April bis Dezember. Importe gibt es das ganze Jahr, und Trockenbohnen sind natürlich auch das ganze Jahr über erhältlich. Sie werden u. a. aus Südeuropa, Afrika, Amerika und Japan importiert. Frische Bohnen müssen knackig sein und beim Umbiegen glatt durchbrechen.

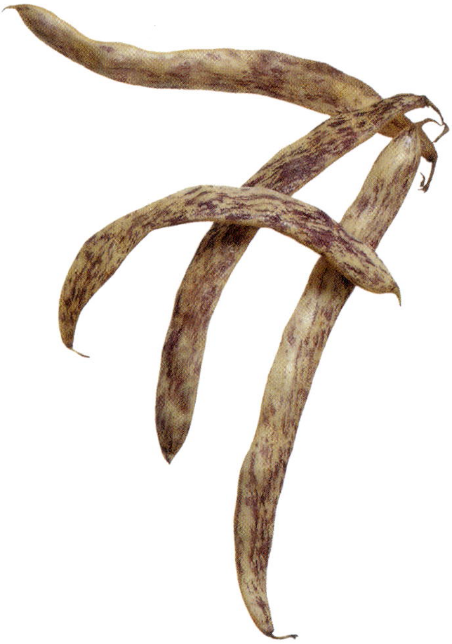

Wachsbohnen schmecken mild und eignen sich gut für Salate.

Lagerung:

Frische Bohnen welken schnell und verlieren dabei Vitamin C. Im Gemüsefach im Kühlschrank können Sie sie höchstens zwei Tage aufbewahren. Trockenbohnen hingegen können bis zu zwei Jahre gelagert werden, am besten dunkel, kühl und luftig.

Inhaltsstoffe / Wirkstoffe:

Bohnen sind ein wertvolles Lebensmittel. Sie liefern Eiweiß, Kohlenhydrate und Ballaststoffe. Eiweiße gehören zu den Grundnährstoffen und bestimmen Bau, Funktion und Stoffwechsel aller Zellen und Gewebe. Sie fungieren bei der Immunabwehr als Antikörper und können auch Energie bereitstellen. Kohlenhydrate sollten (laut den Empfehlungen der Deutschen Gesellschaft für Ernährung) 50–60 % der täglichen Energiezufuhr ausmachen.

Gartenbohnen enthalten Vitamin C, das zu den Antioxidanzien gehört und die Zellen vor freien Radikalen schützt. Möglicherweise bewahrt es damit vor Krebs und Arteriosklerose. Vitamin C sorgt auch für gesunde Haut und Zahnfleisch.

Vitamin K ist wichtig für den Knochenstoffwechsel und die Muskeln; außerdem hilft es bei der Wundheilung.

Der Mineralstoff Magnesium hilft bei der Erregungsübertragung von Nerven auf die Muskeln. Kalium wirkt unter anderem blutdrucksenkend.

Kalzium sorgt für gesunde Knochen und Zähne. Eisen ist gut für unser Blut.

Trockenbohnen sind kalorienreicher und enthalten mehr Eiweiß, Kohlenhydrate, Kalium, Kalzium und Eisen als Gartenbohnen. Damit gilt alles, was wir für die Gartenbohne aufgeführt haben, in stärkerem Maß für Trockenbohnen.

Aufgrund des hohen Ballaststoffanteils bekommen viele Menschen nach dem Verzehr von Bohnen Blähungen. Dem kann entgegengewirkt werden, indem Sie beim Kochen Bohnenkraut beigeben.

Trockenbohnen sind leichter verdaulich, da der Großteil der Ballaststoffe in den Hülsen steckt.

Bohnen in der Küche:

Frische Bohnen: Die meisten Bohnensorten haben heute keine Fäden mehr, und man schneidet nur die beiden Enden ab. Bohnen waschen und am besten dämpfen oder blanchieren. Sie schmecken (gegart!) im Salat, als Gemüsebeilage zu Fleisch, im Ratatouille oder chinesischen Essen.

Trockenbohnen: Vor dem Verwenden in stehendem kaltem Wasser waschen und verlesen. Schlechte Bohnen schwimmen oben und können leicht entfernt werden. Dann die Bohnen etwa 12 Stunden einweichen. In frischem Wasser – je nach Sorte und Rezept – ein bis zwei Stunden kochen.

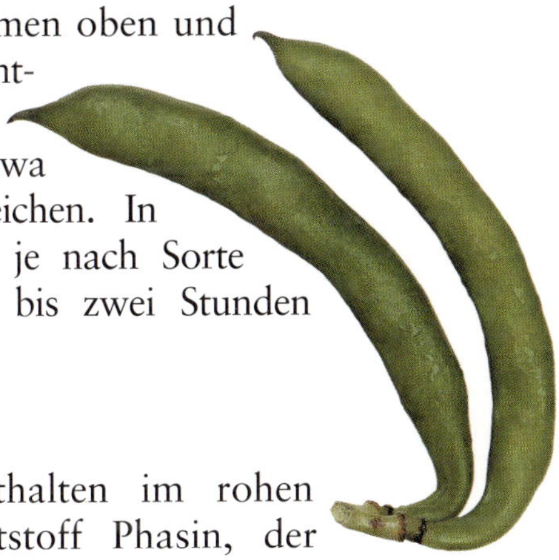

Achtung:

Viele Bohnen enthalten im rohen Zustand den Giftstoff Phasin, der Brechdurchfall auslösen kann. Deshalb Bohnen immer mindestens 10 Minuten kochen!!!

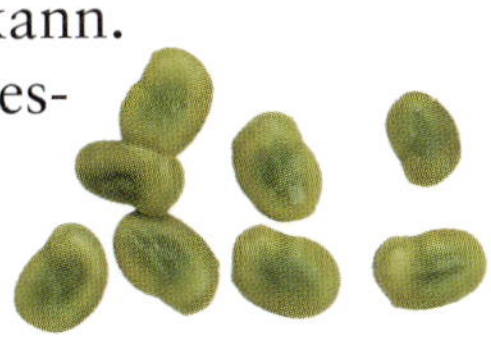

Heilwirkung auf einen Blick:

- *Schützen vor freien Radikalen*
- *Gut für Haut und Zahnfleisch*
- *Helfen bei der Wundheilung*
- *Wichtig für Nerven und Muskeln*
- *Senken den Blutdruck*

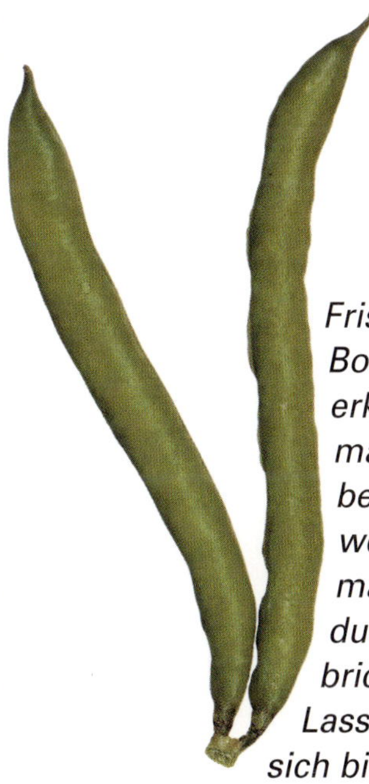

Frische Bohnen erkennt man am besten, wenn man sie durchbricht. Lassen sie sich biegen, sind sie schon ein paar Tage alt.

Broccoli

Broccoli gehört zur Kohlfamilie, ist aber sehr gut verträglich.

Herkunft / Beschreibung / Geschichte:

Broccoli ist eine Kulturform des Gemüsekohls, die vor allem in Italien, aber auch in anderen Mittelmeerländern sowie in Deutschland angebaut wird. Man isst die grünen Blütenstiele und die Knospen, von denen viele zusammen einen Kopf bilden. Der grüne Broccoli ist am meisten verbreitet, es gibt aber auch gelbe, violette und weiße Sorten. Broccoli gehört zu den leicht verdaulichen Blütengemüsen und schmeckt zarter als anderer Kohl. Darüber hinaus enthält er große Mengen an gesunden Stoffen!

Einkauf:

Broccoli ist das ganze Jahr erhältlich. Achten Sie auf geschlossene Blütenknospen und eine kräftig grüne Farbe. Gelbliche Blütenknospen weisen auf überreifen Broccoli hin.

Lagerung:

Broccoli können Sie im Kühlschrank 2 Tage aufheben. Da sich Broccoli grundsätzlich nicht gut lagern lässt, wird er oft tiefgefroren angeboten.

Frischer Broccoli ist kräftig grün und hat glatte Stiele.

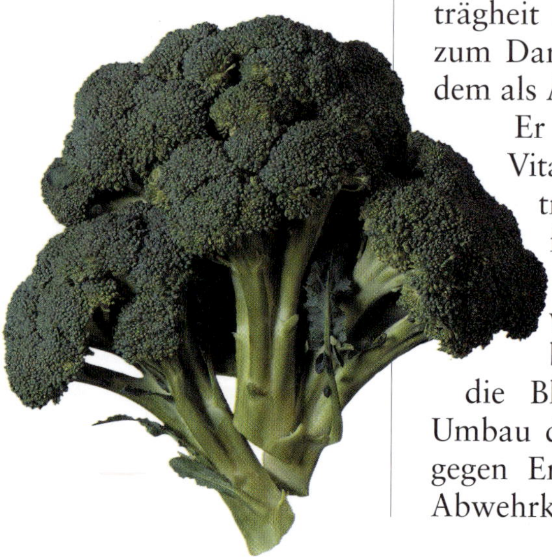

Inhaltsstoffe / Wirkstoffe:

Broccoli enthält viele Ballaststoffe, die gegen Darmträgheit helfen und Darmerkrankungen – bis hin zum Darmkrebs – vorbeugen. Broccoli gilt außerdem als Anti-Stress-Gemüse!

Er enthält Karotin, das im Organismus zu Vitamin A umgewandelt wird. Vitamin A neutralisiert freie Radikale, die Zellen angreifen, und schützt die Schleimhäute.

Broccoli ist reich an Folsäure, die eine wichtige Rolle im Eiweißstoffwechsel und bei der Zellteilung spielt. Vitamin K fördert die Blutgerinnung und hilft beim Auf- und Umbau der Knochen. Vitamin C hilft vorbeugend gegen Erkältungen und stärkt die körpereigenen Abwehrkräfte.

Vitamin B_2 hilft beim Zuckerabbau, unterstützt Heilungsprozesse der Haut und ergänzt die Wirkung von Vitamin B_6, das ebenfalls enthalten ist. Vitamin B_6 hilft beim Umbau von Energie in Zucker, bei der Bildung von Gallensäure und Hämoglobin.

Pantothensäure spielt bei vielen biochemischen Abläufen im Körper eine Rolle, unter anderem bei Entgiftungsreaktionen wie der Ausscheidung von Medikamenten. Pantothensäure stärkt die Schleimhäute und das Haarwachstum.

Kalium wirkt entwässernd und blutdrucksenkend, damit entlastet Broccoli Herz und Kreislauf.

Kalzium ist wichtig für Knochen und Zähne, die Blutgerinnung, die Erregung von Muskeln und Nerven und die Aktivierung von Enzymen und Hormonen.

Magnesium hilft bei Muskeltätigkeit, Herzfunktion, Nervenreizübertragung und Hormonproduktion.

Eisen ist wichtig fürs Blut, Frauen sollten während der Menstruation Broccoli essen.

Zink hilft bei der Zellteilung und sorgt für Wachstum und Zellerneuerung, Kupfer mobilisiert Eisen und unterstützt den Eiweißstoffwechsel; möglicherweise beugt es Herz-Kreislauf-Erkrankungen vor. Mangan ist unter anderem notwendig für Bildung von Bindegewebe und Harnstoff.

Broccoli enthält sekundäre Pflanzenstoffe aus den folgenden Gruppen: Carotinoide, Glucosinolate, Sulfide, Flavonoide und Phenolsäure. Sie wirken krebsvorbeugend und antimikrobiell, schützen vor Infektionen und senken den Cholesterinspiegel.

Broccoli in der Küche:

Alle Teile vom Broccoli sind essbar. Dickere Stiele sollten Sie schälen, ansonsten muss man Broccoli nur waschen und zerteilen. Er schmeckt wunderbar gedämpft als Gemüsebeilage oder in Salzwasser gekocht mit Buttersauce. Broccoli ist auch fein im Salat oder als Auflauf mit Käsehaube oder zu einer cremigen Suppe püriert.

Heilwirkung auf einen Blick:

- *Schützt vor Erkältung*
- *Fördert die Verdauung*
- *Hilft gegen Stress*
- *Gut für die Haut, Haar und Schleimhäute*
- *Gut fürs Blut*
- *Wirkt krebsvorbeugend und antimikrobiell*
- *Senkt den Cholesterinspiegel*

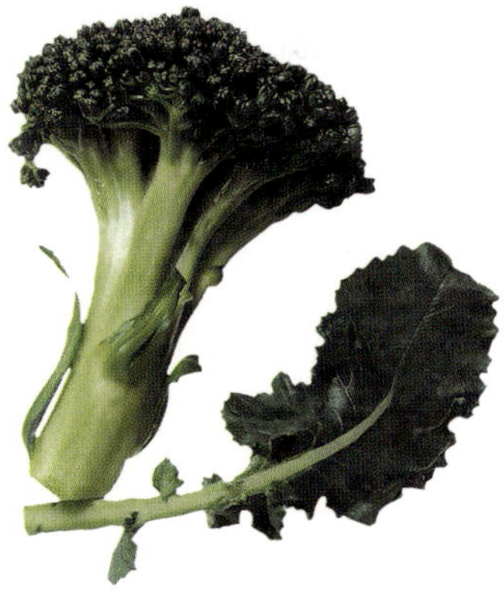

Bei zarten Röschen brauchen Sie die Stiele nicht zu schälen.

Erbsen

Erbsen stehen an 4. Stelle in der weltweiten Produktion von Gemüse.

Herkunft / Beschreibung / Geschichte:

Erbsen gehören zu den ältesten Nutzpflanzen der Welt. In Asien hat man Funde gemacht, die darauf hindeuten, dass Erbsen dort schon fast 10 000 Jahre v. Chr. bekannt waren.

Kultiviert wird die Gartenerbse. Nach Selbstbestäubung entwickeln sich die Hülsen mit bis zu acht Samen – das sind die Erbsen.

Erbsen sind heute das weltweit am vierthäufigsten angebaute Gemüse. Es gibt verschiedene Sorten Gartenerbsen, unter anderem Palerbsen, Zuckererbsen und Markerbsen. Letztere haben runzelige, süß schmeckende Samen. Zuckererbsen (auch Zuckerschoten, Kaiserschoten oder Mangetout genannt) enthalten viel Zucker und schmecken besonders süß. Außerdem haben sie eine zarte Hülse, die man mitisst. Palerbsen haben glattschalige Samen und enthalten reichlich Stärke; sie schmecken eher mehlig.

Trockenerbsen (überwiegend Palerbsen) reifen in der Hülse an der Pflanze. Sie schmecken etwas mehlig und werden oft als Vorrat angelegt.

Kichererbsen werden in den Mittelmeerländern, Mittel- und Südasien und Lateinamerika angebaut, wo die Samen – wie bei uns Gartenerbsen – als Gemüse gegessen oder zu Mehl verarbeitet werden. Bei uns sind Kichererbsen überwiegend getrocknet im Handel.

Bis zu acht Samen sind in einer Erbsenschote enthalten.

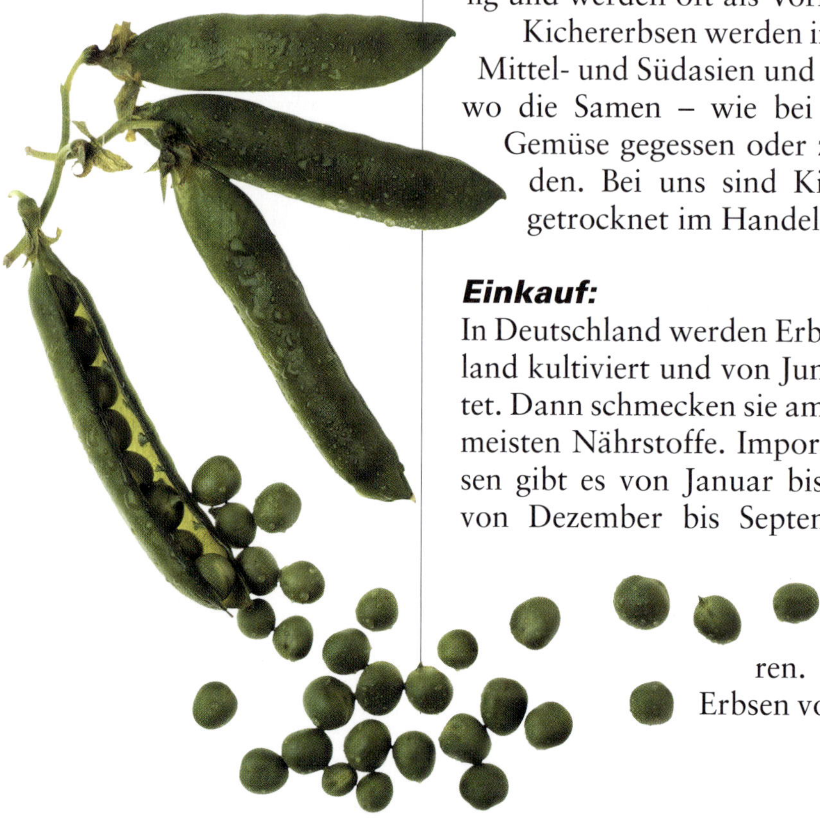

Einkauf:

In Deutschland werden Erbsen überwiegend im Freiland kultiviert und von Juni bis Ende August geerntet. Dann schmecken sie am besten und enthalten die meisten Nährstoffe. Importierte Pal- und Markerbsen gibt es von Januar bis Oktober, Zuckererbsen von Dezember bis September. Der Großteil von Mark- und Palerbsen wird zu Konserven verarbeitet oder tiefgefroren. Für Konserven werden Erbsen vorgekocht, und dabei verlieren sie bis zu 90 % ihrer Inhaltsstoffe. Tiefgekühlte Erbsen sind von besserer Qualität.

Lagerung:

Trockenerbsen sind ewig haltbar, wenn sie dunkel und trocken gelagert werden. Frische Erbsen sind in den Schoten ein bis zwei Tage im Gemüsefach haltbar.

Inhaltsstoffe / Wirkstoffe:

Erbsen enthalten viel Wasser, wertvolle Kohlenhydrate in Form von Zucker und Stärke und viel Eiweiß. Sie sind fettarm, aber reich an Ballaststoffen, die entgiften, den Cholesterin- bzw. Blutfettspiegel senken und gegen Verstopfung helfen. Das Zusammenwirken von Nukleinsäuren (eiweißähnliche Moleküle) und Magnesium macht Erbsen zu einem Jungbrunnen: Die Nukleinsäuren helfen bei Zellteilung und Zellreparatur und Magnesium unterstützt die Aufnahme dieser Stoffe aus der Nahrung.

Außerdem enthalten Erbsen Pantothensäure, die eine wichtige Rolle im Stoffwechsel spielt und gut für Haut und Haare ist. Erbsen sind reich an Kalium, Eisen, Zink und Kupfer.

Zuckerschoten enthalten besonders viel Vitamin C, Vitamin K und Folsäure.

Trockenerbsen versorgen uns mit Vitamin E und Niacin.

Auch die Kichererbse ist reich an Eiweiß und Ballaststoffen, außerdem enthält sie viel Magnesium, Eisen, Zink, Kupfer, Vitamin K, E und Vitamine der B-Gruppe.

Erbsen in der Küche:

Pal- und Markerbsen müssen ausgepalt werden. Frische Erbsen in Wasser garen, gut als Beilage, in Salaten und Suppen. Zuckerschoten wie grüne Bohnen zubereiten.

Trockenerbsen eignen sich für Suppen, Eintöpfe und Püree. Ungeschälte Trockenerbsen vor dem Garen 6 Stunden einweichen.

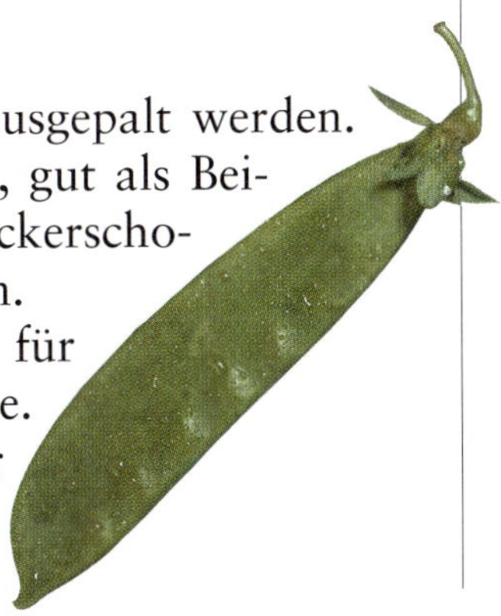

Heilwirkung auf einen Blick:

- *Unterstützen die Verdauung*
- *Senken Cholesterin- bzw. Blutfettspiegel*
- *Gut für die Zellen*
- *Für gesunde Haut und Haare*
- *Aktivieren den Stoffwechsel*

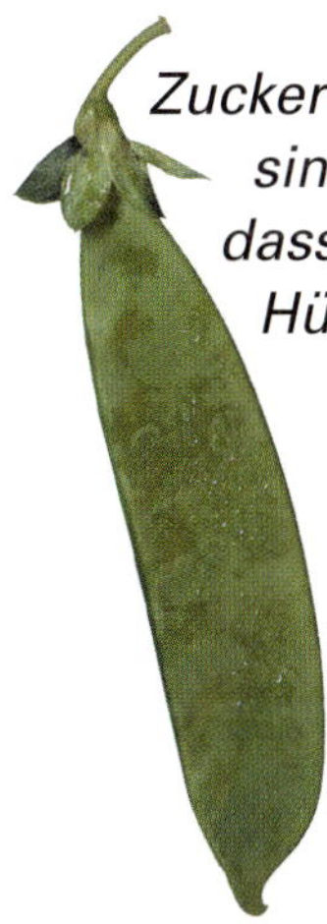

Zuckerschoten sind so zart, dass man die Hülse mitisst.

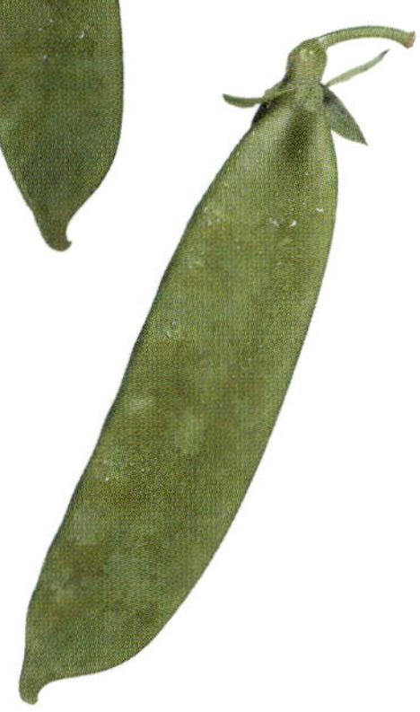

Fenchel

Herkunft / Beschreibung / Geschichte:

Fenchel gehört zu den Doldenblütlern und besteht aus mehreren Arten, die im Mittelmeerraum und im Orient vorkommen. Die Stauden werden bis 1,5 m hoch, haben fein gefiederte Blätter und gelbe Blüten, die würzig duften. Der Echte Fenchel ist am bekanntesten. Die Unterart Gartenfenchel unterteilt sich in zwei Sorten: Gewürzfenchel, von dem die nach Anis schmeckenden Samen stammen, die man zum Würzen von Fisch, Fleisch, Brot und für Tee verwendet. Sie enthalten ätherische Öle, die gegen Verdauungsstörungen, Völlegefühl und Blähungen helfen. Fenchelsamen werden oft schwer verdaulichen Speisen zugegeben.

Die Samen des Gewürzfenchels unterstützen die Verdauung.

Außerdem gibt es Gemüsefenchel, der überwiegend in Italien angebaut und als Gemüse oder Salat gegessen wird. Auch der Gemüsefenchel schmeckt leicht nach Anis. Er erfreut sich langsam auch bei uns größerer Beliebtheit.

Einkauf:

Fenchel gibt es importiert überwiegend im Herbst und Winter. Leider enthält Fenchel häufig Nitrat. Glücklicherweise bieten immer mehr Bioläden heimische Ware an, die zwar etwas teurer, aber dafür unbehandelt ist. Nehmen Sie knackig aussehende Knollen mit frischem Grün. Die Außenblätter sollten nicht trocken sein.

Frischer Fenchel duftet nach Anis und hat eine feste Knolle und frisch aussehendes Grün.

Lagerung:

Fenchel lässt sich im Gemüsefach im Kühlschrank mehrere Tage lagern.

Inhaltsstoffe / Wirkstoffe:

Gemüsefenchel ist sehr gesund, er enthält reichlich Vitamin A (100 g Fenchel decken beinahe den Tagesbedarf). Vitamin A (das aus den Karotinoiden gebildet wird) gilt als wirkungsvolles Mittel zum Schutz vor Krebserkrankungen. Außerdem enthalten sind Folsäure (gut für die roten Blutkörperchen), Vitamin

C (fördert körpereigene Abwehrkräfte), Vitamin K (für die Knochen) und Vitamin E, das antioxidative Wirkung hat und vor freien Radikalen schützt. Darüber hinaus enthält Fenchel die Mineralstoffe Kalium, Kalzium (wichtig für Knochen und Zähne), Magnesium (für die Erregungsübertragung von Nerven auf Muskeln), Eisen (wichtig für unser Blut) und Mangan.

Große Mengen an Ballaststoffen machen Fenchel zum idealen Gemüse für Leute mit Verdauungsproblemen. Ballaststoffe binden außerdem Gift- und Fettstoffe im Darm und haben damit entgiftende Funktion. Zudem senken sie den Cholesterin- bzw. Blutfettspiegel.

Fenchel regt die Nieren an, wirkt blutreinigend und harntreibend.

Fenchel enthält sekundäre Pflanzenstoffe aus den Gruppen der Karotinoide, Phenolsäuren und Terpene, die unter anderem antimikrobiell, antioxidativ und entzündungshemmend wirken.

Fenchel in der Küche:

Fenchel waschen und eventuell die Außenblätter entfernen. Fenchelkraut aufheben. Knollen je nach Rezept in Viertel oder Achtel teilen und in Brühe dünsten oder in Salzwasser kochen. Etwa 15 Minuten garen. Fenchelkraut kann gehackt über das fertige Gericht gegeben werden. Gemüsefenchel schmeckt auch als Rohkost. Am besten in dünne Ringe schneiden und wie Salat mit Essig, Öl, Salz und Pfeffer anmachen.

Heilwirkung auf einen Blick:

- *Gut für die Haut*
- *Hilft bei Verdauungsproblemen*
- *Senkt den Blutfett- bzw. Cholesterinspiegel*
- *Wirkt antimikrobiell, antioxidativ und entzündungshemmend*
- *Gut für Knochen und Zähne*
- *Fencheltee hilft bei Magen- und Darmproblemen*

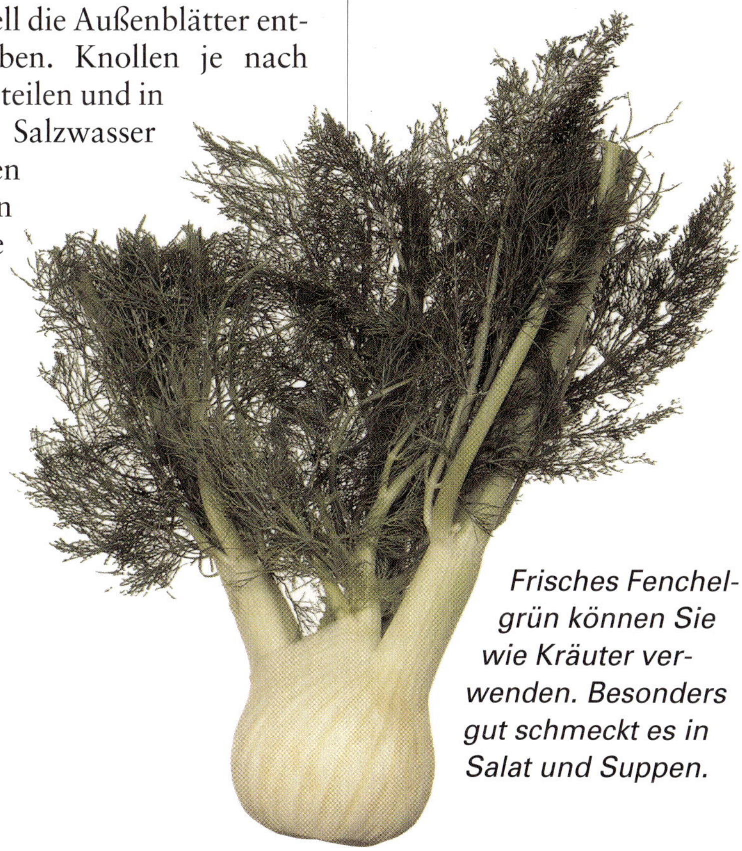

Frisches Fenchelgrün können Sie wie Kräuter verwenden. Besonders gut schmeckt es in Salat und Suppen.

Gurke

Herkunft / Beschreibung / Geschichte:

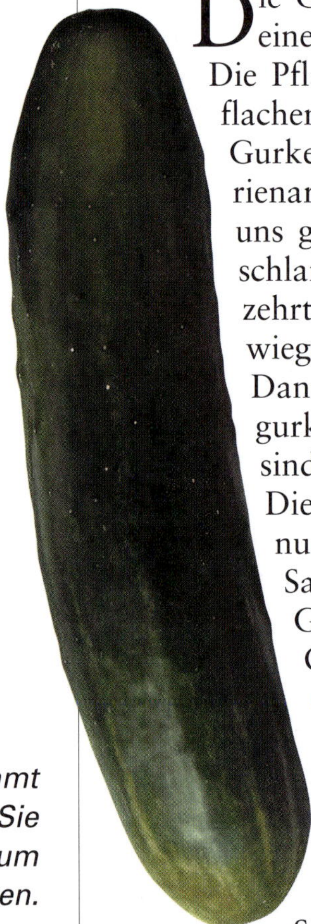

Salatgurken bekommt man das ganze Jahr. Sie eignen sich auch zum Schmoren.

Die Gurke ist ein Kürbisgewächs, das von einer ostindischen Wildform abstammt. Die Pflanze hat fleischige Beerenfrüchte mit flachen, eiförmigen Samen – das sind die Gurken. Sie enthalten viel Wasser, sind kalorienarm und schmecken roh sehr gut. Bei uns gibt es verschiedene Sorten: die lange schlanke Salatgurke (wird meist roh verzehrt), die frostempfindlich ist und überwiegend im Gewächshaus angebaut wird. Dann gibt es die kürzeren dicken Gemüsegurken, die roh manchmal leicht bitter sind, gekocht aber köstlich schmecken. Die kleine dicke Einlegegurke wächst fast nur im Freiland. Sie wird in Essig oder Salzwasser eingelegt und kommt als Gewürzgurke, Salzgurke, Senfgurke, Cornichon und Delikatessgurke in Gläsern in den Handel.

Einkauf:

Heimische Gurken gibt es von März bis Dezember, den Rest des Jahres bekommt man Importware. Achten Sie bei Salatgurken auf eine glänzende und glatte Schale. Gurken sollten sich nicht stark biegen lassen.

Lagerung:

Frische Gurken halten sich im Gemüsefach im Kühlschrank etwa zwei bis drei Wochen.

Inhaltsstoffe / Wirkstoffe:

Gurken bestehen zu fast 97 % aus Wasser; dadurch gelangen sie besonders schnell in den Darm, und von dort werden die meisten Nährstoffe in den Körper transportiert. Gurken sind sehr kalorienarm (nur 14 kcal in 100 g), was sie zu einem beliebten Gemüse beim Abnehmen macht.

Gurken enthalten Vitamin E (überwiegend in der Schale), das Fett, andere Vitamine, Hormone und Enzyme vor freien Radikalen schützt. Es kann die krebserregende Wirkung von Schadstoffen begrenzen.

Außerdem versorgen Gurken uns mit viel Vitamin K. Dies fördert die Blutgerinnung und ist unter anderem am ständigen Auf- und Umbau der Knochen beteiligt. Gurken enthalten auch Mineralstoffe: Kalzium verleiht Knochen und Zähnen Festigkeit und Stabilität. Zink spielt eine Rolle bei der Zellteilung und soll ebenfalls freien Radikalen entgegenwirken. Mangan wird für die Bildung von Bindegewebe und Harnstoff benötigt.

Gurken wirken nicht nur innerlich, sondern auch äußerlich als Schönmacher. Gurkenscheiben als Gesichtsmaske oder auf die Augen gelegt beruhigen und entschwellen.

Gurken enthalten das Enzym Erepsin, das Eiweiß spaltet und darmreinigend wirkt. Gurkensaft hilft bei geschwollenen Händen und Füßen.

Gurken in der Küche:

Salatgurken schmecken roh und müssen nur gewaschen und nach Rezept zerkleinert werden. Das Stielende schmeckt manchmal bitter und sollte nicht verwendet werden. Gurken ziehen sehr schnell Wasser, also Gurkensalat nicht zu lange stehen lassen. Besonders gut schmecken Schmorgurken, wobei sich hier die kürzeren dicken Gemüsegurken ebenso eignen wie Salatgurken. In manchen Rezepten werden die Kerne entfernt. Das ist reine Geschmackssache.

Tipp:

Gurken werden bei uns nicht behandelt, und da der Großteil der Mineralstoffe direkt unter der Schale sitzt, sollte man sie mit Schale essen.

Heilwirkung auf einen Blick:

- *Hilft beim Abnehmen*
- *Schützt vor freien Radikalen*
- *Begrenzt die Wirkung von Schadstoffen*
- *Gut für feste Knochen und Zähne*
- *Wichtig für Bindegewebe und Harnstoff*
- *Gut für die Haut – auch äußerlich angewendet*
- *Reinigt den Darm*

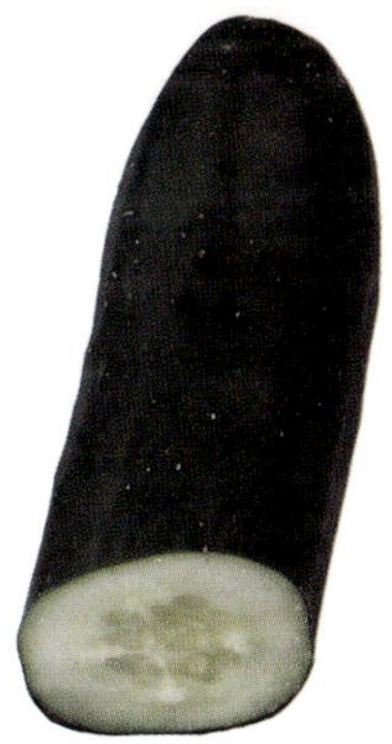

Gurkenscheiben – für den Salat oder die Gesichtsmaske?

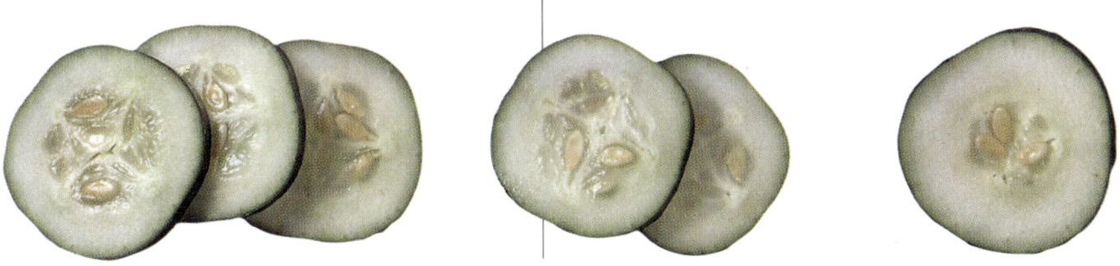

Kartoffel

Erst im 18. Jahrhundert wurde die Kartoffel in Deutschland zur Volksspeise.

Herkunft / Beschreibung / Geschichte:

Kartoffeln stammen ursprünglich aus Südamerika, wo sie schon vor 2000 Jahren gezüchtet wurden. Die Spanier entdeckten die Kartoffel 1537 und nahmen sie als Proviant für die Heimreise mit nach Spanien. Dort wurde sie erstmals auf europäischem Boden angebaut. 1588 kam sie nach Deutschland, wo sie zunächst als Zierpflanze und für Forschungszwecke interessant war. Erst in der zweiten Hälfte des 18. Jahrhunderts erkannte Friedrich der Große ihren Wert als Lebensmittel und sorgte dafür, dass sie großflächig angebaut wurde. So wurde die Kartoffel zur Volksspeise. Heute gibt es weltweit viele verschiedene Sorten. Von der Gesamtmenge der bei uns angebauten Kartoffeln kommt etwa ein Drittel als Speisekartoffeln in den Handel; der Großteil wird industriell weiterverarbeitet zu Stärke, Püree, Chips, Puffern, Pommes frites und vielen anderen Kartoffelerzeugnissen.

Speisekartoffeln werden – bezogen auf die Reifezeit – in sehr frühe, frühe, mittelfrühe, mittelspäte und späte Sorten eingeteilt. Je nach Sorte liegt die Reifezeit bei heimischen Kartoffeln zwischen Anfang Juni und Ende Oktober.

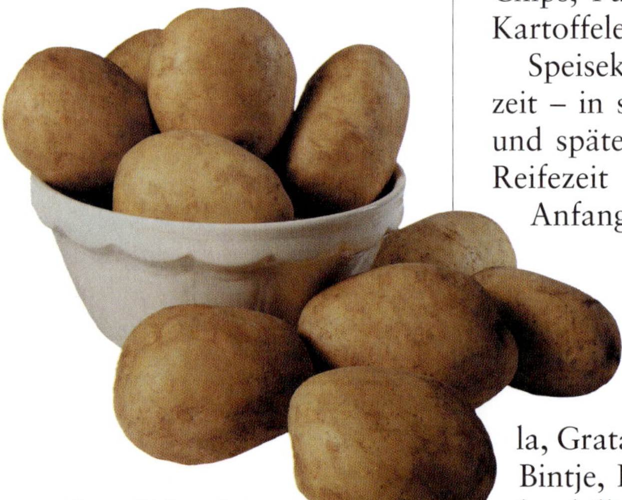

Kartoffeln nicht in Plastiktüten aufheben, sondern luftig lagern. Salz- oder Pellkartoffeln gehören nach wie vor zu den beliebtesten Beilagen.

Außerdem unterscheidet man Kartoffeln nach ihren Kocheigenschaften: Es gibt fest kochende (z. B. Bamberger Hörnchen, Hansa, Nicola, Sieglinde), vorwiegend fest kochende (z. B. Clivia, Granola, Grata, Hela) und mehlig kochende Sorten (z. B. Bintje, Irmgard, Matilda). Kartoffeln gehören zu den billigsten und vielseitigsten Nahrungsmitteln, die immer verfügbar sind und uns mit wertvollen Inhaltsstoffen versorgen.

Einkauf:

Keine unreifen, grünen oder bereits keimenden Kartoffeln nehmen, denn sie enthalten das Gift Solanin. Kleinere Kartoffeln sind oft weniger behandelt. Leider enthalten Kartoffeln häufig Nitrat, Kadmium und Blei. Daher sollte man Kartoffeln idealerweise direkt beim Biobauern oder im Bioladen kaufen. Kartoffeln sofort aus Plastiktüten herausnehmen und am besten in einem Korb luftig in der Speisekammer lagern.

Lagerung:

Frühe Sorten möglichst schnell essen, sie eignen sich gar nicht zum Lagern. Frühkartoffeln gelten zu Recht als Delikatesse (sie sind auch nicht gerade billig, aber wirklich köstlich) und sollten mit Schale gegessen werden. Mittelfrühe Sorten eignen sich zum Lagern im Keller. Mittelspäte bis späte Sorten sind ideal für die Vorratshaltung. Dabei nur unbeschädigte Kartoffeln ohne Druckstellen bei 3–6 °C in trockenen, dunklen, gut belüfteten Räumen einlagern. Wenn Sie keinen günstigen Ort zum Lagern haben, sollten Sie Kartoffeln lieber nur in kleinen Mengen einkaufen.

Grundsätzlich gilt: Je später im Jahr Kartoffeln geerntet werden, desto länger kann man sie lagern.

Inhaltsstoffe / Wirkstoffe:

Kartoffeln enthalten wertvolle Ballaststoffe (überwiegend in der Schale), die die Verdauung anregen. Kartoffeln bestehen zu 14 % aus Kohlenhydraten in Form von Stärke, enthalten viel Wasser und wenig Fett, was sie zu einem nahrhaften, aber kalorienarmen Gemüse macht.

Kartoffeln versorgen uns mit hochwertigem Eiweiß (2 %). Außerdem enthalten sie Kalium in hohen Mengen; Kalium wirkt entwässernd und ist wichtig für die Versorgung der Zellen. Man vermutet gar nicht, dass Kartoffeln auch reich an Vitamin C sind, aber 100 g Kartoffeln enthalten 20 Milligramm von diesem wertvollen Vitamin. Es schützt zahlreiche andere Vitamine vor der Zerstörung durch Sauerstoff und fördert die körpereigenen Abwehrkräfte; außerdem stimuliert es die Funktion von Bindegewebe, Knochen und Zähnen.

Vitamin B_6 hilft im Körper beim Umbau von Energiereserven und ist außerdem beteiligt an der Bildung von Gallensäure zur Fettverdauung. Es soll auch bei prämenstruellen

Rote Kartoffeln sehen besonders schön aus. Sie sollten sie gründlich waschen und gut bürsten, dann in der Schale garen.

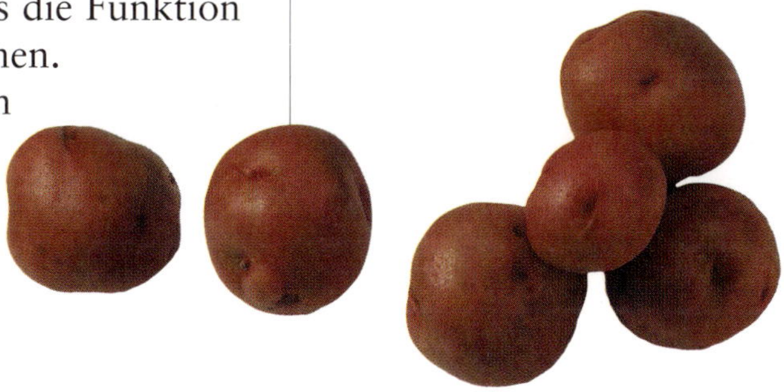

Heilwirkung auf einen Blick:

- *Fördern die Verdauung*
- *Stärken die körpereigenen Abwehrkräfte*
- *Gut für das Bindegewebe*
- *Wichtig für gesunde Knochen und Zähne*
- *Unterstützen die Fettverdauung*
- *Helfen bei Husten und Atembeschwerden*
- *Gut für die Körperzellen*
- *Stärken die Nerven*
- *Helfen bei Stress*
- *Helfen gegen Depression*

Achten Sie beim Einkauf auf die Kocheigenschaften der Kartoffeln.

Beschwerden, Hautkrankheiten, Husten, Atembeschwerden und Reisekrankheit helfen.

Niacin unterstützt den Stoffwechsel von Kohlenhydraten, Eiweiß und Fett und sorgt innerhalb der Körperzellen dafür, dass neue Zellen gebildet und geschädigte repariert werden. Kartoffeln enthalten Folsäure, die gut für die Nerven ist. Magnesium hilft dem gesamten Stoffwechsel und wirkt mit bei der Erregungsübertragung von Nerven auf Muskeln. Phosphor spielt eine wichtige Rolle bei der Energiegewinnung und -speicherung durch die Zellen. Es ist in Knochen und Zähnen enthalten und sorgt für deren Festigkeit.

Das Spurenelement Kupfer mobilisiert Eisen und ist notwendig für die Bildung der Myelinschicht, die die Nerven schützt. Möglicherweise wirkt Kupfer vorbeugend gegen Herz-Kreislauf-Erkrankungen.

Phenylalanine (Neurotransmitter) bewirken die Produktion von glücklich machendem Serotonin, das gegen Depressionen hilft und den Körper allgemein bei Stress unterstützt.

Kartoffeln in der Küche:

Kartoffeln gehören wohl zu den vielseitigsten Lebensmitteln überhaupt, und sie schmecken ganz einfach nur gekocht mit Butter oder raffiniert verarbeitet auf hunderterlei andere Weise. Für manche Rezepte ist es wichtig, dass Sie beim Einkauf auf die Kocheigenschaften achten, damit nichts schief geht: Fest kochende Sorten eignen sich besonders gut für Salate, Bratkartoffeln und Gratins, da sie nicht so leicht zerfallen. Vorwiegend fest kochende Kartoffeln sind ideal als Salz-, Pell- oder Bratkartoffeln sowie als Beilage zu Gerichten mit Sauce. Mehlig kochende Sorten hingegen enthalten viel Stärke und eignen sich daher gut für die Zubereitung von Püree oder Klößen.

Kartoffeln müssen immer gegart werden, da Kartoffelstärke roh schlecht verdaulich ist. Für die bestmögliche Nutzung der wertvollen Vitamine und Mineralstoffe ist es am besten, Kartoffeln unzerkleinert in der Schale in wenig Wasser zu garen. Gekochte Kartoffeln möglichst nicht lange warm halten, auch hierbei gehen kostbare Nährstoffe verloren. Die Schale enthält wertvolle Ballaststoffe und kann bei jungen Kartoffeln – und wenn sie gründlich gebürstet und gewaschen wurden – mitgegessen werden. Beim Garen ohne Schale verlieren Kartoffeln doppelt so viel Vitamin C und viermal so viel Vitamin B_1.

Kartoffeln eignen sich für Salate, Suppen, Eintöpfe, Aufläufe, Gratins, für Püree, Puffer, Pommes, Gnocchi und Klöße. Sogar in Brotteigen werden Kartoffeln verwendet, weil das Brot dann länger frisch bleibt.

Tipp:
Kartoffeln mit Ei zusammen ergeben eine Eiweißkombination, die noch hochwertiger ist als das Eiweiß aus Milch oder Rindfleisch. Versuchen Sie Bauernfrühstück, eine gute Resteverwertung für Kartoffeln vom Vortag: Braten Sie durchwachsenen Speck und Zwiebel an, geben gegarte zerkleinerte Kartoffeln dazu und begießen das Ganze mit verquirltem Ei. Mit Salz und Pfeffer würzen, Schnittlauch darüber streuen, fertig.

Kartoffelschalen enthalten besonders viele Nährstoffe.

Kartoffel ist nicht gleich Kartoffel (von oben im Uhrzeigersinn): Hansa, Süßkartoffel und Bamberger Hörnchen unterscheiden sich im Aussehen, bei den Kocheigenschaften und im Geschmack ganz erheblich.

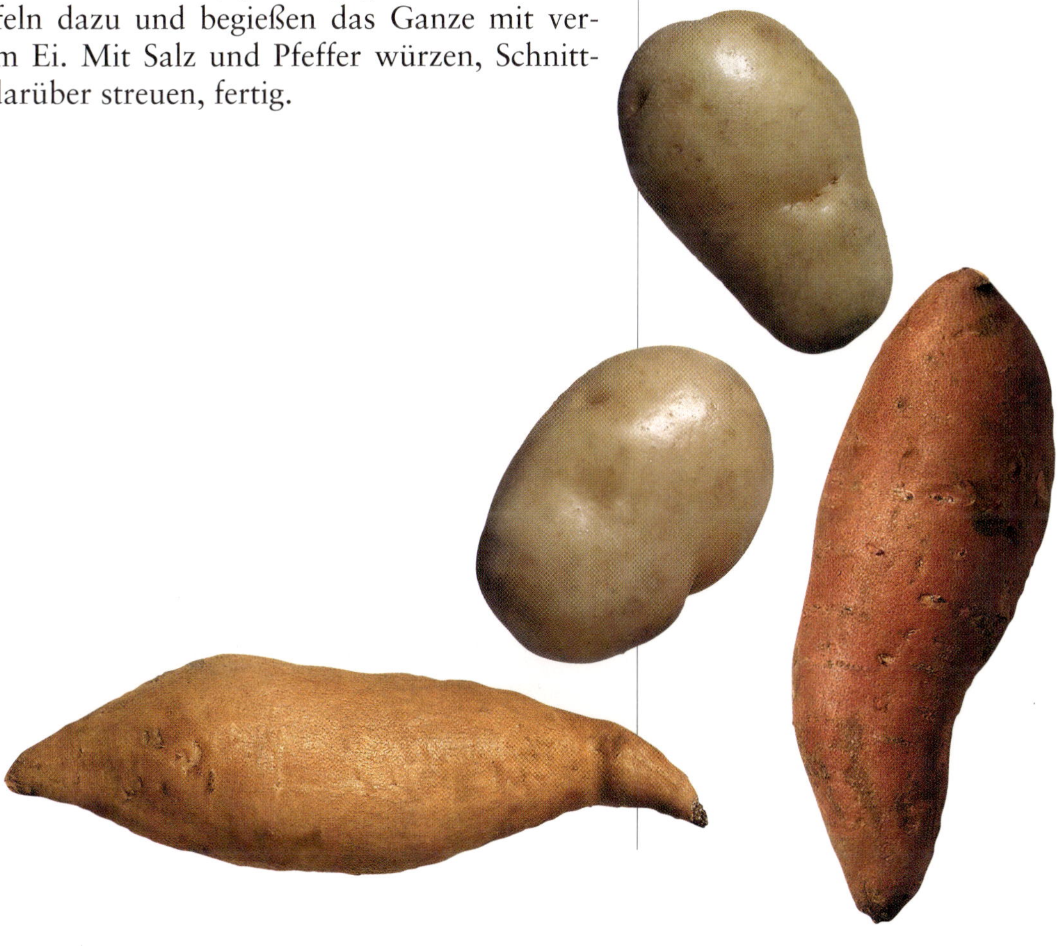

Keimlinge

(Sprossengemüse, Sprossen)

Keimlinge werden aus den Samen verschiedener Pflanzen gezüchtet.

Herkunft / Beschreibung / Geschichte:

Hierbei handelt es sich um ganz besonders gesunde Jungpflänzchen, die aus den Samen von Getreide, Hülsenfrüchten und anderen Pflanzen gezüchtet werden. Zu den Getreidesamen gehören Weizen, Roggen, Gerste, Hafer, Reis, Mais und Hirse. Aus folgenden Hülsenfrüchten lassen sich Sprossen ziehen: Adzukibohne, Mungobohne, Sojabohne, Linse, Erbse, Kichererbse, Alfalfa, Bockshornklee. Verbreitet und beliebt sind auch Keimlinge aus Senf-, Rettich-, Gartenkresse-, Lein- und Sesamsamen.

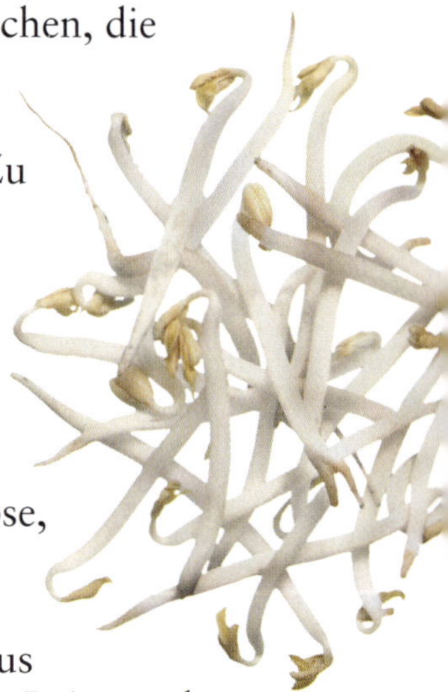

In China wurden Sprossen schon vor 5000 Jahren als Nahrungsmittel sehr geschätzt, vor allem die Keimlinge der Sojabohne. Auch die Inka und Azteken kannten die Zucht von Keimlingen. Die bei uns am meisten verbreiteten Keimlinge sind Alfalfa, Erbse, Gartenkresse, Kichererbse, Linse, Mungobohne, Rettich und Senf. Die Geschmackspalette reicht von süßlich (Erbse) über nussig (Alfalfa, Kichererbse und Linse) zu pikant und scharf würzig (Rettich und Senf).

Die Sprossen der Mungobohnen wurden bei uns durch die chinesische Küche bekannt.

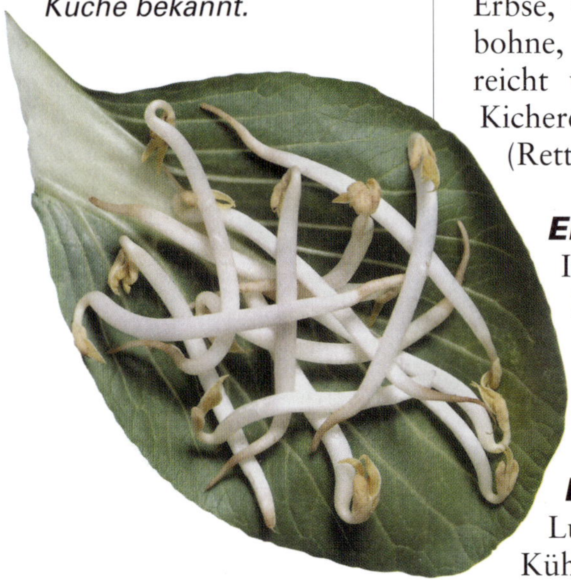

Einkauf:

Inzwischen bekommt man gemischte Keimlinge auch schon in vielen Supermärkten, meist in kleinen Plastikschalen. Achten Sie darauf, dass die Keimlinge nicht zerdrückt sind und knackig aussehen.

Lagerung:

Luftdicht verpackt halten sich Keimlinge im Kühlschrank bis zu drei Tage.

Inhaltsstoffe / Wirkstoffe:

Während des Keimprozesses erhöht sich die Konzentration der Inhaltsstoffe; dadurch steigt auch der Nährwert. Keimlinge enthalten hochwertiges Eiweiß. Sie versorgen uns mit Vitamin C, das wie ein Polizist in unserem Körper andere Vitamine vor der Zerstörung durch Sauerstoff beschützt. Außerdem mobilisiert Vitamin C die körpereigenen Abwehrkräfte. Es stabilisiert die Gefäße und verbessert die Aufnahme und Verwertung von Eisen.

Folsäure ist beteiligt an der Zellbildung und Zellteilung und unterstützt die roten Blutkörperchen.

Vitamin B_1 gilt als das Nervenvitamin, weil es unter anderem dem Nervensystem hilft, sich nach großen Belastungen zu regenerieren. Außerdem spielt es eine Rolle bei der Fruchtbarkeit und Stillfähigkeit. Das Vitamin B_2 unterstützt Heilungsprozesse der Haut und ergänzt die Wirkung von Vitamin B_6, welches beim Umbau von Energiereserven im Körper hilft.

Niacin ist Bestandteil vieler Enzyme, die Energiegewinnung und Energiebereitstellung steuern. Außerdem sichert es die Funktionsfähigkeit von Nervensystem und Magen-Darm-Trakt. Biotin benötigt der Körper für die Umwandlung von Nahrungsenergie in Körperenergie.

Außerdem versorgen Keimlinge unseren Körper mit Eisen (wichtig fürs Blut), Kalium (senkt den Blutdruck), Kalzium (wichtig für gesunde Knochen und Zähne), Magnesium (aktiviert Enzyme im Körper) und Zink (hilft bei der Zellteilung). Keimlinge enthalten mehr Ballaststoffe, aber weniger Kalorien als viele frische Gemüsesorten.

Keimlinge von Gartenkresse und Rettich enthalten ätherische Senföle und Bitterstoffe; sie haben antibiotische und leicht harntreibende Wirkung; Keimlinge der Senfpflanze haben antibiotische und verdauungsfördernde Wirkung.

Keimlinge in der Küche:

Nur einige Sorten eignen sich zum Rohverzehr: Dazu gehören Keimlinge von Alfalfa, Linsen und Mungobohnen, Gartenkresse, Rettich und Senf.

Heilwirkung auf einen Blick:

- *Mobilisieren die körpereigenen Abwehrkräfte*
- *Gut fürs Blut*
- *Wichtig für gesunde Zellen*
- *Gut für die Nerven*
- *Wirken blutdrucksenkend*
- *Stärken Knochen und Zähne*
- *Wirken antibiotisch, harntreibend und verdauungsfördernd*

Keimlinge enthalten viele Ballaststoffe, sind dabei aber kalorienarm.

Erbsen-, Kichererbsen- und Sojabohnensprossen müssen blanchiert werden, da sie roh giftig sind. Keimlinge immer verlesen und gründlich waschen.

Extra: Keimlinge selbst ziehen

Das geht am besten in speziellen Keimgeräten oder Einweckgläsern. Gefäße mit heißem Wasser reinigen. Sie sollten am besten Samen aus biologischem Landbau kaufen, die man im Bioladen oder Reformhaus bekommt. Kaufen Sie Samen nicht in Samenfachgeschäften, sie sind oft stark behandelt.

Samen waschen und über Nacht in lauwarmem Wasser einweichen. Am nächsten Tag nicht gequollene Samen aussortieren. Samen kalt abspülen und in das Keimgerät oder Einweckglas geben. Das Einweckglas mit einem Mulltuch zudecken und dieses mit einem Gummiring befestigen. Gefäß an einen dunklen Ort stellen. Sobald man die Keimlinge sieht, kommt der Behälter ins Helle, aber nicht in die pralle Sonne. Keimlinge zweimal täglich mit lauwarmem Wasser spülen. Die Temperatur sollte etwa 20 °C betragen. Je nach Sorte sind die Keimlinge nach 2–6 Tagen fertig zum Ernten. Kurz abwaschen oder in kochendes Wasser tauchen.

Wer Keimlinge selbst ziehen will, sollte die Samen im Bioladen oder Reformhaus kaufen.

Keimlinge der Gartenkresse schmecken roh im Salat oder auf dem Butterbrot.

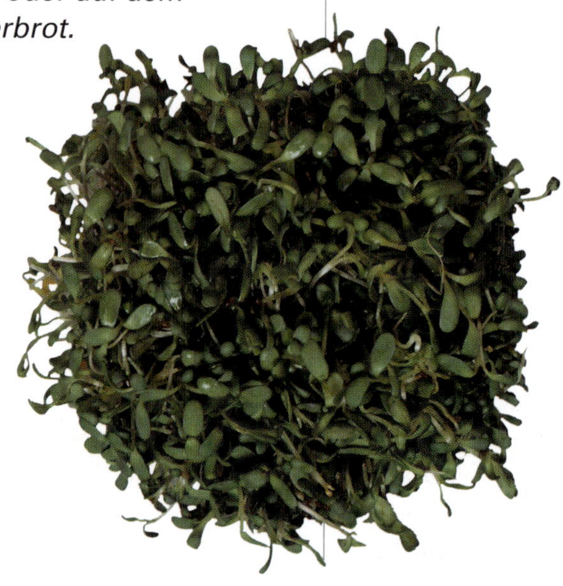

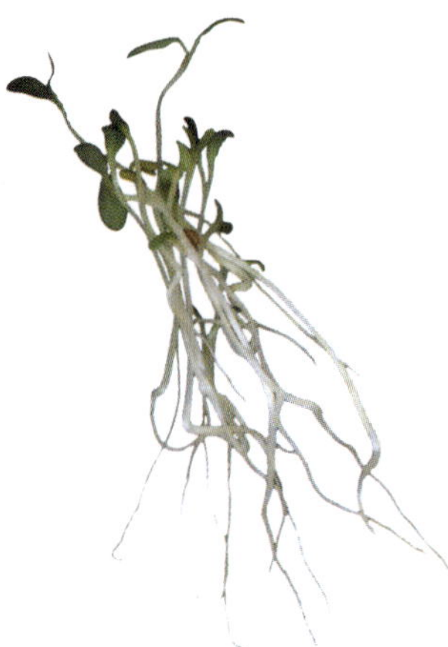

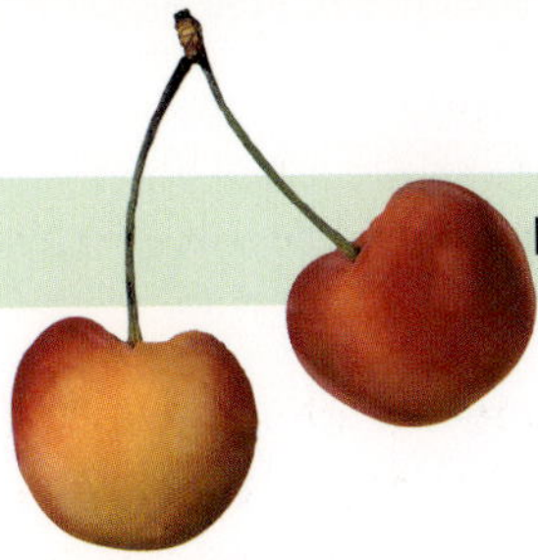

Kirsche

Herkunft / Beschreibung / Geschichte:

Der Kirschbaum ist ein Steinobstgehölz aus der Gattung der Rosengewächse Prunus. Kirschen werden frisch verzehrt oder zu Konfitüre, Saft, Gelee und Kirschwasser verarbeitet. Es gibt rund 500 Sorten Süßkirschen und 250 Sorten Sauerkirschen. Süßkirschen werden wiederum in Herzkirschen (rot bis schwarz, weich und saftig) und Knorpelkirschen (heller, festfleischig) eingeteilt. Sie eignen sich für den Rohverzehr, während Sauerkirschen wie z. B. Schattenmorellen eher zum Kochen, Backen, Einmachen oder zur Herstellung von Marmelade und Saft verwendet werden. Ursprünglich stammt die Kirsche wohl aus Vorderasien und Südosteuropa, aber inzwischen wird sie weltweit angebaut.

Einkauf:

Heimische Süß- und Sauerkirschen reifen zwischen Juni und August und kommen sofort nach der Ernte in den Handel. Kaufen Sie direkt beim Obstbauern, wenn Sie jemanden in der Umgebung wissen. Ansonsten empfehlen wir heimische Ware, die in der Regel weniger stark mit Chemikalien behandelt wird als Importware. Am gesündesten (aber auch am teuersten) sind natürlich Kirschen aus biologischem Anbau. Achten Sie auf feste pralle Früchte ohne Flecken.

Lagerung:

Kirschen sind nicht lagerfähig und sollten am besten sofort gegessen oder verarbeitet werden.

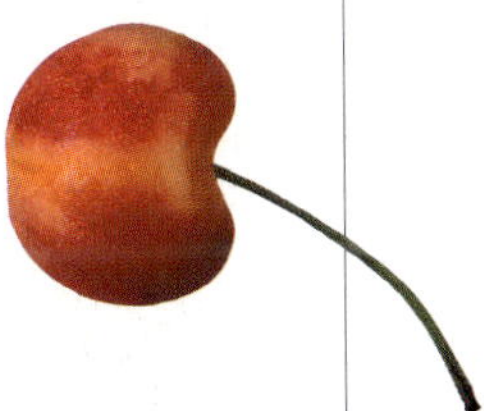

Inhaltsstoffe / Wirkstoffe:

Kirschen schmecken nicht nur ganz besonders fein, sie versorgen uns auch mit vielen gesunden Stoffen. Vitamin C unterstützt das Immunsystem und verhindert Infektionen. Das Vitamin Folsäure ist wichtig für Gehirn, Nerven, Blut und Wachstum. Der Mineralstoff Kalzium spielt eine wichtige Rolle bei

Heilwirkung auf einen Blick:

- *Gut fürs Immunsystem*
- *Wichtig für starke Knochen und gesunde Zähne*
- *Vorbeugend gegen Rheuma, Gicht und Arthritis*
- *Gut gegen Bluthochdruck*
- *Wirken krebsvorbeugend*
- *Wirken antioxidativ, antithrombotisch und entzündungshemmend.*

Achten Sie beim Einkauf auf feste Früchte ohne Flecken.

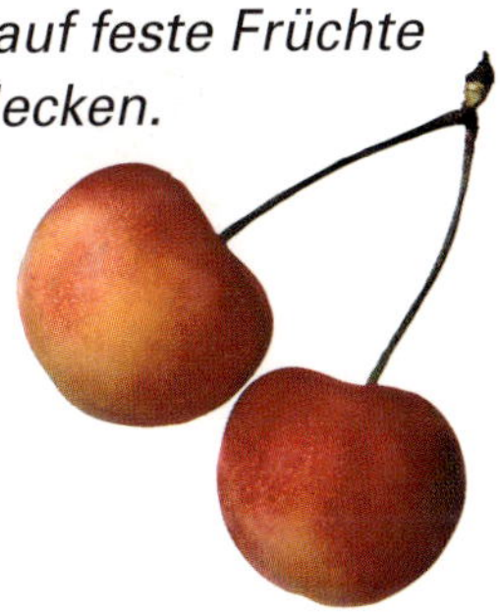

Kirschen helfen vorbeugend gegen Arthritis, Gicht und Rheuma.

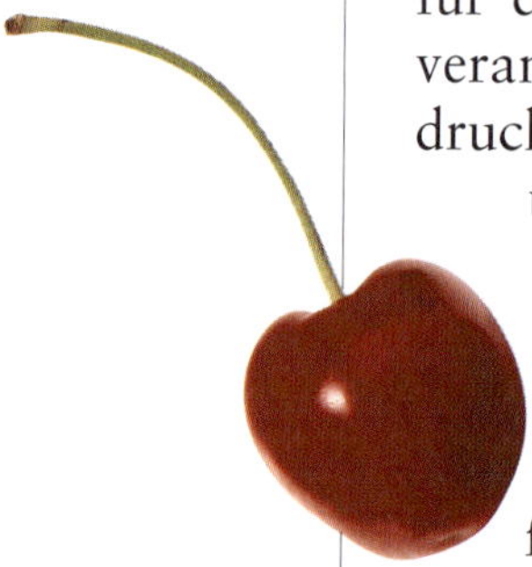

der Gesunderhaltung der Knochen und Zähne und der Funktion der Nerven. Damit beugen Kirschen Arthritis, Gicht und Rheuma vor. Magnesium ist an zahlreichen Stoffwechselprozessen im Körper beteiligt und soll gegen Bluthochdruck helfen. Kalium ist in allen Körperzellen enthalten und unter anderem für den Transport von Insulin in die Körperzellen verantwortlich, wodurch es auch hilft, den Blutdruck zu senken. Das Spurenelement Eisen ist gut für unser Blut und wird durch das Vitamin C besonders gut aufgenommen und verarbeitet.

Kirschen enthalten auch sekundäre Pflanzenstoffe aus den Gruppen Polyphenole und Flavonoide. Diese besitzen viele gesundheitsfördernde Wirkungsweisen, unter anderem helfen sie vorbeugend gegen Krebs; sie wirken antimikrobiell, antioxidativ, antithrombotisch, immunmodulierend, entzündungshemmend und blutdrucksenkend.

Kirschen in der Küche:

Kirschen sind sehr vielseitig verwendbar. Süßkirschen schmecken am besten roh einfach „pur“ oder mit Quark oder Jogurt. Sauerkirschen kann man zu köstlichem Kirschauflauf, Kirschknödeln, Strudel, Gelee, Kaltschale, Konfitüre oder Kompott verarbeiten. Am berühmtesten ist wohl die Schwarzwälder Kirschtorte. Auch Kirschbowle schmeckt fein.

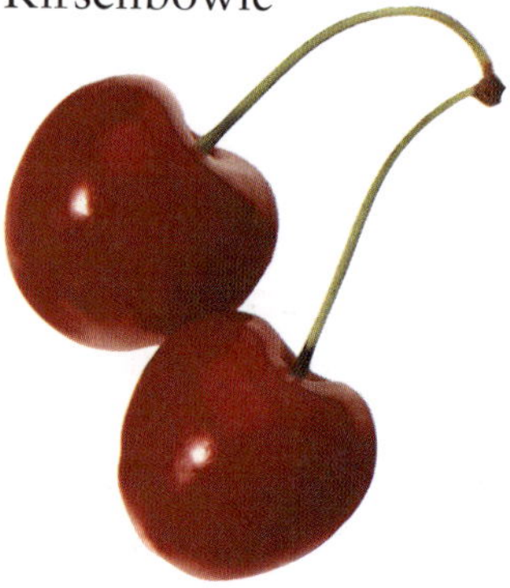

Herzkirschen sind besonders süß und aromatisch.

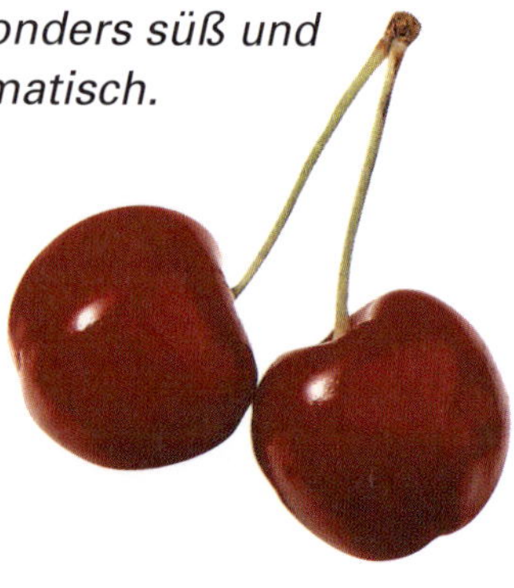

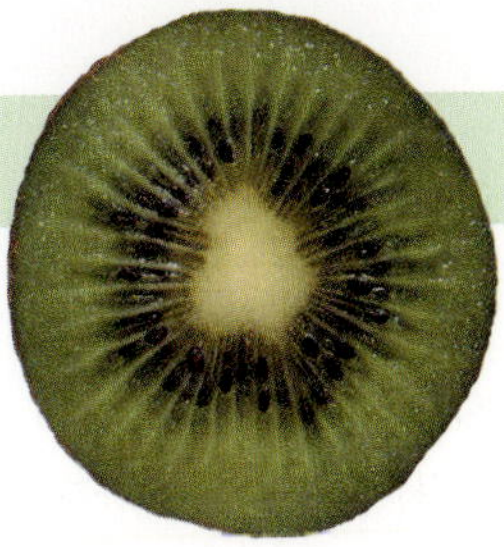

Kiwi

Herkunft / Beschreibung / Geschichte:

Die Kiwi ist die essbare Frucht des Chinesischen Strahlengriffels, einem Strauch, der bis zu 8 m hoch werden kann. Sie stammt ursprünglich aus China (wird auch manchmal chinesische Stachelbeere genannt). Anfang des 20. Jahrhunderts gelangte sie nach Neuseeland, wo sie ihren Namen bekam (der Nationalvogel Neuseelands heißt Kiwi). Heute werden Kiwis außerdem in Kalifornien und im Mittelmeerraum angebaut. Die äußerlich unscheinbaren Früchte mit der haarigen braunen Schale sind in den letzten 15 Jahren immer beliebter geworden. Das Fruchtfleisch ist grün und sehr saftig und enthält viele kleine schwarze Kerne. Kiwis schmecken säuerlich süß, manche Menschen sagen, der Geschmack erinnert sie an Erdbeere oder auch Melone. Kiwis schmecken wunderbar roh, werden aber auch zu Getränken und Konfitüren verarbeitet.

Einkauf:

Fassen Sie jede Kiwi an und nehmen Sie nur Früchte, die sich ein bisschen eindrücken lassen. Harte Früchte sind unreif und haben kaum Aroma, sehr weiche Früchte sind überreif. Inzwischen bekommt man oft mehrere Kiwis im Netz relativ preiswert im Supermarkt.

Lagerung:

Kiwis können – je nach Reifezustand – bis zu einer Woche bei Zimmertemperatur gelagert werden, wo sie problemlos nachreifen.

Inhaltsstoffe / Wirkstoffe:

Die Kiwi gehört zu den Spitzenreitern, was den Gehalt von Vitamin C angeht: bis zu 300 mg pro 100 g Frucht. Das bedeutet, dass eine einzige Kiwi fast den empfohlenen Tagesbedarf deckt. Wir alle wissen, dass Vitamin C die körpereigenen Abwehrkräfte und das Immunsystem stärkt, wodurch der Körper Erkältungskrankheiten besser abwehren kann. Aber

Heilwirkung auf einen Blick:

- *Stärken das Immunsystem*
- *Wehren Erkältungskrankheiten ab*
- *Gut für Bindegewebe, Knochen und Zähne*
- *Bekämpfen freie Radikale*
- *Gut für die Schilddrüse*
- *Wirken vorbeugend gegen Osteoporose*
- *Helfen bei Stress*
- *Wirken blutdrucksenkend*
- *Fördern die Verdauung*

Vitamin C tut noch viel mehr. Es sorgt für kräftiges Bindegewebe und gesunde Knochen und Zähne. Es hilft auch der Konzentrationsfähigkeit. Darüber hinaus schützt es andere Vitamine vor den Angriffen von freien Radikalen. Es stabilisiert die Gefäße, hilft bei der Wundheilung und verbessert die Aufnahme und Verwertung von Eisen. Zudem wirkt es mit beim Abbau von Cholesterin, und es verhindert die Bildung von krebserregenden Nitrosaminen.

Kiwis enthalten Magnesium, das unter anderem gut ist für die Knochen.

Vitamin K ist ebenfalls in großen Mengen enthalten (100 g Kiwi liefern fast ein Drittel vom empfohlenen Tagesbedarf); es fördert die Blutgerinnung und ist außerdem am ständigen Auf- und Umbau von Knochen beteiligt.

Ältere Menschen sollten öfters Kiwis essen, denn sie enthalten reichlich Magnesium; Magnesium ist wichtig für stabile Knochen und wirkt damit Osteoporose entgegen. Magnesium wirkt auch unterstützend bei Stress. Kalium regelt den Wasserhaushalt der Zellen und sorgt für die Entstehung von Nervenimpulsen und deren Übertragung innerhalb des Nervensystems an die Muskelfasern und das Herz. Es wirkt außerdem blutdrucksenkend.

Kiwis versorgen uns mit Chrom, das dem Hormon Insulin dabei hilft, den Blutzuckerspiegel zu senken. Außerdem ist Chrom wichtig für die Herstellung von körpereigenen Eiweißen und die Schilddrüse.

Kiwis sorgen für eine geregelte Verdauung.

Außerdem enthalten Kiwis das eiweißspaltende Enzym Actinidin, das die Verdauung fördert. Bei längerem Kontakt mit Milchprodukten bildet es allerdings Bitterstoffe. Daher sollten Sie Süßspeisen mit Quark oder Sahne besser mit anderen Früchten zubereiten bzw. falls Sie doch Kiwis verwenden, sollten Sie die Speise ganz schnell nach der Zubereitung essen.

Kiwis in der Küche:

Kiwis sind eine ideale Zwischenmahlzeit – egal, ob daheim, bei der Arbeit oder beim Sport. Sie brauchen nur ein Messer und einen Löffel. Halbieren Sie die reife Frucht und löffeln Sie das Fruchtfleisch heraus. Gesünder kann ein kleiner Snack kaum sein.

Kiwis schmecken auch im gemischten Obstsalat. Das attraktive Aussehen macht Kiwis zu einer beliebten Garnierung von Kuchen und Torten, aber auch Käseplatten. Außerdem eignen sich Kiwis zur Herstellung von Gelee und Kompott. Sie passen zu Eiscreme, Pudding und Käse.

Rezept: Kiwicreme

In diesem Rezept werden Kiwis mit Milchprodukten kombiniert. Der Trick ist, dass die Kiwis erhitzt werden, wodurch die eiweißspaltende Wirkung der Enzyme zerstört wird.

Zutaten für 4 Personen:
4 Kiwis
100 g Zucker
250 g Sahne
1/2 Päckchen Vanillezucker
250 g Frischkäse
100 g Jogurt

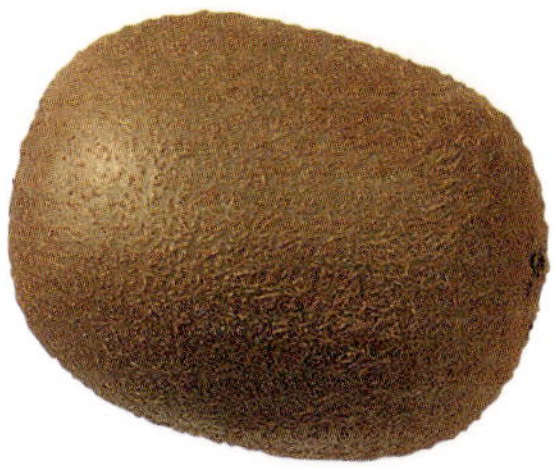

3 Kiwis schälen und klein schneiden. Mit 2/3 Zucker im Topf bei schwacher Hitze 5 Min. köcheln. Abkühlen lassen, mit dem Pürierstab pürieren. Im Kühlschrank kalt werden lassen.

Sahne mit Vanillezucker steif schlagen. Frischkäse und Jogurt mischen und mit dem restlichen Zucker cremig rühren. Kiwipüree untermischen. Geschlagene Sahne unterheben.

Übrige Kiwis schälen und in kleine Würfel schneiden. Creme auf vier Schälchen verteilen, mit den Kiwiwürfeln verzieren.

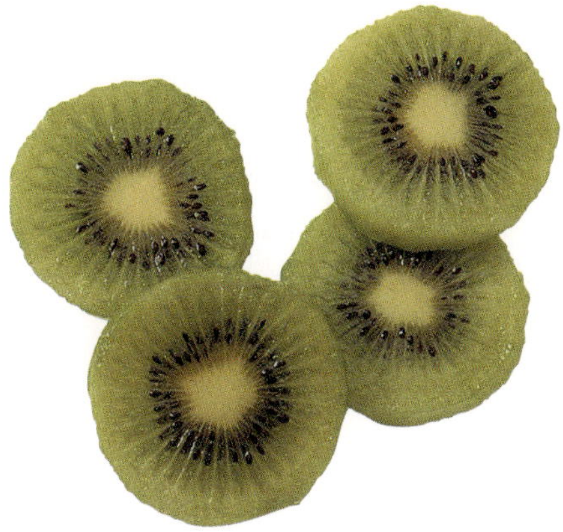

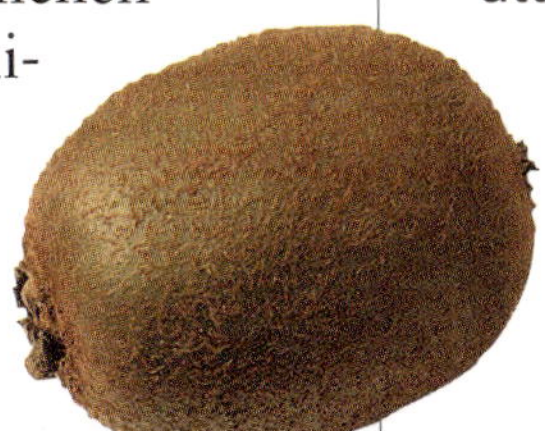

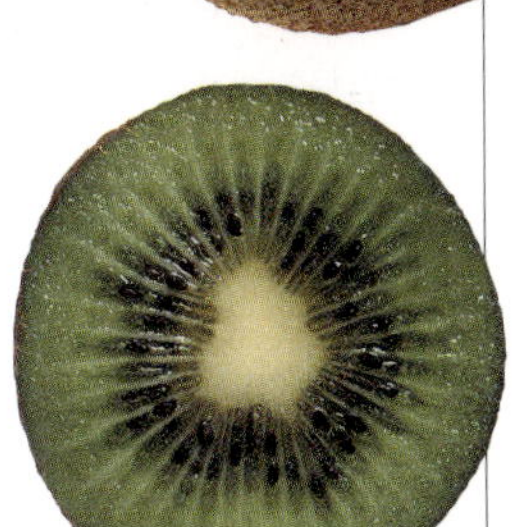

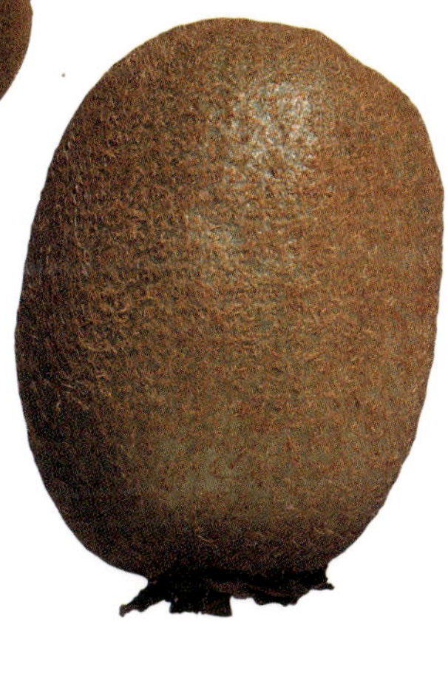

Man würde gar nicht vermuten, dass sich unter dieser unscheinbaren pelzigen Schale so eine attraktive, köstliche und gesunde Frucht verbirgt!

Knoblauch

Schon die alten Ägypter wussten um die vielseitigen Heilkräfte des Knoblauchs.

Herkunft / Beschreibung / Geschichte:

Der Knoblauch gehört zur Familie der Liliengewächse und war ursprünglich in Zentralasien beheimatet. Er wurde schon 2000 v. Chr. in Vorderasien und im Mittleren Orient angebaut. In einem Papyrus aus Ägypten, der etwa 1550 v. Chr. geschrieben wurde, finden sich 22 Rezepte mit Knoblauch gegen Beschwerden wie Kopfschmerzen, Herzprobleme und allgemeine körperliche Schwächezustände. In China und Japan empfehlen Ärzte seit Jahrhunderten Knoblauch gegen Bluthochdruck.

Vermutlich brachten die Römer den Knoblauch nach Mittel- und Nordeuropa.

Botanisch gehört Knoblauch zur Gattung Lauch. Seine „Zwiebel“ setzt sich aus vielen kleinen Brutzwiebeln zusammen – das sind die Knoblauchzehen. Knoblauch wird schon lange als Gewürz und in der Medizin verwendet. Bevor es Antibiotika gab, setzte man Knoblauch zur Behandlung von vielen Infektionskrankheiten ein, unter anderem bei Ruhr und Tuberkulose.

Erntefrischen Knoblauch bekommt man von Juni bis August.

Einkauf:

Bei uns gibt es überwiegend Knoblauch aus Italien und Frankreich. Achten Sie darauf, dass die Knolle sich fest anfühlt. Je praller die Knolle, umso frischer der Inhalt.

Lagerung:

Knoblauch lässt sich in der Speisekammer luftig problemlos einige Wochen lagern.

Inhaltsstoffe / Wirkstoffe:

Knoblauch gehört zu den wahren Wundermitteln aus der Natur-Apotheke. Er enthält schwefelhaltige Aromastoffe (Sulfide), unter anderem Allicin, das beim Zerkleinern der Zehen aus einem Stoff namens Alliin entsteht. Das Allicin bekämpft Bakterien, Viren und Pilze. Ein Milligramm Allicin hat die gleiche Wirkung wie zehn Mikrogramm Penicillin.

Knoblauch ist übrigens das einzige Antibiotikum, das die Darmflora nicht schädigt.

Die Sulfide sind außerdem für den unverwechselbaren Geruch des Knoblauchs verantwortlich. Ein Teil wird nach dem Verzehr über den Atem und die Haut wieder ausgeschieden, und dadurch kommt es zu dem – manchmal etwas unangenehmen – typischen Körpergeruch.

Die Schwefelverbindungen im Knoblauch senken den Cholesterinspiegel und hemmen die Verklumpung der Blutplättchen. Damit wirkt Knoblauch vorbeugend gegen Herz-Kreislauf-Erkrankungen. In Versuchen wurde auch festgestellt, dass Knoblauch blutdrucksenkend wirkt. Doch hierfür muss man regelmäßig Knoblauch essen. Der Gehalt an schwefelhaltigen Verbindungen schwankt leider stark je nach Sorte, Herkunftsland und Verarbeitung. Daher kann man keine Empfehlungen geben, wie viel Knoblauch man tatsächlich essen muss.

Allicin wirkt darüber hinaus antibakteriell, und daher hilft Knoblauch bei der Behandlung von Fieber, Erkältungskrankheiten und Husten.

Knoblauch wirkt verdauungsfördernd und hilft bei Blähungen. Er enthält neben den Sulfiden noch viele andere bioaktive Inhaltsstoffe aus den Gruppen der Saponine, Glucosinolate, Phenolsäuren, Flavonoide und Terpene, die antimikrobiell, entzündungshemmend, blutdrucksenkend und krebsvorbeugend wirken. Vor allem gegen Magen- und Dickdarmkrebs soll Knoblauch helfen. Darüber hinaus soll er Alterserscheinungen und Arterienverkalkung vorbeugen sowie viele Magen- und Darmbeschwerden lindern. Vitamin B_1 gilt als Nervenvitamin, Niacin hilft Körper und Geist, fit zu bleiben, Vitamin B_6 ist wichtig im Eiweißstoffwechsel und Folsäure hilft bei der Zellbildung und -teilung. Vitamin C beschützt zahlreiche andere Vitamine vor den Angriffen von freien Radikalen und stärkt außerdem das Immunsystem.

Heilwirkung auf einen Blick:

- *Gut für Magen und Darm*
- *Hilft gegen Arterienverkalkung*
- *Stärkt das Immunsystem*
- *Bekämpft Bakterien, Viren und Pilze*
- *Senkt den Cholesterinspiegel*
- *Wirkt blutdrucksenkend*
- *Hilft bei Erkältungserkrankungen*
- *Beugt vor gegen Krebs*
- *Wirkt antibakteriell, entzündungshemmend und antioxidativ*

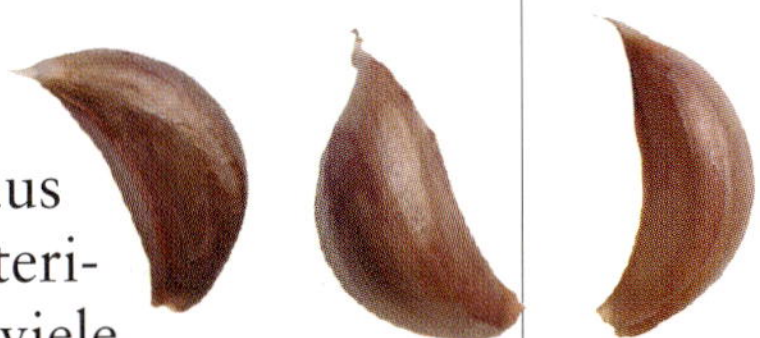

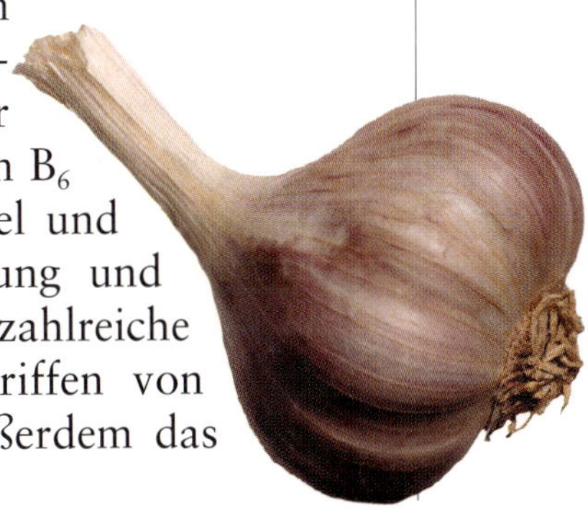

Der rosafarbene Knoblauch schmeckt etwas feiner.

Im rohen Zustand ist die Heilwirkung von Knoblauch am stärksten.

Knoblauch in der Küche:

Die Knoblauchzehen werden geschält und – je nach Rezept – geviertelt oder gestiftelt oder fein gehackt, durch die Presse gedrückt, mit Salz zerrieben oder mit der Gabel zerquetscht. Für die meisten Gerichte wird er in Öl angebraten, wobei man hier aufpassen muss, dass er nicht verbrennt.

Knoblauch ist köstlich auf Knoblauchbrot, als Knoblauchbutter, Knoblauchessig und -öl. Außerdem würzt er Fisch, Fleisch, Geflügel, Lamm und kaltes mariniertes Gemüse, Gemüsesuppen und -eintöpfe ganz wunderbar. Übrigens entfaltet Knoblauch im rohen Zustand seine Heilwirkung am besten, z. B. an Salatsaucen oder in der französischen Knoblauchmayonnaise Aioli, die zu Geflügel und Gemüse ganz hervorragend schmeckt.

Tipp:

Gegen den Knoblauchatem soll Rotwein helfen. Manche schwören auf Milch, Kaffee oder frische Petersilie. Da Knoblauchgeruch auch über die Haut ausgeschieden wird, kann man ohnehin nur einen Teil des Geruchs durch oben genannte Methoden verbergen.

Info:

Knoblauchpillen sind in ihrer Wirkung immer noch umstritten.

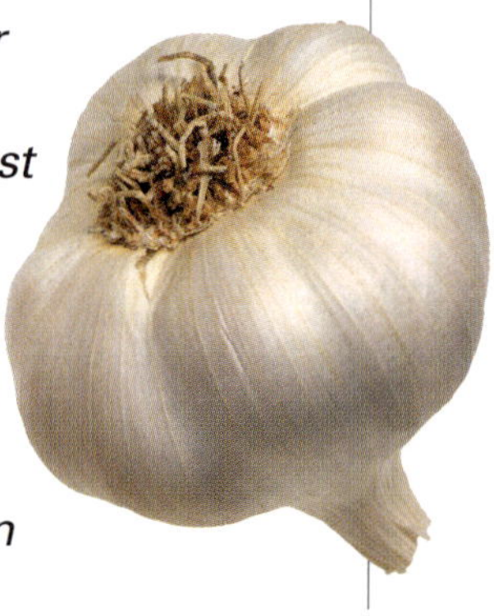

Getrockneter Knoblauch muss sich fest anfühlen, die dünne weiße oder rosafarbene Haut darf keine Flecken haben.

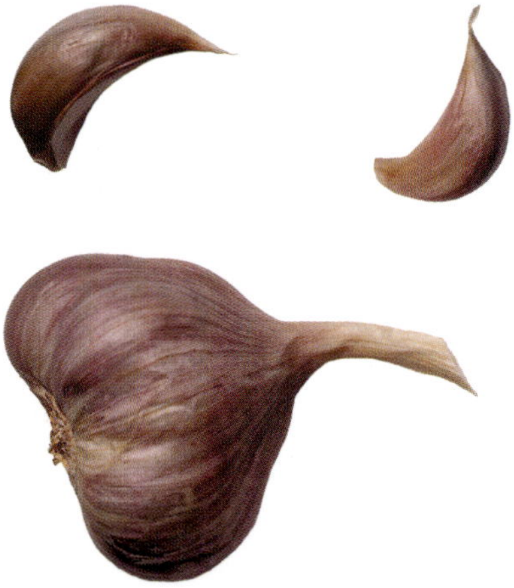

Kohl

Herkunft / Beschreibung / Geschichte:

Eine Großfamilie mit etwa 30 Arten. Kohl im engeren Sinn ist der Gemüsekohl, der einen kräftigen Stiel und dicke Blätter hat. Er ist eine alte Kulturpflanze mit zahlreichen Zuchtformen, von denen wir hier einige vorstellen wollen: Der Grünkohl (Blätterkohl) ist krausblättrig und wurde auf eine große Menge an Blättern gezüchtet, er bildet keinen Kopf. Bei Weiß- und Rotkohl schließen die Blätter sich zu einem Kopf zusammen (Kopfkohl). Der Spitzkohl ist eine Variante des Weißkohls. Kohlrabi, Blumenkohl und Broccoli gehören zu anderen Familien und werden extra vorgestellt. Außer über Grünkohl, Weißkohl und Rotkohl informieren wir Sie hier über Chinakohl.

Grünkohl

Der Grünkohl (Braunkohl) ist eine anspruchslose winterharte Sorte, die ursprünglich aus dem östlichen Mittelmeerraum stammt, heute aber in Norddeutschland und Nordwesteuropa populär ist. Grünkohl braucht Frost, um seinen typischen Geschmack zu entwickeln, denn dann wandelt sich seine Stärke in Zucker um.

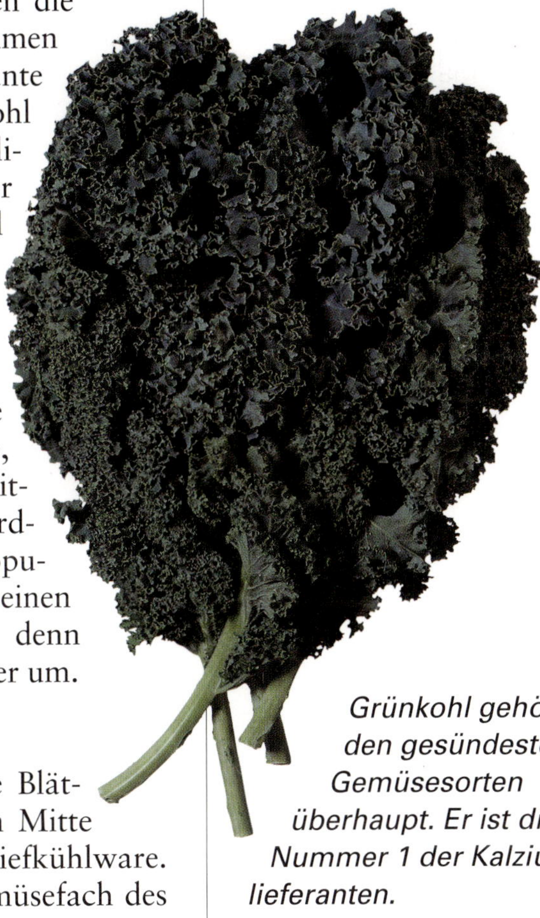

Grünkohl gehört zu den gesündesten Gemüsesorten überhaupt. Er ist die Nummer 1 der Kalziumlieferanten.

Einkauf und Lagerung:

Achten Sie auf dunkelgrüne, knackige Blätter. Saison für heimische Ware ist von Mitte Oktober bis März, ansonsten gibt es Tiefkühlware. Grünkohl hält sich einige Tage im Gemüsefach des Kühlschrankes.

Inhaltsstoffe / Wirkstoffe:

Von allen Kohlsorten hat Grünkohl den höchsten Gehalt an Eiweiß und Kohlenhydraten. Sein Kalziumgehalt steht an erster Stelle von allen Gemüsen. Kalzium ist gut für Knochen und Zähne und wirkt

Heilwirkung von Grünkohl auf einen Blick:

- *Gut für Knochen, Zähne und Haut*
- *Vorbeugend gegen Osteoporose*
- *Schützt vor freien Radikalen*
- *Senkt den Blutdruck*
- *Wirkt krebsvorbeugend*
- *Sorgt für eine gute Verdauung*
- *Gut für die Schleimhäute*

Heilwirkung von Weißkohl auf einen Blick:

- *Stärkt die Immunabwehr*
- *Vorbeugend gegen Krebs*
- *Hilft bei Stress*
- *Senkt den Blutdruck*
- *Hilft der Schilddrüsenfunktion*
- *Gut für die Verdauung*

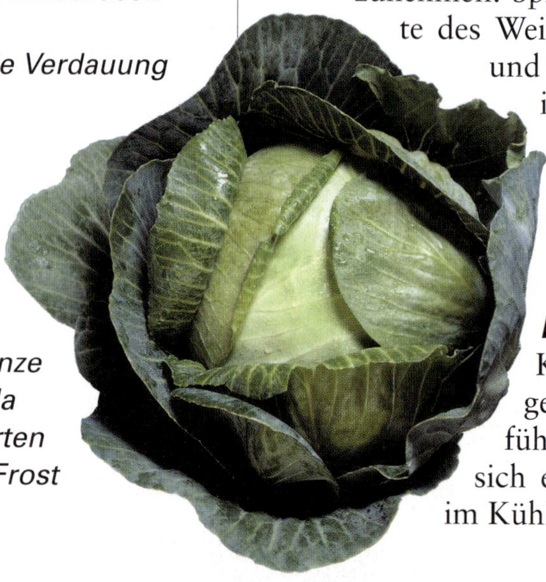

Weißkohl bekommt man das ganze Jahr über, da manche Sorten sogar dem Frost trotzen.

vorbeugend gegen Osteoporose. Mit seinem hohen Gehalt an Betacarotin steht Grünkohl nach Möhren an zweiter Stelle. Betacarotin bindet freie Radikale und schützt damit Körperzellen. Eisen ist wichtig für die roten Blutkörperchen, Kalium hilft bei hohem Blutdruck und wirkt wassertreibend. Grünkohl versorgt uns mit Magnesium, Mangan und Jod, außerdem mit reichlich B-Vitaminen, Vitamin K und C, das unser Immunsystem stärkt. Er enthält Glucosinolate, die krebsvorbeugend wirken. Vitamin E schützt vor freien Radikalen und hält die Haut jung. Ballaststoffe entgiften den Darm und sorgen für eine gesunde Verdauung. Folsäure hilft beim Eiweißstoffwechsel. Niacin kräftigt die Schleimhäute.

Grünkohl in der Küche:
Grünkohl gut waschen. Er wird gedünstet oder gekocht als Beilage gegessen, schmeckt auch in Eintöpfen. Die Kochzeit beträgt 40 bis 50 Minuten.

Weißkohl

Der Weißkohl (Weißkraut) hat grünlich weiße Blätter, die roh als Salat und zur Herstellung von Sauerkraut verwendet werden und gekocht als Gemüse. Angebaut wird Weißkohl überwiegend in Deutschland, Frankreich, Dänemark, den Niederlanden, Japan und China. Seine dicke Wurzel reicht tief in die Erde, um möglichst viele Nährstoffe aufzunehmen. Spitzkohl ist eine kleinere Variante des Weißkohls, er ist zarter, knackiger und leichter verdaulich. Weißkohl ist sehr kalorienarm (nur 25 kcal pro 100 g). Wirsing ist übrigens auch eine Variante und leicht erkennbar an den krausen Blättern.

Einkauf und Lagerung:
Kaufen Sie nur Köpfe, die geschlossen sind, sich fest anfühlen und glänzen. Weißkohl hält sich einige Wochen im Gemüsefach im Kühlschrank.

Inhaltsstoffe / Wirkstoffe:

Weißkohl enthält Vitamin K (wichtig für die Blutgerinnung) und Vitamin C (wirkt als Antioxidanz und stärkt die Immunabwehr). Vitamin E ist ebenfalls ein Antioxidanz, das gemeinsam mit Vitamin C freie Radikale abfängt und dadurch Körperzellen vor Schädigung bewahrt. Folsäure hilft bei Stress. Vitamin B_{12} aktiviert Folsäure.

Der Mineralstoff Kalium hat wichtige Funktionen im Wasserhaushalt, bei der Blutdruckregulierung und der gesunden Herzfunktion. Neben Kalzium, Magnesium, Eisen und Zink versorgt uns Grünkohl auch mit Mangan (Schilddrüse, Sexualleben, Pigmente in Haut und Haar) und Selen (Immunmineral in allen Körperzellen). Reichlich Ballaststoffe sorgen für eine gesunde Verdauung.

Der Kohl enthält wie alle Kreuzblütler Glucosinolate, und deren Abbauprodukte sind krebshemmend.

Kohlsaft hilft bei Magengeschwüren und Darmentzündungen. Roher Weißkohl soll bei Ekzemen, Bronchialkatarrh und Rheuma lindernd wirken.

Weißkohl in der Küche:

Faule Blätter abtrennen und Kohlkopf gut waschen, da Weißkohl und Wirsing oft stark behandelt werden. Dann nach Rezept zerkleinern. Schmeckt im deftigen Eintopf, als Beilage zu Fleisch und Geflügel, als Kohlsuppe oder im Strudel oder roh als Salat.

Info Sauerkraut

Für Sauerkraut wird fein gehobelter Weißkohl mithilfe der Milchsäuregärung konserviert. Dabei werden die Kohlenhydrate des Weißkohls in Milchsäure umgewandelt, und diese verleiht dem Gemüse den typischen Geschmack. Sauerkraut hat wenig Kalorien, aber viele Ballaststoffe, außerdem Vitamin K, B_6, C, Folsäure, Kalium und Kalzium. 150 g rohes Sauerkraut decken den halben Tagesbedarf an Vitamin C. Acetylcholin fördert die Konzentration und hilft dem Gehirn auf die Sprünge. Sauerkraut sorgt für eine geregelte Verdauung. Man nimmt an, dass Milchsäurebakterien bei der Vorbeugung gegen Krebs helfen. Man kann es roh oder gekocht essen, wobei beim Kochen viele Inhaltsstoffe verloren gehen.

Rotkohl

Der Rotkohl (auch Rotkraut, Blaukraut) wächst problemlos im Freiland. Es gibt Dauerrotkohl, der eingelagert werden kann, ansonsten gibt es Früh- und Herbstware. Somit bekommt man Rotkohl das ganze Jahr. Die Färbung entsteht durch den hohen Gehalt an Anthozyaninen. Rotkohl ist kalorienarm und ballaststoffreich.

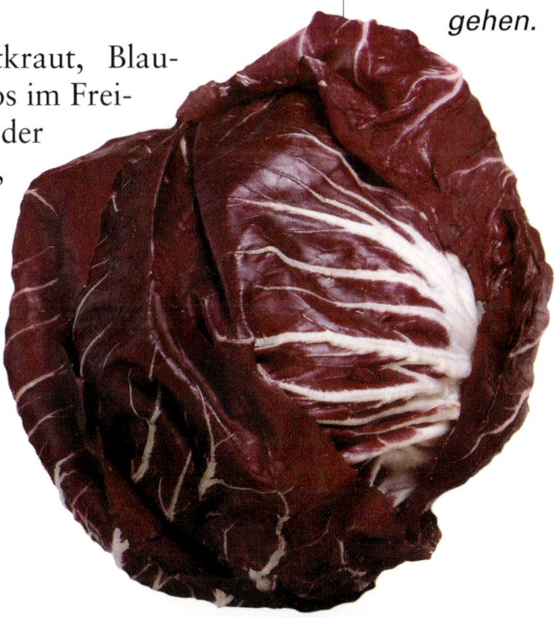

Heilwirkung von Rotkohl auf einen Blick:

- *Gut für Darm und die Verdauung*
- *Wirkt blutdrucksenkend*
- *Stärkt das Immunsystem*
- *Vorbeugend gegen Krebs*
- *Gut für die Nerven*
- *Hilft dem Gehirn*

Rotkohl enthält reichlich sekundäre Pflanzenstoffe, die vorbeugend wirken gegen Krebs.

Einkauf und Lagerung:

Rotkohl ist das ganze Jahr erhältlich, gehört aber zu den traditionellen Wintergemüsen. Nehmen Sie kleine geschlossene Köpfe. Rotkohl kann im Gemüsefach im Kühlschrank mehrere Wochen gelagert werden.

Inhaltsstoffe / Wirkstoffe:

Rotkohl enthält Ballaststoffe, die gut für die Darmschleimhäute sind, außerdem Vitamin C und K, Folsäure, Kalium, Kalzium und Magnesium. Damit ähnelt er in seiner Heilwirkung dem Weißkohl. Bemerkenswert ist die große Menge an dem Spurenelement Selen: Es wirkt blutdrucksenkend und entgiftend, versorgt die Muskeln mit Sauerstoff, hilft bei der Produktion von Antikörpern gegen Krankheitserreger und schützt außerdem die Thymusdrüse, die für Immunsystem und Jugendlichkeit wichtig ist. Außerdem enthält Rotkohl reichlich sekundäre Pflanzenstoffe (unter anderem Glucosinolate mit 67 mg pro 100 g essbarem Anteil), Polyphenole und Karotinoide. Diese wirken vorbeugend gegen Krebs.

Rotkohl in der Küche:

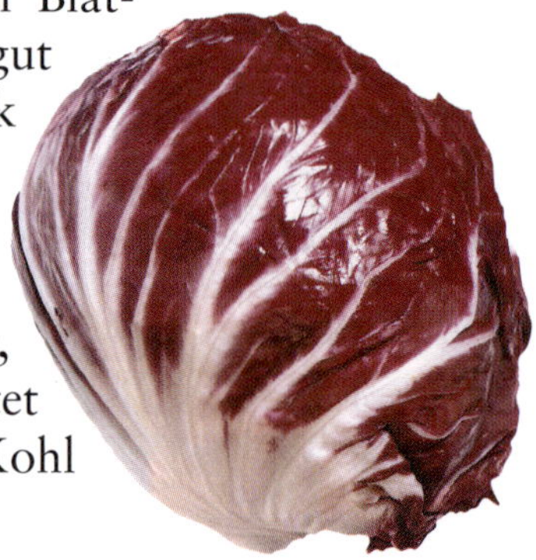

Rotkohl von den äußeren Blättern befreien. Kohl gut waschen, vierteln, Strunk herausschneiden und klein raspeln. Die Blätter in Streifen schneiden. Rotkohl isst man gekocht, geschmort oder gedünstet als Beilage zu Braten. Kohl höchstens eine Stunde garen. Kochflüssigkeit nicht weggießen, sie enthält unter anderem Selen. Trinken Sie die Kochflüssigkeit abgekühlt mit etwas Salz. Gegen Blähungen hilft Kümmel, den man beim Kochen zugibt. Rotkohl schmeckt auch fein geraspelt als Rohkost.

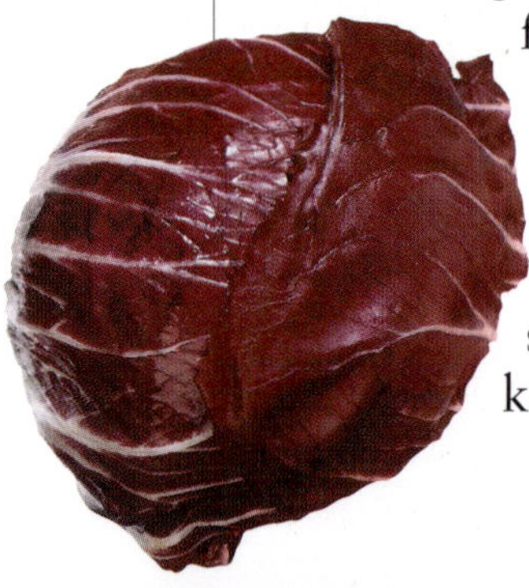

Chinakohl

Chinakohl (auch chinesischer Kohl, Japankohl, Pekingkohl) stammt ursprünglich aus Nordchina und kam Anfang des 20. Jahrhunderts als Salat- und Gemüsepflanze nach Europa. Heute wird er unter anderem in Deutschland, Österreich, Spanien, Italien und den Niederlanden angebaut. Der Chinakohl bildet einen langen, kegelig zugespitzten Kopf, seine Blätter sind relativ hell mit krausen Rändern. Chinakohl schmeckt mild, ist leicht verdaulich und bläht nicht, daher eignet er sich auch für Schon- und Krankenkost.

Einkauf und Lagerung:

Heimische Ware gibt es von August bis März. Die Blätter sollten knackig und frisch aussehen, der Kopf sollte sich fest anfühlen. Chinakohl hält sich einige Tage kühl gelagert.

Inhaltsstoffe / Wirkstoffe:

Chinakohl ist reich an Vitamin C und Folsäure. Er ist äußerst kalorienarm mit nur 12 kcal pro 100 g. Leider enthält er oft Nitrat und ist daher für Kinder nicht geeignet.

Chinakohl in der Küche:

Chinakohl hat eine sehr kurze Garzeit. Er schmeckt gedünstet als Gemüsebeilage, kurz gegart im chinesischen Gemüse, aber auch roh als Salat.

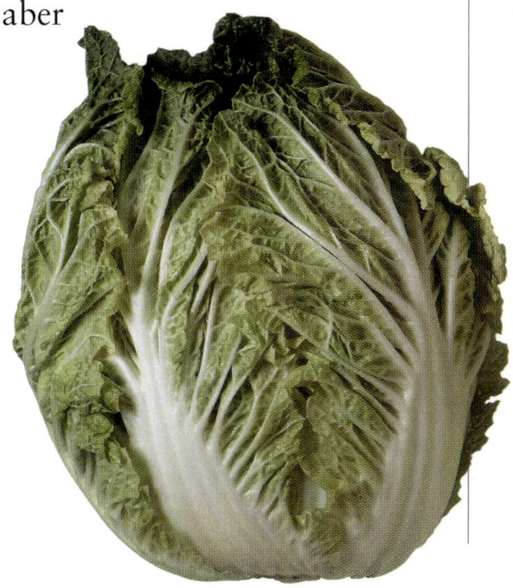

Heilwirkung von Chinakohl auf einen Blick:

- *Gut für die schlanke Linie*
- *Stärkt das Immunsystem*
- *Gut für die roten Blutkörperchen*

Chinakohl gehört zu den mild schmeckenden Kohlsorten: Er ist sehr gut verträglich.

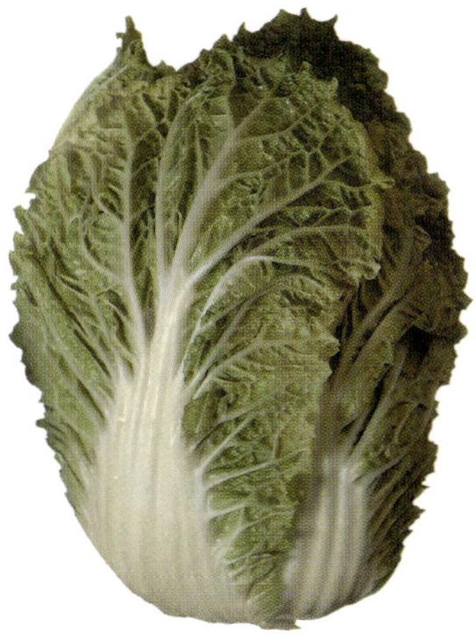

Kohlrabi

Herkunft / Beschreibung / Geschichte:

Kohlrabi ist eine Kulturform des Gemüsekohls mit fleischigen Knollen, die oberirdisch wachsen. Es gibt weißen und blauen Kohlrabi, wobei der blaue in der Regel etwas holziger ist, aber auch intensiver schmeckt. Der typische Geschmack kommt durch die enthaltenen Senföle.

Am feinsten schmecken die kleinen Kohlrabiknollen, die man im Frühling bekommt.

Einkauf:

Kohlrabi gibt es das ganze Jahr, er wird im Freiland und im Gewächshaus angebaut. Heimische Freilandware bekommen Sie zwischen Mai und September, wobei die kleinen Knollen im Frühling am allerfeinsten schmecken. Kaufen Sie immer möglichst kleine Knollen, sie sind weniger holzig.

Lagerung:

Kohlrabi lässt sich gut aufheben, am besten im Gemüsefach im Kühlschrank.

Kohlrabi ist reich an Vitamin C und arm an Kalorien – ideal für die Frühjahrskur!

Inhaltsstoffe / Wirkstoffe:

Kohlrabi enthält nur wenig Kalorien und eignet sich daher als Diätessen. Zudem versorgt er uns mit reichlich Vitamin C (63 mg pro 100 g). Vitamin C beschützt unseren Stoffwechsel und viele andere Vitamine und fördert die körpereigenen Abwehrkräfte. Es stimuliert die Bildung und Funktion von Bindegewebe, Knochen und Zähnen, stärkt die Gefäße und verbessert die Aufnahme und Verwertung von Eisen.

Vitamin B_6 hilft beim Umbau von Energiereserven in Zucker und bei der Fettverdauung. Biotin benötigt unser Körper bei der Umwandlung von Nahrungs- in Körperenergie.

Niacin ist Bestandteil vieler Enzyme, die für die Energiegewinnung und Energiebereitstellung verantwortlich sind. Innerhalb der Körperzellen sorgt Niacin für den Aufbau neuer Zellen und die Reparatur geschädigter Zellen. Es sichert die Funktionsfähigkeit von Nervensystem und Magen-Darm-

Trakt. Es soll auch bei Kopfschmerzen, Schlafstörungen und Durchblutungsstörungen helfen.

Pantothensäure spielt eine Rolle im Stoffwechsel von Fetten, Kohlenhydraten und Eiweiß. Außerdem ist es an Entgiftungsprozessen im Körper beteiligt.

Folsäure wirkt bei der Zellbildung und Zellteilung mit. Kalium wirkt auf natürliche Weise entwässernd und blutdrucksenkend. Kalzium ist wichtig für starke und gesunde Knochen und Zähne. Magnesium unterstützt die Muskeltätigkeit und Herzfunktion in unserem Körper. Eisen wird benötigt für die Bildung der roten Blutkörperchen und die Sauerstoffversorgung der Zellen.

Mangan hilft bei der Bildung von Bindegewebe und Harnstoff, außerdem soll es gut für die Stimmung sein und bei Stress helfen. Selen (in Kombination mit Vitamin-E-haltigem Öl) schützt die Blutfette vor freien Radikalen und beugt Arteriosklerose vor; es hilft auch zu verhindern, dass Schwermetalle in den Körper gelangen.

Kohlrabi enthält reichlich Glucosinolate, deren enzymatischen Abbauprodukte (unter anderem Senföl) krebsvorbeugend und antimikrobiell wirken. Außerdem senken sie den Cholesterinspiegel.

Heilwirkung auf einen Blick:

- *Gut beim Abnehmen*
- *Stärkt das Immunsystem*
- *Für schönes Haar, Haut, und Fingernägel*
- *Hilft bei Kopfschmerzen und Schlafstörungen*
- *Wirkt entgiftend*
- *Gut für Knochen und Zähne*
- *Senkt den Blutdruck und den Cholesterinspiegel*
- *Wirkt krebsvorbeugend und antimikrobiell*

Kohlrabi in der Küche:

Kohlrabi schälen und holziges Fruchtfleisch abschneiden. (Falls Stängel und Blättchen noch dran sind, diese klein hacken, die Blättchen kann man über das fertige Gericht streuen, die Stängel mitdünsten.) Dann nach Rezept in Scheiben oder Stifte schneiden. Kohlrabi schmecken als Rohkost, aber auch gedünstet oder gekocht als Gemüsebeilage. Die Garzeit beträgt 15–20 Minuten. Gefüllte Kohlrabi sind sehr schmackhaft.

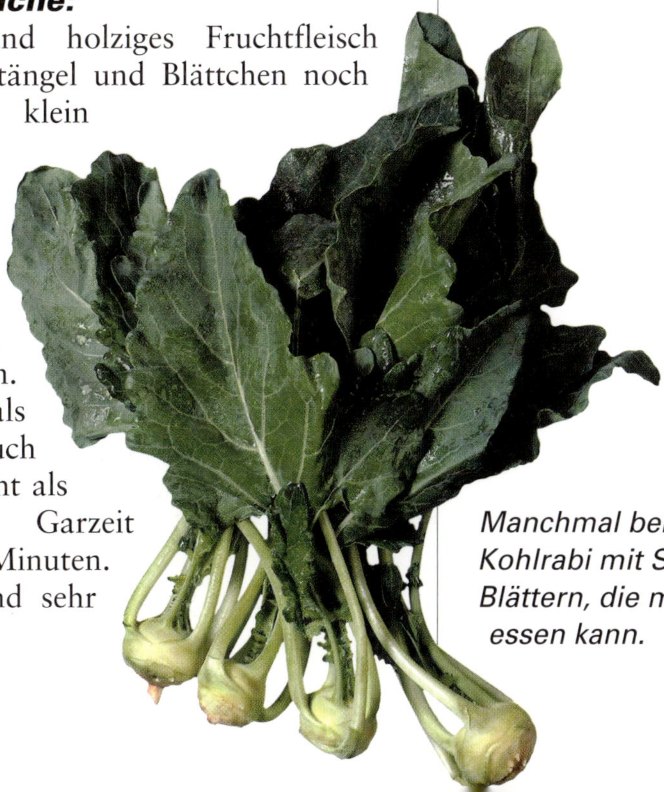

Manchmal bekommt man Kohlrabi mit Stängeln und Blättern, die man ebenfalls essen kann.

Küchenkräuter

Herkunft / Beschreibung / Geschichte:

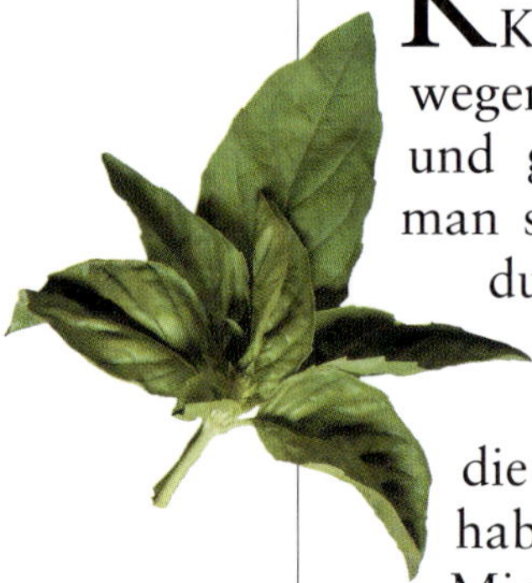

Kräuter bereichern seit Jahrtausenden alle Küchen dieser Welt, und viele werden auch wegen ihrer Heilwirkung schon lange kultiviert und geschätzt. Die meisten Kräuter verwendet man sofort nach dem Pflücken, oder sie werden durch Tiefgefrieren oder Trocknen haltbar gemacht.

Am besten schmecken frische Kräuter, die auch die meisten wertvollen Inhaltsstoffe haben. Küchenkräuter liefern viele Vitamine, Mineralstoffe und sekundäre Pflanzenstoffe. Duft und Geschmack kommen durch die ätherischen Öle.

Hier eine Auswahl an beliebten Kräutern:

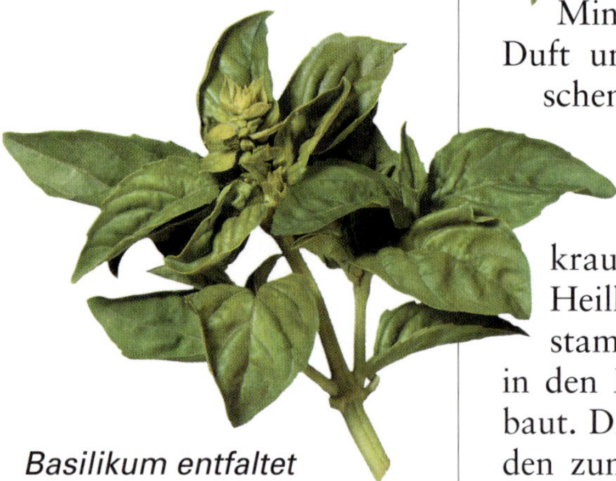

Basilikum entfaltet sein mediterranes Aroma am besten in Kombination mit Tomaten.

Basilikum ist ein einjähriges Gewürzkraut, das bereits in der Antike als Gewürz- und Heilkraut geschätzt wurde. Ursprünglich stammt es aus Südasien; heute wird es vor allem in den Mittelmeerländern und Mitteleuropa angebaut. Die Blätter enthalten ätherisches Öl und werden zum Würzen von Salaten, Käse, Fleisch- und Fischgerichten und Saucen verwendet.

Heilwirkung: Basilikum soll bei Verdauungsproblemen helfen und außerdem gut sein für die Nerven. Es beruhigt bei Angstzuständen und Schlafproblemen. Auch bei Migräne wird Basilikum empfohlen.

Bohnenkraut ist ebenfalls ein einjähriges Gewürzkraut, das im Mittelmeerraum heimisch ist. Es wird auch in Deutschland angebaut. Der Geschmack ist aromatisch, scharf bis leicht bitter und passt besonders gut zum Würzen von Bohnen, aber auch anderen Hülsenfrüchten und herzhaften Gerichten.

Heilwirkung: Bohnenkraut wirkt verdauungsfördernd und mildert Blähungen.

Dill ist im östlichen Mittelmeerraum und im Vorderen Orient beheimatet und wird heute weltweit angebaut. Die einjährige Pflanze wird bis zu 1,2 m hoch und duftet aromatisch. Sie hat fein gefiederte Blätter. Dill sollte man frisch verwenden, er schmeckt in Salaten (besonders Gurkensalat), Suppen, würzt Fischgerichte und eingelegte Gurken.

Heilwirkung: Dill hilft bei Krämpfen im Unterleib und wird stillenden Müttern empfohlen.

Estragon ist eine Beifußart, die ursprünglich aus Südrussland stammt, heute aber auch in Deutschland und anderen europäischen Ländern beheimatet ist. Die Blätter enthalten ätherische Öle und werden als Gewürz und bei der Herstellung von Essig und Senf verwendet. Sie passen zu Salaten, Quark, Suppen, Saucen, Geflügel und zum Einlegen von Gurken.

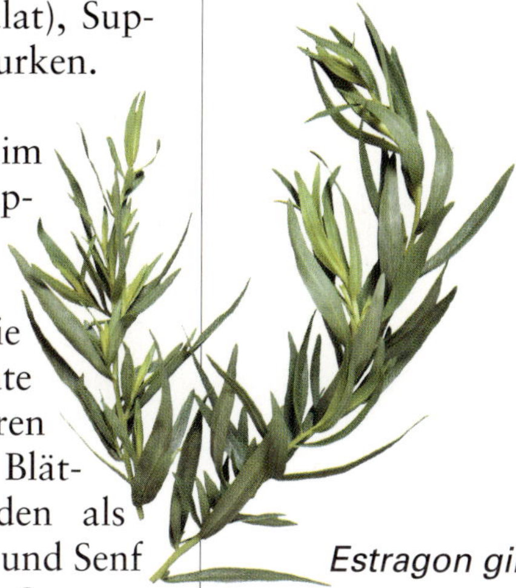

Estragon gibt man erst gegen Ende der Kochzeit an das Gericht.

Heilwirkung: Gut für die Verdauung; soll auch bei Menstruationsbeschwerden helfen.

Kerbel ist eine ein- oder zweijährige Pflanze mit gefiederten Blättern. Geschmacklich erinnert Kerbel an Petersilie, mit der er verwandt ist, außerdem an Anis und Fenchel. Vor der Blüte ist das Aroma am besten. Verwenden Sie nur frische oder tiefgefrorene junge Blätter, die älteren verlieren ihre Würzkraft. Kerbel nicht mitkochen, sondern an das fertige Gericht geben. Er schmeckt in Suppen, Eintöpfen, Saucen, zu Gemüse, Salat und Fisch.

Heilwirkung: Kerbel enthält Vitamin A, B, C und Eisen. Er wirkt appetitanregend und soll gegen Gicht und Bronchitis helfen.

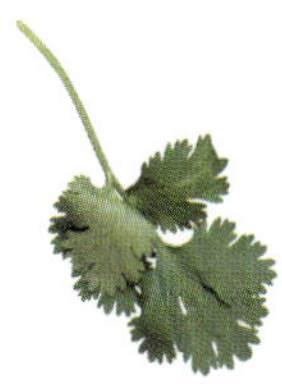

Koriander gehört zur Gattung der Doldenblütler und stammt aus dem Mittelmeerraum. Der Gartenkoriander ist ein bis zu 60 cm hohes einjähriges Kraut, von dem man die Blätter, aber auch die kugeligen

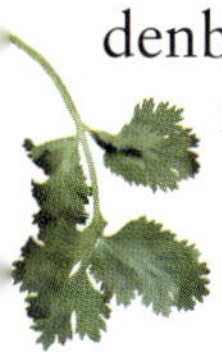

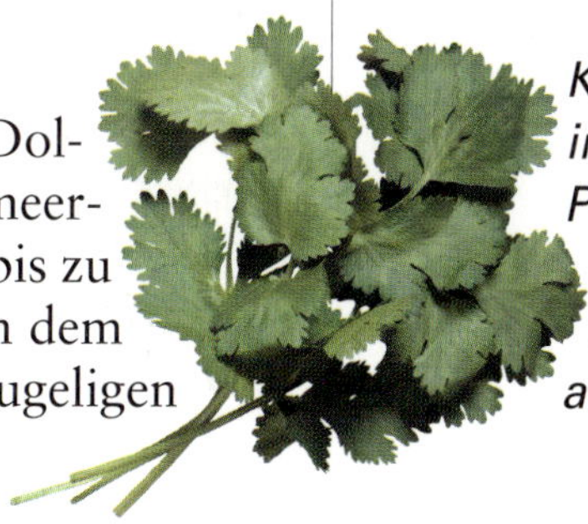

Koriander erinnert im Aussehen an Petersilie, riecht und schmeckt aber völlig anders.

Früchte (besonders zum Backen und Einlegen, aber auch bei der Wurstzubereitung) verwendet. Koriandergrün wird bei uns immer populärer, sein Geschmack ist gewöhnungsbedürftig, aber wer sich damit angefreundet hat, wird meist fast süchtig.

Heilwirkung: Koriander enthält Vitamin B und Folsäure. Die Blätter wirken antibiotisch. Korianderfrüchte enthalten ätherisches Öl und helfen gegen Appetitlosigkeit, Verdauungsbeschwerden und Magen-Darm-Krämpfe.

Liebstöckel (Maggikraut) stammt aus dem östlichen Mittelmeerraum. Die dunkelgrünen gefiederten Blätter werden in Suppen, Saucen und Eintöpfen mitgekocht.

Heilwirkung: Die Blätter des Liebstöckels enthalten ein ätherisches Öl, das harntreibend wirkt.

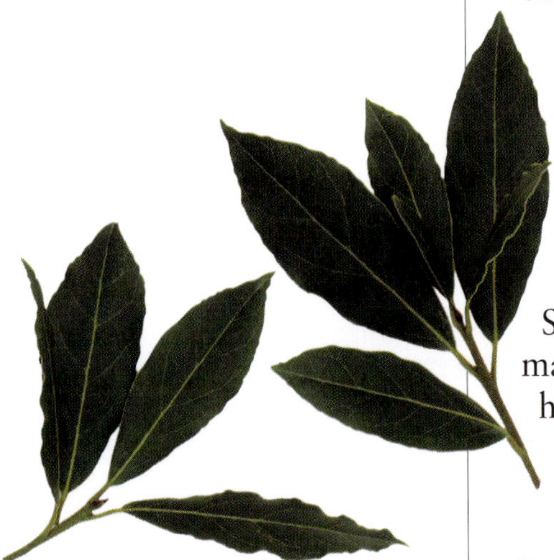

Lorbeer würzt deftige Speisen, wird aber nicht mitgegessen.

Lorbeer ist rund um das Mittelmeer beheimatet. Die Blätter und Triebspitzen werden frisch und getrocknet als Gewürz verwendet. Frischer Lorbeer würzt intensiver als getrockneter. Lorbeerblätter enthalten ätherische Öle (vor allem Eucalyptol) sowie Gerb- und Bitterstoffe. Sie haben ein würzig bitteres Aroma, weshalb man sie nur sparsam verwendet. Meist kommt ein halbes oder ein Blatt zum Sauerkraut, Rotkohl, deftigen Eintopf und zu Bratensaucen. Lorbeer wird mitgekocht.

Heilwirkung: Er wirkt appetitanregend und hilft gegen Verdauungsbeschwerden und Blähungen. Auch bei Menstruationsschmerzen soll er gut tun.

Majoran besteht aus sechs Arten, die vor allem im östlichen Mittelmeerraum beheimatet sind. Heute zählt man die haarigen Kräuter oder Halbsträucher zur Gattung Origanum. Der Echte Majoran ist am bekanntesten, er wird in fast allen Ländern mit gemäßigtem Klima kultiviert. Schon die alten Ägypter schätzten Majoran als Heilmittel und

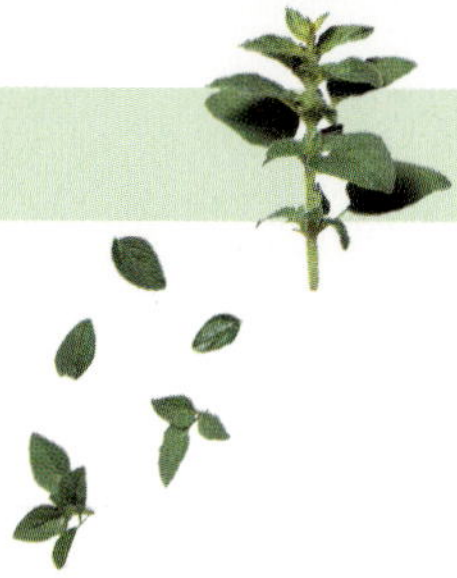

Gewürz, und fast ebenso lange wird er schon in Gärten angepflanzt. Im Altertum wurde er in Salben gemischt. Die Blätter enthalten neben Gerb- und Bitterstoffen ätherische Öle. Sie schmecken etwas bitter und würzen unter anderem Wurst, Kartoffelsuppe, Gänse- und Entenbraten. Eng verwandt und ähnlich im Geschmack ist Oregano, der auch als Wilder Majoran bezeichnet wird.

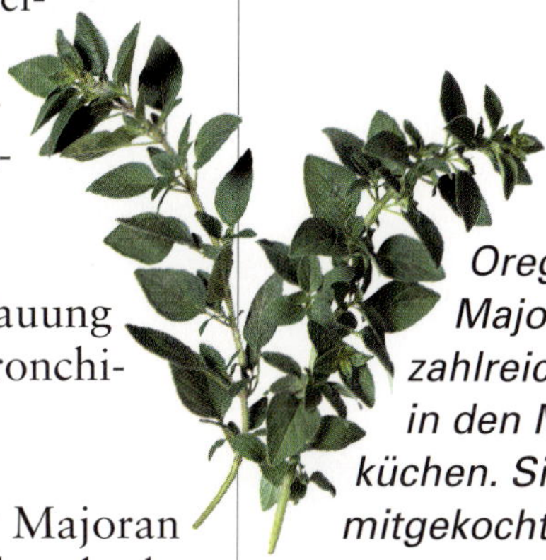

Oregano und Majoran würzen zahlreiche Gerichte in den Mittelmeerküchen. Sie werden mitgekocht.

Heilwirkung: Majoran ist gut für die Verdauung und hilft bei Problemen der Atemwege, Bronchitis und Erkältung.

Oregano wird auch Dost oder Wilder Majoran (siehe oben) genannt. Die Blätter schmecken herbwürzig und sollten mitgekocht werden, damit sich das Aroma entfaltet. Oregano spielt in der Mittelmeerküche eine große Rolle. Er liefert Eisen und Kalzium und enthält reichlich ätherische Öle, Gerb- und Bitterstoffe.

Heilwirkung: Wie Majoran.

Petersilie, die bekannteste Sorte ist die weit verbreitete zwei- bis mehrjährige Gartenpetersilie, die sowohl wegen des Krautes als auch wegen der Wurzel kultiviert wird. Blattpetersilie gehört zu den beliebtesten und vielseitigsten Kräutern, und sie enthält reichlich Kalium, Kalzium, Magnesium und Eisen, außerdem Betacarotin, Vitamin C, Vitamin K und Folsäure. Sie wird den gekochten Gerichten erst zum Schluss beigegeben.

Heilwirkung: Petersilie regt den Appetit an und wirkt außerdem harntreibend und abführend. Sie ist gut für unsere Knochen und das gesamte Immunsystem.

Pfefferminze ist die Kulturform der Minze mit würzig duftenden Blättern. Sie stammt vermutlich aus England. Die Blätter und Stängel enthalten reichlich ätherisches Öl (Pfefferminzöl), das wiederum unter anderem Menthol enthält.

Heilwirkung: Pfefferminze hilft gegen Blähungen und Krämpfe im Magen-Darm-Bereich. Außerdem regt sie die Gallensekretion an. Bei uns wird Pfefferminze überwiegend als Tee konsumiert.

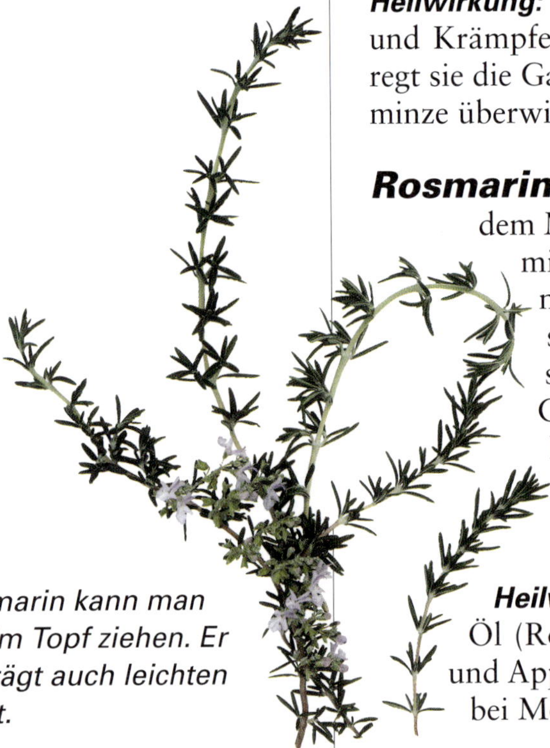

Rosmarin kann man gut im Topf ziehen. Er verträgt auch leichten Frost.

Rosmarin ist ein immergrüner Strauch, der aus dem Mittelmeerraum stammt. Die nadelförmigen ledrigen Blätter schmecken leicht nach Kampfer, getrockneter Rosmarin schmeckt scharf und bitter. Er eignet sich für Suppen, Saucen, Gemüse, Geflügel, Fleisch und Grillgerichte. Rosmarin ist sehr intensiv und sollte sparsam verwendet werden. Man kocht ihn am besten mit.

Heilwirkung: Rosmarin enthält ätherisches Öl (Rosmarinöl), das gegen Blähungen hilft und Appetit und Verdauung anregt. Hilft auch bei Menstruationsschmerzen.

Salbei ist ein Halbstrauch, der ursprünglich aus dem Mittelmeerraum stammt. Er wird schon lange als Heil- und Gewürzpflanze kultiviert. Seine grau-grünen, rauen, aromatisch duftenden Blätter haben einen sehr strengen, bitter würzigen Geschmack und werden nur sparsam verwendet.

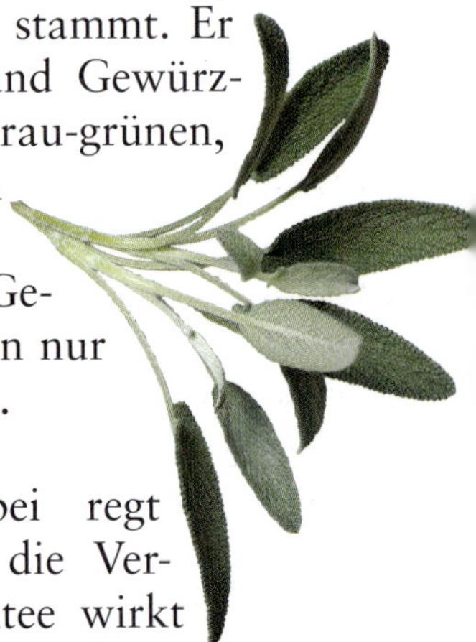

Heilwirkung: Salbei regt den Appetit und die Verdauung an. Salbeitee wirkt stark entzündungshemmend und ist hilfreich zum Gurgeln bei Halsschmerzen und Entzündungen im Mund- und Rachenraum. Getrunken wirkt Salbeitee gegen übermäßige Schweißbildung.

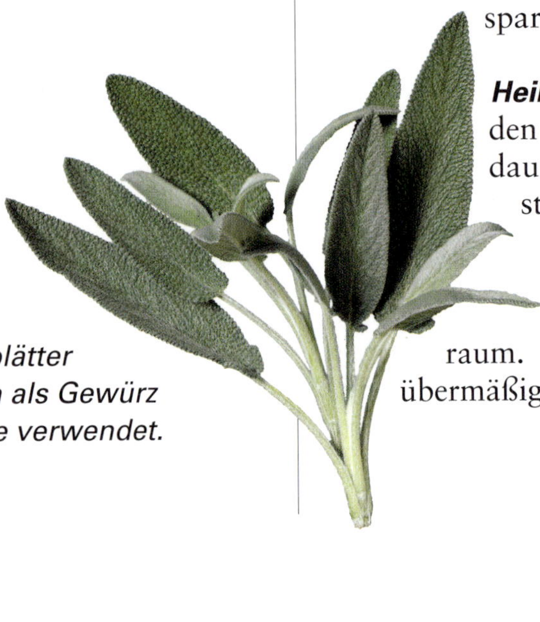

Salbeiblätter werden als Gewürz und Tee verwendet.

Schnittlauch gehört zur Lauchfamilie. Schon im Mittelalter war er als Würz- und Heilmittel bekannt. Von Italien kam er nach Deutschland. Schnittlauch eignet sich zum Würzen vieler Speisen, z. B. Salaten, Suppen, Saucen, Quark, Kartoffeln, Eierspeisen, Fisch- und Fleischgerichten. Er darf nicht gekocht werden, da er dabei sein Aroma verliert.

Heilwirkung: Schnittlauch enthält viel Vitamin K und C, Folsäure, Kalium, Eisen und Sulfide. Er soll gut sein gegen Gicht, Arthritis, Rheuma und Probleme im Verdauungssystem.

Thymian gehört zur Gattung der Lippenblütler mit etwa 35 Sorten. Der bekannte Gemeine Thymian wächst als Halb- oder Zwergstrauch und seine Blätter und Triebe werden als Gewürz für Fleisch-, Gemüse- und Kartoffelgerichte verwendet. Thymian kann mitgekocht oder zum Schluss dazugegeben werden. Wegen des starken Aromas sparsam verwenden.

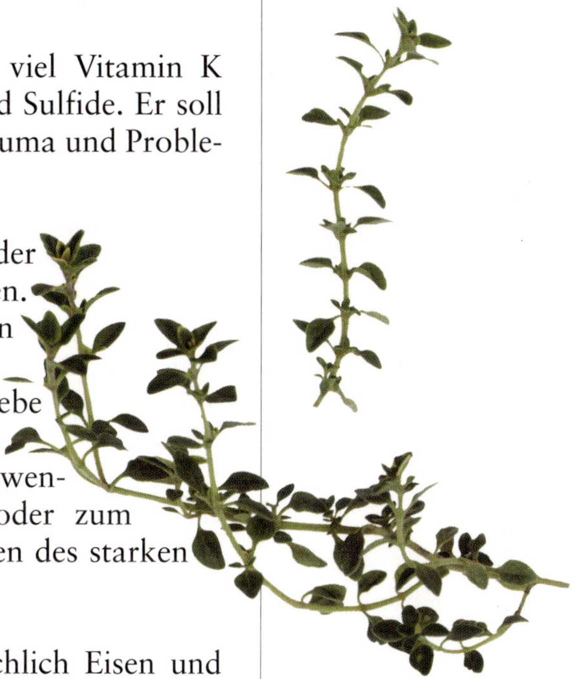

Thymian gehört zu den Kräutern, die beim Kochen ihr Aroma am besten entwickeln.

Heilwirkung: Thymian enthält reichlich Eisen und ätherische Öle. Er schützt vor Erkältungskrankheiten. Als Tee hilft er gegen Bronchitis.

Einkauf / Lagerung:

Kräuter frisch auf dem Markt oder beim Gemüsehändler kaufen. Die meisten Kräuter halten sich einige Tage in feuchte Zeitung eingewickelt im Gemüsefach des Kühlschrankes. Wer viel mit Kräutern kocht, sollte sich einen kleinen Kräutergarten anlegen – das kann auf der Fensterbank, dem Balkon oder im Garten sein. Kaufen Sie Pflänzchen im Topf. Die meisten Kräuter mögen es sonnig und warm – zarte Blätter wie Basilikum und Koriander vertragen aber keine pralle Sonne. Ernten Sie Kräuter ganz kurz vor dem Kochen, denn sie verlieren ihre Wirkung und ihr Aroma schnell.

Kürbis und Zucchini

Herkunft / Beschreibung / Geschichte:

Die Gattung der Kürbisgewächse umfasst etwa 27 Arten, die in Amerika beheimatet sind, heute aber in vielen Teilen der Welt angebaut werden. Kürbisgewächse haben große gelbe Blüten und fleischige, oft riesige, in Form und Farbe sehr verschiedene Beerenfrüchte – das sind die Kürbisse. Schon die Inka, Azteken und Maya bauten Kürbisse an.

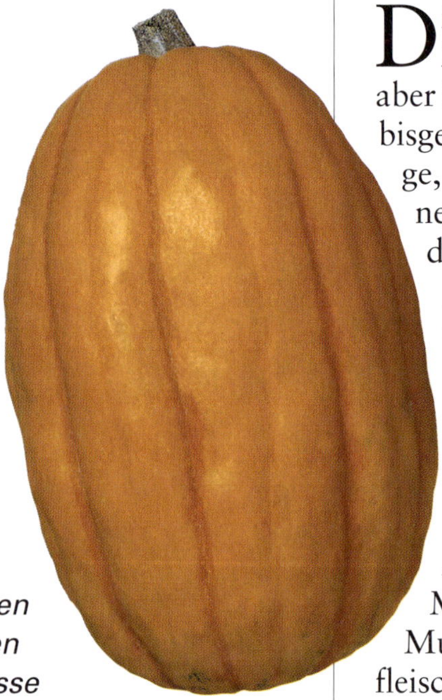

Die meisten großen Kürbisse haben relativ wenig Eigengeschmack und lassen sich daher mit vielen verschiedenen Zutaten und Würzmitteln kombinieren.

Kürbis

Bei uns wichtige Sorten sind der Speise- oder Gartenkürbis, der als Gemüse oder Salat gegessen wird. Außerdem gibt es den bis zu 50 kg schweren Riesenkürbis, der vor allem zu Kompott oder Marmelade verarbeitet wird. Am feinsten schmecken die Kürbisse, die zu den Moschuskürbissen gehören, unter anderem der Muskat- und der Butternusskürbis. Das Fruchtfleisch von Kürbissen ist weiß, gelb, orange oder grünlich und schmeckt relativ mild.

Außerdem unterteilt man Kürbisse in Sommer- und Winterkürbisse. Die Sommersorten haben meist eine dünnere Schale, die oft mitgegessen wird, und sie sind grundsätzlich saftiger. Die Wintersorten werden geschält und entkernt, und ihr Fruchtfleisch ist faserig.

Die medizinischen Eigenschaften des Kürbis waren lange unbekannt, während Kürbiskerne schon seit Jahrhunderten gegen Verdauungsprobleme und Würmer genommen werden.

Einkauf und Lagerung:

Die Schale sollte unversehrt aussehen. Wählen Sie kleinere Früchte aus, sie enthalten in der Regel mehr Biostoffe. Klopfen Sie an die Schale, wenn es hohl klingt, sollte der Kürbis reif sein. Seit einiger Zeit verkaufen manche Gemüsehändler auch Schnitze von großen Kürbissen. Achten Sie hier auf nicht zu trockene Schnittflächen. Sommerkürbisse halten sich im Kühlschrank nur etwa eine Woche, während

Winterkürbisse – je nach Sorte – mehrere Wochen aufbewahrt werden können. Angeschnittener Kürbis luftdicht in Folie gepackt hält sich eine Woche im Gemüsefach im Kühlschrank.

Inhaltsstoffe / Wirkstoffe:

Kürbisfleisch ist kalorienarm, enthält nur wenig Zucker und keine Säure. Dafür ist es reich an Wasser und Ballaststoffen, eine Kombination, die die Verdauung fördert.

Kürbisse enthalten viel Betacarotin; vor allem die dunkelfleischigen Wintersorten enthalten reichlich Karotinoide, die als Antioxidanzien freie Radikale bekämpfen und damit Krebs vorbeugen.

Kürbis versorgt uns außerdem mit Kalium (Elektrolythaushalt), Eisen (Blut), Vitamin E (schützt die Innenwände der Arterien und damit vor Arteriosklerose), Folsäure (wichtig für Zellteilung und Zellbildung). Kürbisse sollen das Risiko von Krebs senken, vor allem Lungenkrebs, aber auch Krebs in Speiseröhre, Magen, Blase, Kehlkopf und Prostata.

Kürbis in der Küche:

Sommerkürbisse gut waschen, denn hier kann man alles verwenden. Winterkürbisse schälen und die Kerne mit dem faserigen Fruchtfleisch entfernen. Kürbis wird überwiegend eingekocht zu Chutney und Kompott, oft süßsauer, als Gemüsebeilage gegart oder im Ofen gebacken; berühmt ist Kürbissuppe.

Extra: Kürbiskerne

Kürbiskerne oder -samen werden getrocknet und als Knabberartikel geröstet oder ungeröstet angeboten. Beliebt sind sie auch auf oder in Brot oder anderem Gebäck. Sie bestehen zu 50 % aus Fett und enthalten reichlich Eiweiß, außerdem Magnesium, Eisen, Zink, Kupfer und Vitamin E. Kürbiskerne enthalten Nukleinsäuren, die als Jungbrunnen wirken. Außerdem helfen Kürbiskerne bei Prostatabeschwerden und Reizblase.

Heilwirkung von Kürbis auf einen Blick:

- *Gut für die Verdauung*
- *Hilft beim Abnehmen*
- *Wirkt entwässernd*
- *Schützt das Immunsystem*
- *Wirkt vorbeugend gegen Krebs*

Wenn Sie einen ganzen Kürbis kaufen, heben Sie den Rest nach dem Anschneiden in Folie gewickelt im Gemüsefach des Kühlschrankes auf.

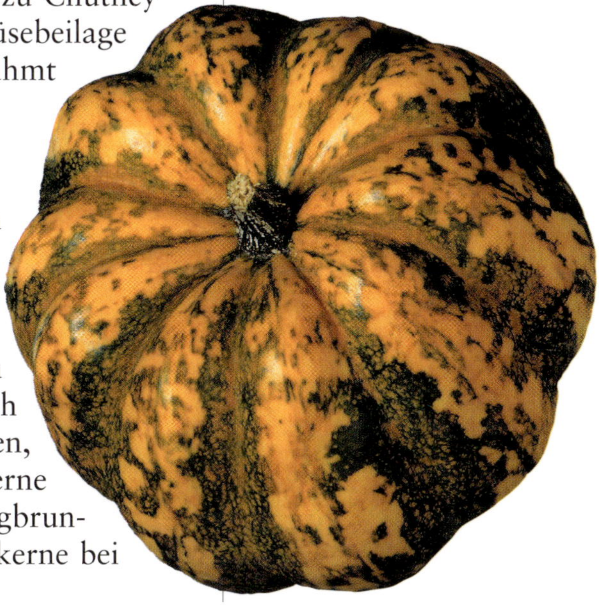

Heilwirkung von Zucchini auf einen Blick:

- *Gut zum Abnehmen*
- *Stärken das Immunsystem*
- *Wirken blutdrucksenkend*
- *Bekämpfen freie Radikale*

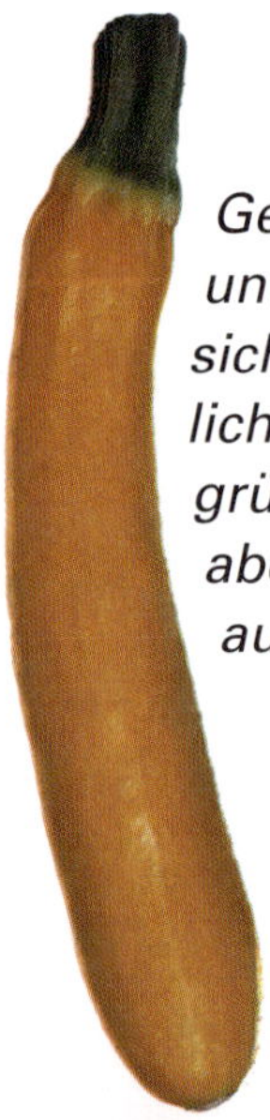

Gelbe Zucchini unterscheiden sich geschmacklich kaum von den grünen, sehen aber sehr hübsch aus.

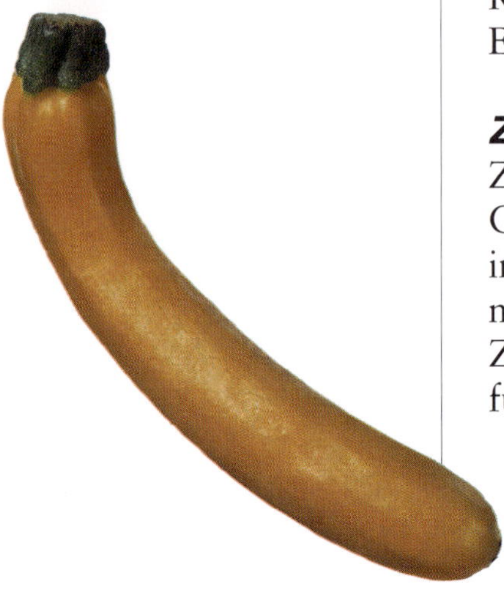

Zucchini

Herkunft / Beschreibung / Geschichte:

Die Zucchini ist eine populäre Zuchtform des Speisekürbis und wird in allen Mittelmeerländern angebaut. Die Früchte werden bis zu 40 cm lang. Die dünne, glatte Schale ist grün, oft gestreift oder gefleckt, das Fruchtfleisch schmeckt sehr mild .

Einkauf und Lagerung:

Für Zucchini gilt Ähnliches wie für Kürbisse: Die Schale soll nicht beschädigt sein und außerdem glänzen. Kleinere Zucchini schmecken feiner als große. Zucchini kann man im Gemüsefach mehrere Tage aufheben.

Inhaltsstoffe / Wirkstoffe:

Zucchini sind kalorienarm. Sie liefern Vitamin K (spielt eine wichtige Rolle bei der Blutgerinnung) und Vitamin C, das unter anderem die körpereigenen Abwehrkräfte und das Immunsystem stärkt. Betacarotin als Vorstufe von Vitamin A kann freie Radikale binden und schützt damit Körperzellen. Vitamin B_6 ist besonders wichtig für Schwangere.

Kalium wirkt blutdrucksenkend, Magnesium spielt eine Rolle im Stoffwechsel und Eisen ist gut für unser Blut.

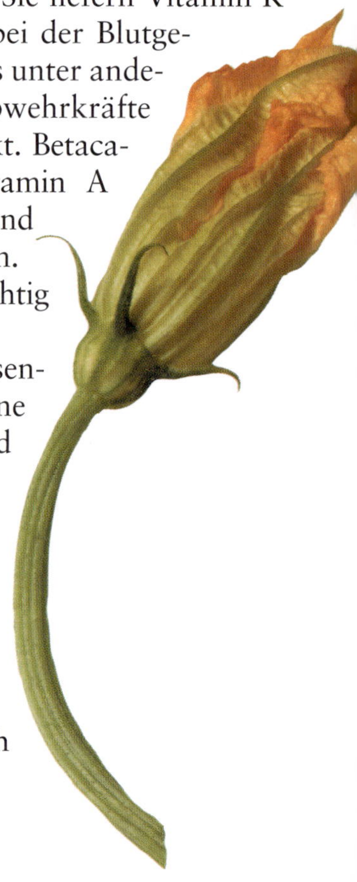

Zucchini in der Küche:

Zucchini sind eine beliebte Gemüsebeilage, schmecken im Ratatouille und mariniert als Vorspeise. Größere Zucchini kann man auch füllen.

Rezepte

Das Winterrezept: Kürbiscremesuppe

Zutaten für 6 Personen:
1,2 kg Kürbis
1 große Zwiebel
2 Knoblauchzehen
2 EL Butter
1 l Brühe
Salz, Pfeffer und Zitronensaft

Kürbis schälen, Kerne und Fasern entfernen und Fruchtfleisch klein schneiden. Zwiebel und Knoblauch schälen und klein schneiden. Butter im Topf schmelzen, Zwiebel und Knoblauch andünsten. Kürbis dazugeben und Brühe dazugießen. Brühe aufkochen lassen, dann die Suppe zugedeckt bei mittlerer Hitze 15 Minuten köcheln, bis der Kürbis weich ist. Suppe im Topf pürieren und mit Salz, Pfeffer und Zitronensaft abschmecken.

Das Sommerrezept: Ratatouille

Zutaten für 4 Personen
500 g Auberginen
2 Dosen geschälte Tomaten (je 400 g)
500 g Zucchini
3 Paprikaschoten (möglichst verschiedene Farben)
2 Chilischoten, 200 g Zwiebeln
3 Knoblauchzehen
100 ml Olivenöl, Salz und Pfeffer

Auberginen waschen, in Würfel schneiden und mit Salz bestreut in einem Sieb ziehen lassen. Zucchini waschen und ebenfalls in Würfel schneiden. Paprikaschoten waschen, halbieren, putzen und klein schneiden.

Chilischoten aufschneiden, Kerne entfernen, Schoten klein schneiden. Zwiebeln schälen und klein schneiden. Knoblauch schälen und fein hacken. Auberginen mit kaltem Wasser abspülen. 3 EL Öl im Topf erhitzen, Zwiebeln und Knoblauch andünsten. Auberginen, Zucchini, Paprika und Chilischoten dazugeben und das übrige Öl in den Topf geben. Mit Salz und Pfeffer würzen, Tomaten hinzufügen und alles etwa 40 Minuten schmoren lassen. Nochmals mit Salz und Pfeffer abschmecken.

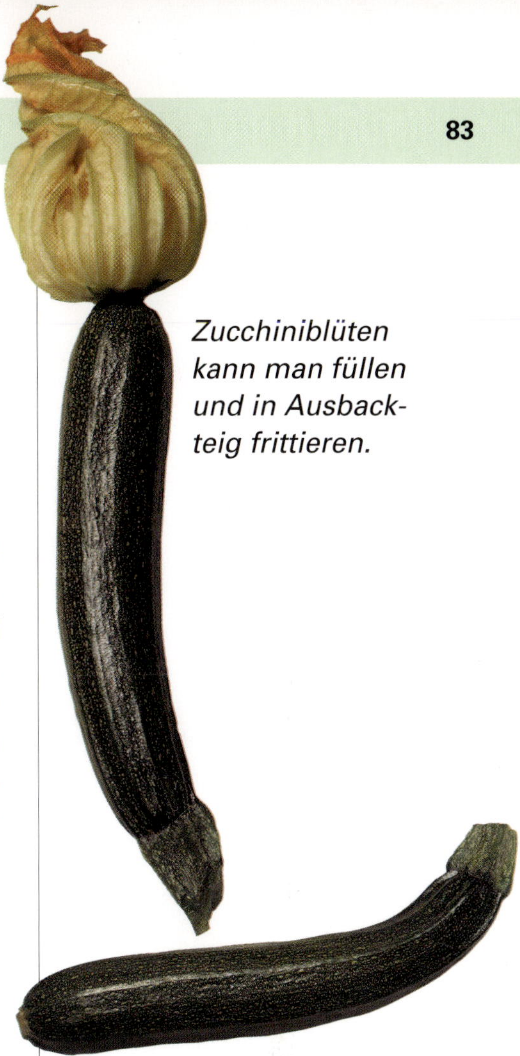

Zucchiniblüten kann man füllen und in Ausbackteig frittieren.

Lauch

Herkunft / Beschreibung / Geschichte:

Lauch ist auch unter dem Namen Porree bekannt. Er wird in Europa angebaut, ist zweijährig und gehört zu den Liliengewächsen. Der Stängel und die Blattscheiden bilden einen weißen bis grünlichen, fast geschlossenen Schaft, wobei die Blätter nach oben hin auseinander gehen.

Kleine Lauchstangen, die man im Frühsommer bekommt, sind eine wahre Delikatesse.

Einkauf:

Lauch gibt es aus heimischem Anbau und importiert das ganze Jahr. Am feinsten schmecken die kleinen Stangen im Frühsommer. Achten Sie darauf, dass die Stangen sich fest anfühlen und die Blätter möglichst geschlossen und nicht trocken sind.

Lagerung:

Lauch können Sie einige Tage im Gemüsefach im Kühlschrank aufbewahren.

Lauch versorgt uns mit Vitamin C – besonders wichtig im Winter.

Inhaltsstoffe / Wirkstoffe:

Lauch liefert viel Vitamin K, das die Blutgerinnung fördert und am Auf- und Umbau unserer Knochen beteiligt ist. Vitamin C fungiert als Polizist im Stoffwechsel, es schützt andere Vitamine vor der Zerstörung durch Sauerstoff; außerdem hilft es bei der Umwandlung von Nahrungs- in Körperenergie. Es stärkt die körpereigenen Abwehrkräfte und stimuliert die Bildung und Funktion von Bindegewebe, Knochen und Zähnen. Es stabilisiert die Gefäße, beschleunigt die Wundheilung und hilft bei der Aufnahme und Verwertung von Eisen.

Vitamin B_6 ist gut für die Nerven und hilft beim Auf- und Abbau von Eiweiß im Körper. Folsäure ist ebenfalls am Eiweißstoffwechsel beteiligt und hilft bei Zellteilung und Zellbildung.

Lauch ist reich an Kalzium (wichtig für Knochen, Zähne, Blutgerinnung), Kalium (sorgt mit Natrium für die Entstehung von Nervenimpulsen und deren Übertragung an Muskeln und Herz). Magnesium schützt unter anderem vor Bluthochdruck und Angina, außerdem aktiviert es zahlreiche Enzyme im Körper, die den Stoffwechsel steuern. Eisen ist wichtig für die roten Blutkörperchen und Mangan für den Stoffwechsel und unser Sexualleben. Lauch versorgt uns mit Zink, das wichtig ist für Bindegewebe, Gefäßwände, Hormonproduktion und Libido. Selen ist gut für die Immunabwehr.

Abgesehen von diesen Vitaminen und Mineralstoffen enthält Lauch (wie auch Zwiebeln, Bärlauch und Knoblauch) Schwefelverbindungen, unter anderem Alliin, das beim Zerschneiden zum Sulfid Allicin wird. Dies ist sowohl für den unverwechselbaren Geschmack des Lauches als auch seine antibakterielle und antioxidative Wirkung verantwortlich. Lauch vernichtet im Magen- und Darmtrakt schädliche Bakterien und Pilze. Lauch kann sowohl den Cholesterin- bzw. den Fettspiegel im Blut positiv beeinflussen. Er wirkt Blutverdickungen entgegen und beugt damit Venenbeschwerden, wie z. B. Krampfadern, vor.

Lauch in der Küche:

Lauch der Länge nach aufschlitzen und gründlich waschen, zwischen den langen Blättern sammelt sich reichlich Erde. Nur faule Blätter abtrennen, die grünen Blätter enthalten viele Nährstoffe. Wurzelende abschneiden und dann Lauch je nach Rezept in Ringe oder größere Stücke schneiden.

Info:

Bei empfindlichen Menschen kann Lauch Blähungen verursachen.

Heilwirkung auf einen Blick:

- *Gut für Magen und Darm*
- *Wirkt antibakteriell und antioxidativ*
- *Senkt den Cholesterinspiegel*
- *Wirkt positiv auf den Blutfettspiegel ein*
- *Beugt gegen Venenbeschwerden vor*
- *Fördert das Sexualleben*
- *Gut für unser Blut*

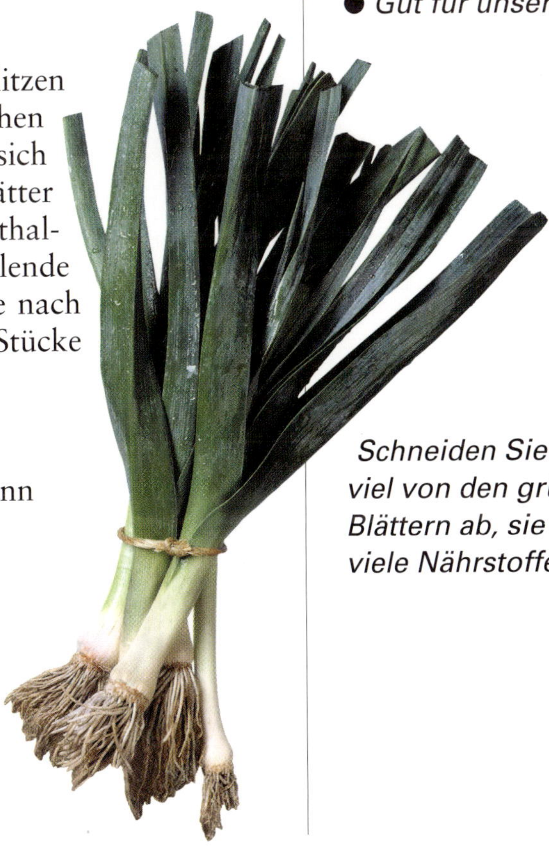

Schneiden Sie nicht zu viel von den grünen Blättern ab, sie enthalten viele Nährstoffe.

Mango

Herkunft / Beschreibung / Geschichte:

Die Mango ist eine der ältesten Obstarten und wurde in Indien schon weit vor 2000 v. Chr. angebaut. Sie ist die Steinfrucht des Mangobaums, der bis zu 25 Meter hoch werden kann und ursprünglich nur in den Tropen wuchs, heute aber auch in den Subtropen, z. B. Ägypten und Israel, kultiviert wird. Die Früchte sind birnenförmig, das Gewicht variiert zwischen etwa 100 g und 2 kg. Die Farbe der Schale variiert je nach Sorte (nicht Reifegrad) von grün über gelb und orange zu rot. Sie ist ledrig und ungenießbar. Der große Stein lässt sich nur schwer aus dem Fruchtfleisch lösen. Das Fruchtfleisch selbst ist gelb bis orangefarbig und bei reifen Mangos ausgesprochen saftig und aromatisch. Unreife Früchte schmecken oft bitter.

Die Farbe der Mango hat nichts mit dem Reifegrad zu tun, sondern variiert je nach Sorte.

Einkauf:

Mangos gibt es bei uns inzwischen in großen Supermärkten das ganze Jahr, da sie aus verschiedenen Ländern importiert werden. Reife Früchte erkennt man an ihrem aromatischen Duft; kleine braune oder schwarze Punkte auf der Schale sind ebenfalls ein Zeichen für Reife. Außerdem geben reife Mangos auf leichten Druck etwas nach.

Reife Mangos duften aromatisch.

Lagerung:

Reife Früchte am besten gleich essen oder verarbeiten. Unreife Früchte reifen bei Zimmertemperatur nach. Nicht im Kühlschrank lagern.

Inhaltsstoffe / Wirkstoffe:

Die Mango ist reich an Vitaminen und Mineralstoffen. Besonders hoch ist der Gehalt an Vitamin C und Betacarotin, der Vorstufe von Vitamin A. Mangos enthalten reichlich Zucker und gehören zu den kalorienreicheren Früchten mit 60 kcal pro 100 g. Vitamin C schützt andere Vitamine vor der Zerstörung durch Sauerstoff; es aktiviert den Zellstoffwechsel und hilft bei der Umwandlung von Nahrungsenergie

Mangos enthalten reichlich Zucker und gehören zu den kalorienreichen Früchten.

in Körperenergie; außerdem fördert Vitamin C die körpereigenen Abwehrkräfte. Betacarotin als Vorstufe von Vitamin A bekämpft freie Radikale und wirkt damit vorbeugend gegen Bakterien, Viren und auch Krebserkrankungen.

Vitamin B_6 ist wichtig für Konzentration und den Kreislauf; in belastenden Situationen haben wir einen erhöhten Bedarf an Vitamin B_6. Mangos enthalten Niacin (wichtig für Energiegewinnung und Energiebereitstellung); Pantothensäure spielt eine wichtige Rolle bei Entgiftungsprozessen im Körper. Magnesium aktiviert rund 300 Enzyme und hilft dem Stoffwechsel und der Muskelfunktion. Kalium wirkt entwässernd und entfettend. Zink ist wichtig für Drüsen, Libido, Bindegewebe, Augen und Haare. Kupfer ist gut für die Haut. Mangan hilft beim Aufbau von Bindegewebe und Harnstoff.

Mangos in der Küche:

Mangos schmecken frisch im Obstsalat oder mit Jogurt. Sie passen auch in Saucen und Chutneys zu Fleisch, Huhn und Currygerichten. Die Vorbereitung ist nicht ganz einfach, da sowohl die Schale als auch der Kern nur widerwillig vom Fruchtfleisch zu lösen sind. Am einfachsten geht es, wenn Sie die Mango der Länge nach teilen und den Kern herausholen. Dann das Fruchtfleisch über Kreuz tief einschneiden und die Mangohälften umstülpen. So lässt sich das Fruchtfleisch am besten herausschneiden.

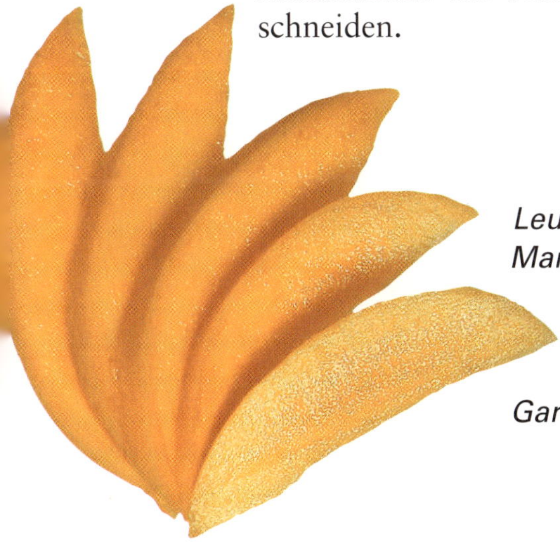

Leuchtend gelbe Mangoschnitze sind eine attraktive und köstliche Garnitur.

Heilwirkung auf einen Blick:

- *Beugt Erkältungskrankheiten vor*
- *Gut für die Schleimhäute*
- *Hilft bei Stress*
- *Gut für das Sexualleben*
- *Stärkt das Bindegewebe*
- *Wirkt entwässernd*

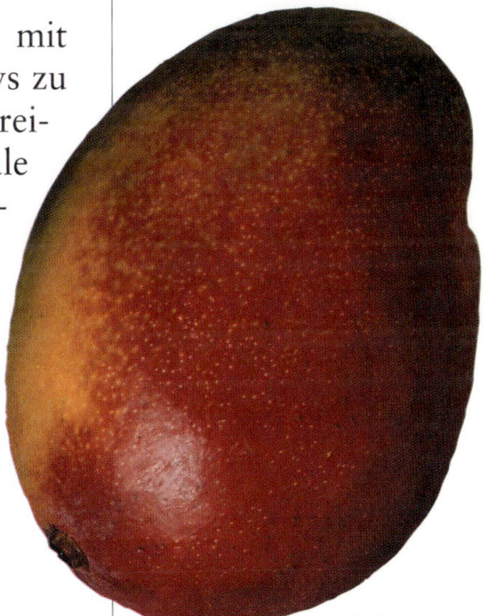

Mangos kommen das ganze Jahr über aus den Tropen und Subtropen zu uns.

Mangold

Herkunft / Beschreibung / Geschichte:

Mangold ist botanisch eine Unterart der Gemeinen Runkelrübe. Er ist in den Küstenregionen des Mittelmeeres heimisch, wird aber inzwischen in ganz Europa kultiviert, vor allem in Italien, Spanien, Frankreich und den Niederlanden.

Man unterscheidet zwei Sorten: Der Blattmangold hat kleine breite Blätter und dünne zarte Stängel; er erinnert im Geschmack an Spinat und wird auch genauso zubereitet. Der Stiel- (auch Rippen- oder Stängel-) Mangold hat sehr große Blätter und dicke, fleischige Rippen, die köstlich schmecken, aber länger gekocht werden müssen als die Blätter. Stielmangold schmeckt intensiver als Blattmangold, er hat ein leicht erdiges Aroma.

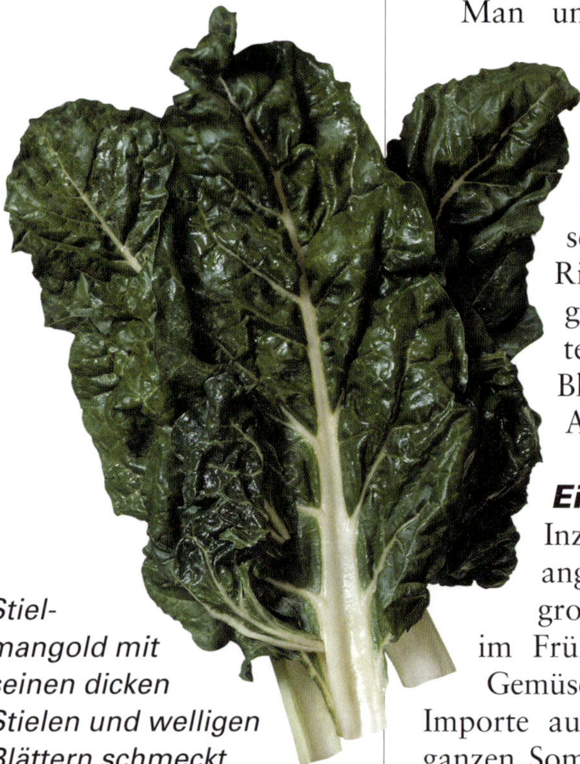

Stielmangold mit seinen dicken Stielen und welligen Blättern schmeckt besonders erdig.

Einkauf:

Inzwischen wird Mangold auch bei uns angebaut, allerdings immer noch nicht in großen Mengen. Wenn Sie heimische Ware im Frühsommer auf dem Markt oder beim Gemüsehändler entdecken, sollten sie zugreifen. Importe aus Italien und Frankreich gibt es den ganzen Sommer über. Achten Sie auf frisch aussehende, glänzende Blätter. Die Stängel vom Stielmangold sollten nicht trocken aussehen.

Lagerung:

Mangold hält sich in Plastikfolie eingepackt im Gemüsefach des Kühlschranks einige Tage.

Inhaltsstoffe / Wirkstoffe:

Mangold ist reich an Ballaststoffen, die generell gut für die Darmflora sind und außerdem vorbeugend wirken gegen Verstopfung. Außerdem enthält Mangold viele komplexe Kohlenhydrate, die auch nach Stunden ihre muntermachende Wirkung noch nicht verloren haben. Vor allem in den Blättern ist reichlich Betacarotin enthalten (je dunkler das Gemüse, umso mehr Betacarotin). Betacarotin als Vorstufe zu Vitamin A ist gut für Augen, Haut und Haare und kräftigt die Zähne. Zudem schützt es vor aggressiven Substanzen (freien Radikalen), und damit hat es vorbeugende Wirkung gegen Krebs. Das Vitamin Folsäure hat eine wichtige Funktion im Eiweißstoffwechsel und bei der Zellbildung und -teilung. Vitamin C sorgt für körperliche und geistige Frische und stärkt die körpereigenen Abwehrkräfte. Mangold liefert folgende Mineralstoffe und Spurenelemente: Kalzium (wichtig für starke Knochen und gesunde Zähne), Kalium wirkt blutdrucksenkend; Eisen braucht der Körper für die Bildung der roten Blutkörperchen und Mangan hilft bei der Bildung von Bindegewebe.

Mangold in der Küche:

Mangold ist sehr vielseitig und erhält allmählich in unseren Küchen die Beachtung, die er verdient. Blattmangold muss man gründlich waschen, er wird dann wie Spinat zubereitet, am besten gedünstet oder gedämpft. Stielmangold ebenfalls gründlich waschen, dann die Blätter von den Stängeln schneiden, da die Stängel etwa 10 Minuten länger garen müssen. Stielmangold ist eine köstliche Beilage zu Fleisch- und Geflügelgerichten, die knackigen Stängel passen auch ins Mischgemüse.

Achtung:

Mangold enthält – wie auch Spinat (und übrigens Schwarzer Tee und Pfefferminze) – Oxalsäure, die in größeren Mengen giftig ist. Sie behindert die Aufnahme von Kalzium und fördert die Bildung von Harnsteinen.

Heilwirkung auf einen Blick:

- *Macht munter*
- *Gut für die Schleimhäute*
- *Kräftigt das Immunsystem*
- *Stärkt Knochen und Zähne*
- *Gut für unser Blut*
- *Wirkt blutdrucksenkend*
- *Gut für das Bindegewebe*

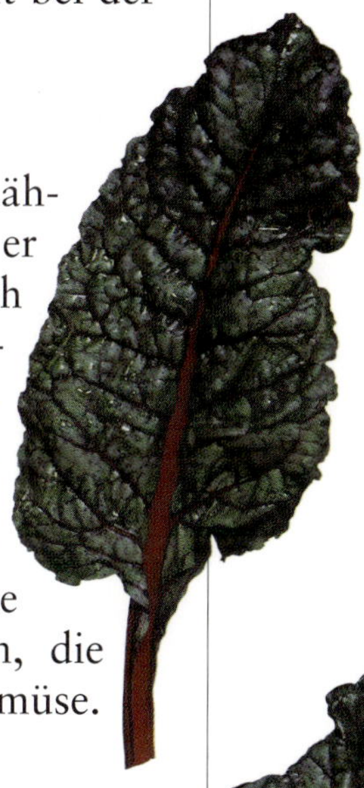

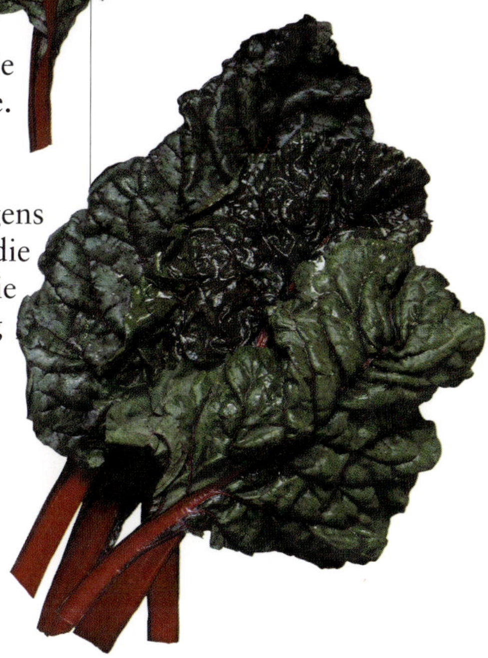

Besonders attraktiv ist Mangold mit pinkfarbenen, roten oder gelben Stielen.

Melone

Herkunft / Beschreibung / Geschichte:

Melonen sind die Beerenfrüchte verschiedener tropischer Kürbisgewächse, die heute auch in wärmeren gemäßigten Klimazonen angebaut werden. Melonen werden in erster Linie roh als Obst gegessen. Weit verbreitet ist die große, grüne Wassermelone mit rotem Fruchtfleisch, das besonders erfrischend und saftig ist. Die kleineren Zuckermelonen stammen ursprünglich aus dem Orient. Zu ihren bei uns erhältlichen Kultursorten gehören die Honigmelone mit meist glatter, grüner bis gelblicher Schale und sehr süßem Fruchtfleisch, außerdem die Netzmelone, deren Schale grünlich und mit einem Netzmuster überzogen ist, was ihnen ihren Namen gegeben hat. Netzmelonen schmecken sehr aromatisch. Die Kantalupe (Cantaloupe) hat eine gelbe, etwas raue Schale und gelbes bis orangefarbenes, köstliches Fruchtfleisch. Manchmal bekommt man auch Galia- oder Ogenmelonen.

Es gibt kaum etwas Erfrischenderes gegen den Durst im Sommer als ein Stück saftige Wassermelone.

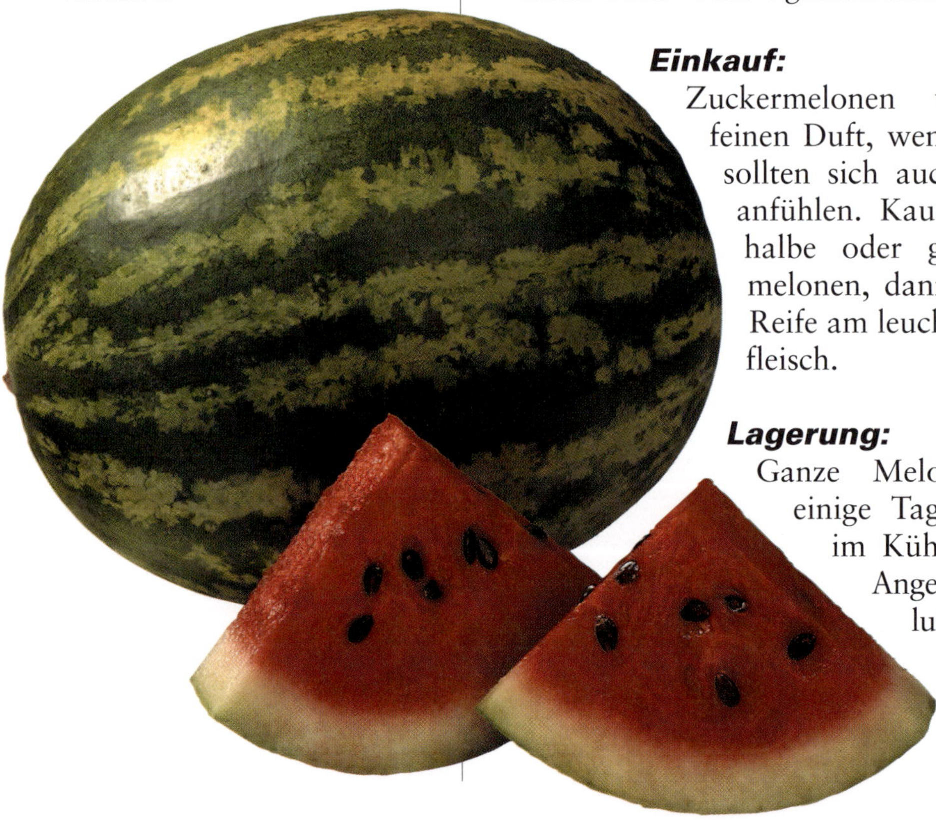

Einkauf:

Zuckermelonen verströmen einen feinen Duft, wenn sie reif sind. Sie sollten sich auch nicht ganz hart anfühlen. Kaufen Sie am besten halbe oder geviertelte Wassermelonen, dann erkennt man die Reife am leuchtend roten Fruchtfleisch.

Lagerung:

Ganze Melonen können Sie einige Tage im Gemüsefach im Kühlschrank aufheben. Angeschnittene Früchte luftdicht in Folie verpackt halten sich noch ein bis zwei Tage im Gemüsefach.

Inhaltsstoffe / Wirkstoffe:

Zuckermelonen sind reich an Betacarotin, das im Körper zu Vitamin A umgewandelt wird. Vitamin A schützt die Schleimhäute vor Bakterien, Viren und freien Radikalen. Damit wirken Melonen auch vorbeugend gegen Krebs. Sie versorgen uns mit Vitamin C, dem Supervitamin, das gut ist für unser Immunsystem, die Stimmung hebt, die Konzentration fördert und außerdem andere Vitamine vor Angriffen von freien Radikalen schützt. Das Vitamin B_6 spielt eine wichtige Rolle bei der Eiweißverwertung im Körper und wirkt mit bei der Bildung von Gallensäuren zur Fettverwertung. Außerdem steuert es Wachstumsprozesse und ist daher besonders wichtig für Schwangere. Niacin bringt Fitness für Körper und Geist und sichert die Funktionsfähigkeit von Nervensystem und Magen-Darm-Trakt. Folsäure hilft bei Zellbildung und Zellteilung. Kalium wirkt entwässernd und senkt den Blutdruck. Mangan ist wichtig für Gehirn, Nerven und das Sexualleben.

Wassermelonen enthalten insgesamt weniger Vitamine und Mineralstoffe als Zuckermelonen. Sie bestehen zu 93 % aus Wasser, enthalten kaum Zucker und sind damit ein kalorienarmer idealer Durstlöscher – vor allem unterwegs, wo man sich keine Gedanken um die Entsorgung der Kerne machen muss.

Melonen in der Küche:

Wassermelone ist gekühlt der perfekte Durstlöscher an heißen Tagen: Sie macht aber auch eine Menge her, wenn man sie halbiert, aushöhlt und dann das Fruchtfleisch mit anderen Früchten vermischt in der Schale als Obstsalat serviert. Dieser sieht noch beeindruckender aus, wenn Sie die Melone – und andere geeignete Früchte – mit dem Kugelausstecher in Kugelform bringen. Zuckermelonen schmecken süßer und sind eine feine Vorspeise mit Parmaschinken. Melonenschnitze passen gut auf die gemischte Käseplatte.

Heilwirkung auf einen Blick:

- *Gut für die Schleimhäute*
- *Stärken das Immunsystem*
- *Machen gute Laune*
- *Helfen bei der Fettverwertung*
- *Wirken entwässernd und blutdrucksenkend*
- *Wirken vorbeugend gegen Krebs*

Wassermelonen enthalten weniger Nährstoffe, aber auch weniger Kalorien als Zuckermelonen.

Möhre

Junge Bundmöhren gibt es im Frühjahr, und sie schmecken besonders süß und fein – fast zu schade zum Kochen!

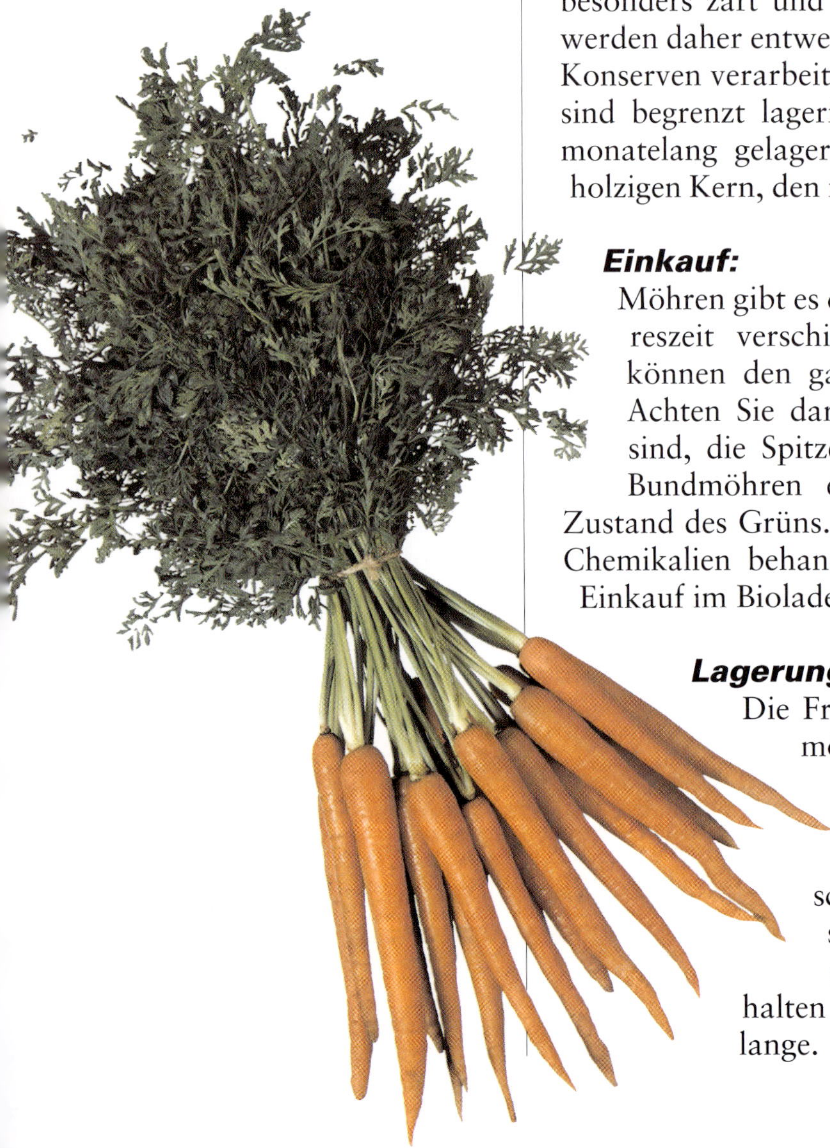

Herkunft / Beschreibung / Geschichte:

Die Möhre (auch Karotte, Mohrrübe oder Gelbe Rübe) gehört weltweit zu den wichtigsten Gemüsepflanzen. Sie ist aus der Wilden Möhre hervorgegangen und wird schon seit Jahrtausenden angebaut. In der Schweiz fand man Mohrrübensamen, die man bis 2000 v. Chr. zurückdatieren konnte. Möhren werden – je nach Sorte – zwischen 5 und 90 cm lang, die Farbe geht von gelborange bis rotorange, das Aroma ist fein süßlich. Man unterscheidet drei Hauptsorten: Frühmöhren schmecken besonders zart und fein, sind nicht lagerfähig und werden daher entweder sofort gegessen oder aber zu Konserven verarbeitet; Sommer- und Herbstmöhren sind begrenzt lagerfähig und Spätmöhren können monatelang gelagert werden; sie haben oft einen holzigen Kern, den man am besten herausschneidet.

Einkauf:

Möhren gibt es das ganze Jahr über, je nach Jahreszeit verschiedene Sorten. Die Spätsorten können den ganzen Winter gelagert werden. Achten Sie darauf, dass die Möhren knackig sind, die Spitzen fest und nicht biegsam. Bei Bundmöhren erkennt man die Frische am Zustand des Grüns. Leider werden Möhren oft mit Chemikalien behandelt, daher empfehlen wir den Einkauf im Bioladen.

Lagerung:

Die Frühmöhren, die meist als Bundmöhren mit Grün verkauft werden, halten sich nur ein bis zwei Tage. Sommer- und Herbstmöhren halten es schon mal eine Woche aus, wenn sie dunkel, trocken und kühl gelagert werden. Spätmöhren halten sich bei richtiger Lagerung sehr lange.

Inhaltsstoffe / Wirkstoffe:

Die Möhre ist die Nummer 1 in der Pflanzenwelt, wenn es um den Gehalt von Betacarotin geht. So versorgen uns 100 g Möhren mit 1,7 mg Betacarotin, und das deckt beinahe die Hälfte vom empfohlenen Tagesbedarf. Dabei gilt: je dunkler die Möhre, umso mehr Karotin enthält sie. Betacarotin ist die Vorstufe für das lebensnotwendige Vitamin A. Dies ist eine der stärksten Abwehrkräfte im menschlichen Körper; es schützt unsere Schleimhäute vor Bakterien und Viren. Möhren spielen eine große Rolle in der Babyernährung und in der Diätküche, sie regen die Milchproduktion bei stillenden Müttern an. Sie werden auch gegen chronische Müdigkeit und Magenbeschwerden empfohlen.

Möhren sind reich an Vitamin K, das an der Blutgerinnung und am Auf- und Umbau der Knochen beteiligt ist. Damit schützen Möhren vor Osteoporose. Das Vitamin Folsäure spielt eine wichtige Rolle im Eiweißstoffwechsel und bei der Herstellung von Nukleinsäuren, die die Erbinformation beinhalten. Zudem wirkt es mit bei der Zellbildung und Zellteilung. Der Mineralstoff Kalium ist wichtig für den Elektrolythaushalt im Körper. Er wirkt mit bei der Entstehung von Nervenimpulsen und deren Übertragung an Muskeln und Herz. Außerdem wirkt Kalium blutdrucksenkend. Kalzium verleiht Knochen und Zähnen Stabilität, außerdem ist es an der Blutgerinnung und der Erregung von Muskeln und Nerven beteiligt. Das Spurenelement ist wichtig für die Bildung der roten Blutkörperchen. Mangan ist notwendig für die Bildung von Bindegewebe und Harnstoff.

Möhren enthalten sehr viel Selen, das unsere Körperzellen schützt. Selen ist wichtig für die Funktion von Herz und Kreislauf, Sehschärfe, Zeugungsfähigkeit des Mannes.

Möhren enthalten Pektin, einen löslichen Ballaststoff. Ballaststoffe in der Nahrung sorgen dafür, dass man gründlich kauen muss, was gut ist für Zähne und Zahnfleisch. Außerdem hilft eine ballaststoffreiche Ernährung beim Abnehmen, da schneller ein Sättigungsgefühl eintritt. Ballaststoffe regulieren die

Heilwirkung auf einen Blick:

- *Stärken das Immunsystem*
- *Wehren Bakterien und Viren ab*
- *Schützen die Schleimhäute*
- *Gut für Haut, Haare und Fingernägel*
- *Verbessern das Sehvermögen*
- *Regulieren die Verdauung*
- *Helfen beim Abnehmen*
- *Senken den Cholesterinspiegel bzw. Blutzuckerspiegel*
- *Gut für Herz und Kreislauf*
- *Bekämpfen freie Radikale*
- *Wirken krebsvorbeugend*

Möhren enthalten den Ballaststoff Pektin, der den Blutzuckerspiegel senkt.

Verdauung und senken den Cholesterinspiegel. Pektin gehört zu den Ballaststoffen, die außerdem den Blutzuckerspiegel senken.

Möhren in der Küche:

Frische junge Möhren nur waschen und, falls nötig, mit der Gemüsebürste bürsten. Ältere Mohrrüben schaben und waschen. Möhren schmecken roh (vor allem die frühen Sorten) als Snack und im Salat. Sie sind gedünstet oder geschmort eine beliebte Gemüsebeilage oder sie werden zu gesundem Saft verarbeitet. Außerdem bereichern sie Eintöpfe und Gemüsesuppen. Auch Karottenkuchen schmeckt äußerst fein.

Zur optimalen Aufnahme von Betacarotin muss man Möhren zerkleinern und mit Fett kurz garen.

Die Karotine sind fest in den Zellwänden der Möhre verschlossen, daher muss man für die ideale Aufnahme von Betacarotin Möhren zerkleinern, zumindest kurz garen und mit etwas Fett vermischen. Damit der Umbau von Betacarotin zu Vitamin A optimal funktioniert, brauchen wir auch Vitamin E, Eisen und Zink. Daher Möhren am besten mit Vitamin-E-haltigem Fett mischen, z. B. Butter oder Sahne.

Schönheitstipp:

Mixen Sie Möhrensaft mit Gurken, Erdbeeren und Kerbel zu einer Paste, die Sie auf Gesicht und Hals auftragen. Purer Möhrensaft kann äußerlich angewendet gegen Akne helfen.

Drink-Rezept:
Möhren-Paprika-Drink für das Immunsystem

Zutaten für ein großes Glas (300 ml):
2 mittelgroße Möhren
1 kleine rote Paprikaschote
1 unbehandelte Limette

Möhren putzen und klein schneiden. Paprikaschote waschen, putzen und ebenfalls klein schneiden. Limette waschen, Saft auspressen und Schale abreiben. Gemüse im Entsafter fein zerkleinern, Limettensaft und -schale dazugeben und alles gut mischen.

Nüsse und Co.

Herkunft / Beschreibung / Geschichte:

Im botanischen Sinn sind Nüsse Schließfrüchte mit einer trockenen, harten Fruchthülle. Doch wir richten uns hier nach dem allgemeinen Sprachgebrauch, der auch andere hartschalige Früchte als Nüsse bezeichnet: So gehören zum Beispiel Walnuss und Kokosnuss botanisch zu den Steinfrüchten und die Erdnuss zu den Hülsenfrüchten. Zu den beliebten Kernen und Samen gehören Kürbiskerne (siehe im Kapitel Kürbis), Mohnsamen, Sesamsamen und Sonnenblumenkerne.

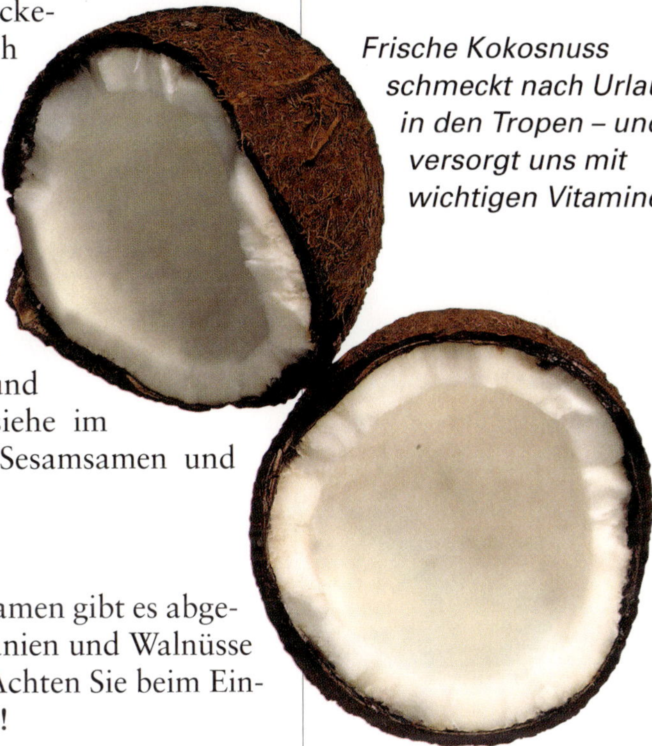

Frische Kokosnuss schmeckt nach Urlaub in den Tropen – und versorgt uns mit wichtigen Vitaminen.

Einkauf:

Die meisten Nüsse, Kerne und Samen gibt es abgepackt das ganze Jahr über. Kastanien und Walnüsse bekommt man eher im Winter. Achten Sie beim Einkauf auf das Haltbarkeitsdatum!

Lagerung:

Nüsse und Co. müssen trocken, kühl und dunkel aufbewahrt werden, am besten in Schraubgläsern. Nüsse und Co. werden wegen ihres hohen Fettanteils leicht ranzig und können auch von Schimmel befallen werden, wobei dadurch das sehr schädliche Aflatoxin gebildet wird. Grundsätzlich halten sich ganze Nüsse besser als zerkleinerte.

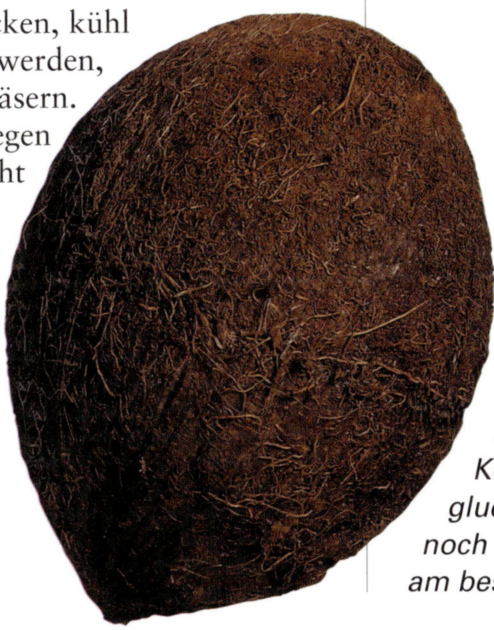

Schütteln Sie die Kokosnuss: Wenn sie gluckert, enthält sie noch Milch und schmeckt am besten.

Cashewnüsse

Sie stammen aus Asien und schmecken mandelartig süßlich. Cashewnüsse enthalten Magnesium, Kupfer und B-Vitamine, vor allem Biotin.

Erdnüsse

Frische Erdnüsse werden mit der Schale verkauft. Sie enthalten viel Vitamin E, Niacin, Biotin, Kalium, Magnesium und Zink, das Öl enthält reichlich Linolsäure. Geröstete, gesalzene und gezuckerte Erdnüsse gibt es abgepackt zum Knabbern zu kaufen, außerdem gibt es auch Erdnussöl, das sehr hoch erhitzbar ist, und Erdnussbutter als Brotaufstrich.

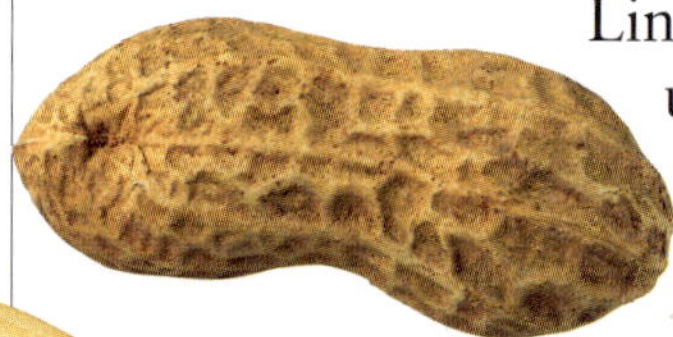

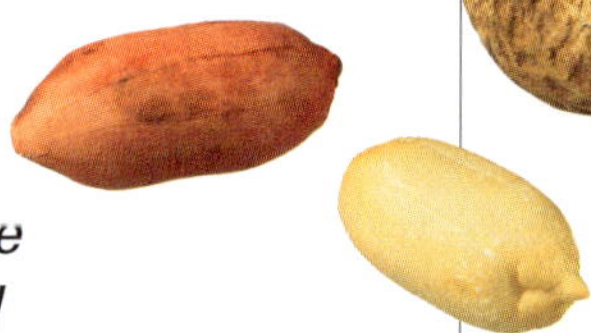

Erdnüsse machen fit, aber Achtung: zu viele machen fett!

Haselnüsse

Haselnüsse kommen ohne Schale in den Handel; es gibt sie ganz und von grob gehackt über blättrig bis gemahlen in allen Abstufungen. Haselnüsse enthalten 61% Fett und versorgen uns mit Vitamin E und Biotin, außerdem Magnesium, Kupfer und Mangan.

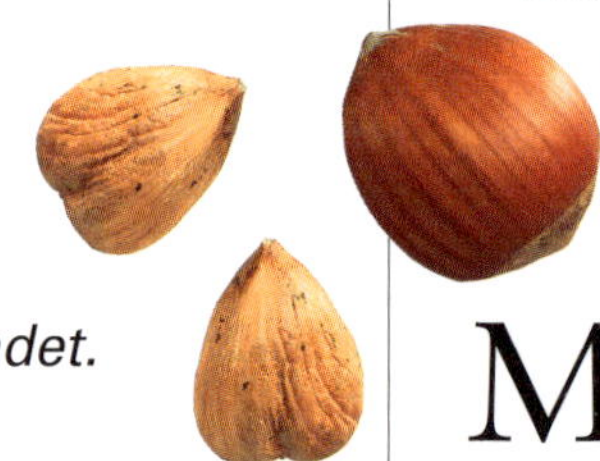

Haselnüsse werden überwiegend zum Backen verwendet.

Kokosnuss

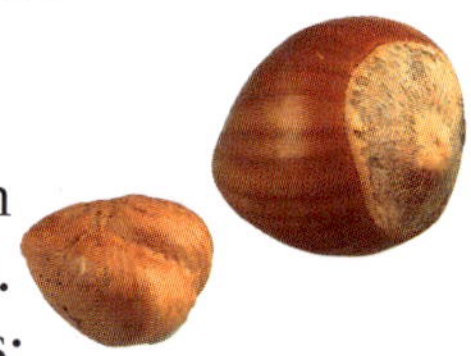

Manchmal bekommt man ganze Kokosnüsse. Schütteln Sie die Kokosnuss: Wenn sie gluckert, enthält sie noch Milch und ist ideal; wenn die ganze Milch zu Fruchtfleisch geworden ist, wird dieses seifig. Kokosnüsse enthalten viel Biotin und Mangan. Kokosraspeln werden aus getrocknetem Kokosfleisch hergestellt. Sie bestehen zu 62% aus Fett, sind sehr kalorienreich, enthalten aber auch Ballaststoffe, Kalium und Magnesium.

Mandeln

Süßmandeln und Bittermandeln wurden schon im Altertum und Mittelalter als Arznei und Haut-

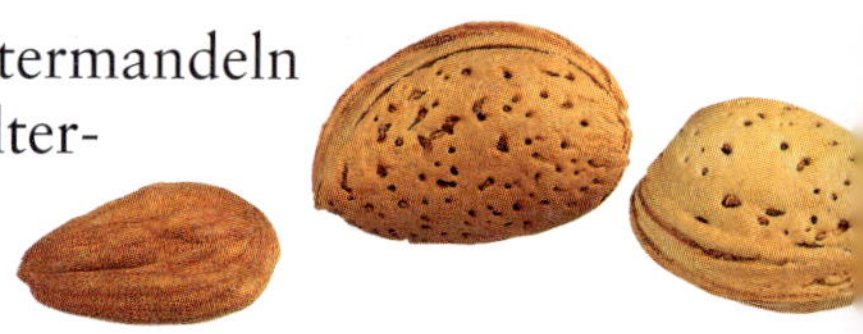

Aus Süßmandeln wird Marzipan gemacht.

pflegemittel verwendet. Bei uns ist die Süßmandel verbreitet, die unter anderem zur Marzipanherstellung dient. Süßmandeln haben einen Fettgehalt von 54 %, einen Eiweißgehalt von 20 % und einen Zuckergehalt von 10 %. Darüber hinaus enthalten sie Vitamin E und Vitamin B_2, außerdem Magnesium und Mangan.

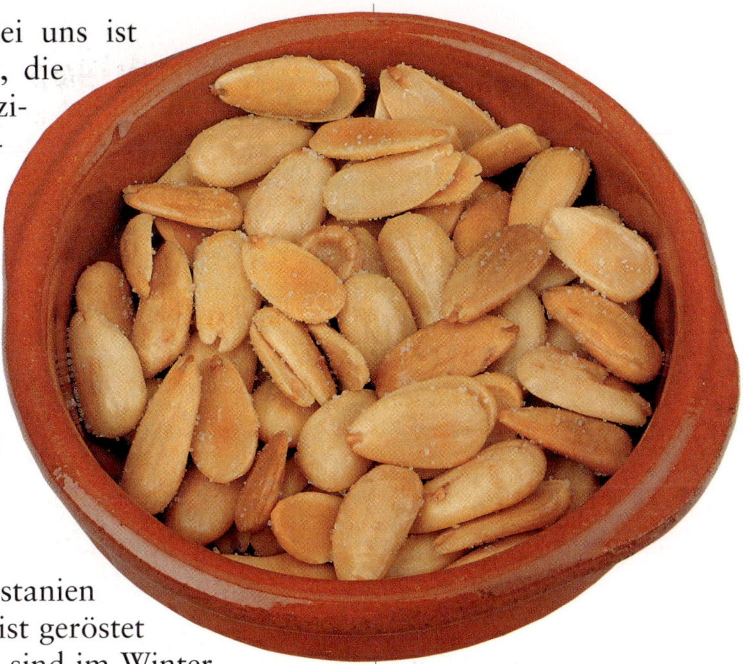

Maronen

Maronen, auch Esskastanien genannt, werden meist geröstet oder gekocht gegessen. Sie sind im Winter frisch erhältlich. Maronen unterscheiden sich in ihrer Zusammensetzung stark von anderen Nüssen; sie enthalten viel Stärke, die sich beim Rösten in Zucker verwandelt. Gekochte Maronen sind als Beilage und Füllung für Geflügel beliebt. Maronen enthalten viel weniger Fett als andere Nüsse, dafür reichlich Vitamin C.

Paranuss

Die große Paranuss stammt aus Brasilien und gehört mit 670 kcal pro 100 g zu den kalorienreichsten Nüssen überhaupt. Man bekommt sie mit oder ohne Schale. Der Geschmack ist süßlich. Die Paranuss liefert Vitamin B_1, Biotin und Selen.

Pinienkerne

Pinienkerne schmecken geröstet wunderbar und sind Bestandteil der köstlichen italienischen Nudelsauce Pesto. Sie sind sündhaft teuer, enthalten 60 % Fett, außerdem Eisen, Kupfer, Magnesium, Biotin und reichlich Vitamin B_1. Nicht länger als 3 Monate lagern, sie werden schnell ranzig.

Heilwirkung auf einen Blick:

- *Gut für Haut, Haare und Fingernägel*
- *Kraft für Nerven und das Gehirn*
- *Unterstützen den gesamten Stoffwechsel*
- *Wirken krebsvorbeugend*
- *Gut für unser Blut und Bindegewebe*
- *Schutz vor Herz-Kreislauf-Erkrankungen*

Pistazien

Pistazien sind besonders beliebt geröstet zum Knabbern. Sie werden in großen Mengen aus Mittelmeerländern importiert, vor allem aus Griechenland und der Türkei. Man bekommt sie mit oder ohne Schale, geröstet und gesalzen. Pistazien enthalten rund 50 % Fett, 20 % Eiweiß und Eisen, Kupfer, Magnesium, Vitamin B_1 und Biotin.

Walnüsse

Die Walnuss wächst an kältempfindlichen Bäumen, und daher kommen viele Exporte aus Südeuropa und Kalifornien. Walnüsse gibt es meist ab Spätherbst in der Schale zu kaufen; sie dürfen auf keinem Weihnachtsteller fehlen. Halbierte Walnusskerne sind abgepackt das ganze Jahr erhältlich. Walnüsse bestehen zu rund 60 % aus Fett, außerdem liefern sie Magnesium, Mangan, Vitamin E, Biotin und Pantothensäure.

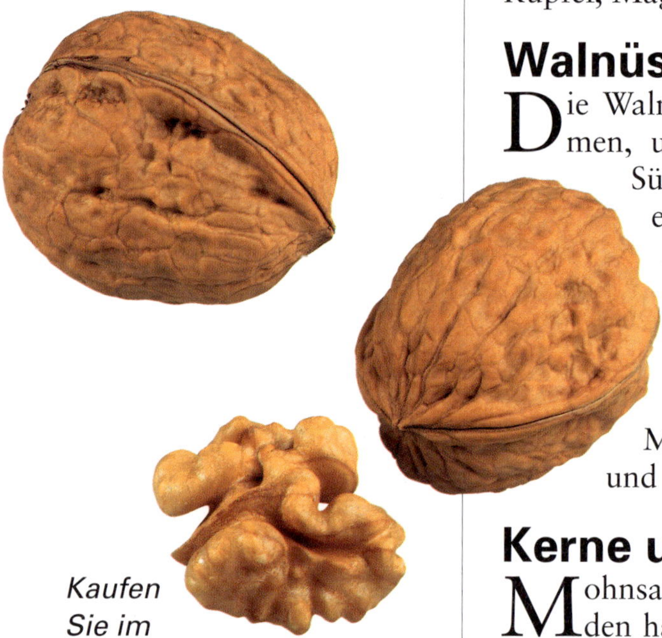

Kaufen Sie im Spätherbst Walnüsse in der Schale, sie schmecken besser als die bereits geschälten Walnusshälften.

Kerne und Samen

Mohnsamen haben ein nussiges Aroma und werden hauptsächlich für Backwaren verwendet. Sie enthalten etwa 40 % Fett mit einem hohen Anteil an essenzieller Linolsäure. Außerdem enthalten sie Magnesium, Eisen, Zink, Kupfer, Mangan, Vitamin B_1 und Biotin.

Sesamsamen enthalten reichlich Vitamin B_1 und Biotin.

Sonnenblumenkerne bestehen zu 50 % aus Fett (Ölgewinnung!) und enthalten viele unentbehrliche Aminosäuren; außerdem Magnesium, Eisen, Zink, Kupfer, Mangan und Vitamin B_1, Vitamin E und Biotin.

Inhaltsstoffe / Wirkstoffe:

Nüsse und Co. speichern reichlich Nährstoffe und sind sehr kalorienreich (der Energiegehalt liegt im Durchschnitt bei 560 kcal pro 100 g). Der Fettgehalt liegt je nach Sorte zwischen 35 und 70 %. Doch das in Nüssen und Co. enthaltene Fett besteht zum großen Teil aus hochwertigen einfach und mehrfach ungesättigten Fettsäuren. (Ausnahme: Die Kokosnuss enthält viele gesättigte Fettsäuren.)

Nüsse enthalten Proteasehemmstoffe, die krebsvorbeugend wirken. Nüsse und Co. liefern folgende Vitamine: Vitamin E schützt andere Stoffe vor freien Radikalen, ist gut für die Haut und den Eisenstoffwechsel; Vitamin B_1, das als Nervennahrung gilt und außerdem gut ist fürs Gehirn. Niacin hält Körper und Geist fit. Biotin sorgt für schöne Haut, Haar und Fingernägel. Vitamin C (vor allem in Maronen) schützt unser Immunsystem.

Folgende Mineralstoffe bzw. Spurenelemente sind enthalten: Magnesium unterstützt den gesamten Stoffwechsel, Kalium schützt zusammen mit den essenziellen Fettsäuren und Vitamin E vor Herz-Kreislauf-Erkrankungen. Eisen ist wichtig für die roten Blutkörperchen, Zink ist gut fürs Immunsystem. Kupfer mobilisiert Eisen und schützt die Nerven. Selen (vor allem in Paranüssen) schützt die Nervenzellen und das Immunsystem und wirkt vorbeugend gegen Krebs. Mangan hilft bei der Bildung von Bindegewebe.

Nüsse versorgen uns mit Magnesium, Kalium, Eisen, Zink, Kupfer, Selen und Mangan.

Nüsse enthalten Stoffe, die vorbeugend gegen Krebs wirken.

Nüsse und Co. in der Küche:

Nüsse und Sonnenblumenkerne werden roh gegessen, sind im Müsli und in Knabbermischungen verbreitet, schmecken geröstet auf Salat, Rohkost und Nudelgerichten. Ansonsten werden vor allem Haselnüsse, Mandeln, Mohn- und Sesamsamen in vielerlei Form zum Backen verwendet.

Achtung:

Leider gibt es immer mehr Menschen, die allergisch auf Nüsse reagieren. Inzwischen haben fast alle Lebensmittel, die Nüsse enthalten, einen dementsprechenden Hinweis.

Oliven und Olivenöl

Herkunft / Beschreibung / Geschichte:

Die Olive ist die Frucht des immergrünen Ölbaums, der über 1000 Jahre alt werden kann. Schon im 3. Jahrtausend v. Chr. wurden im südlichen Vorderasien Ölbäume angepflanzt, und heute wachsen sie überall, wo das Klima warm und sonnig ist und die Nächte überwiegend frostfrei sind. Die Olive ist eine Steinfrucht mit sehr ölreichem Fruchtfleisch (20–30 %), aus dem Olivenöl gewonnen wird, das schon seit Jahrhunderten in den Mittelmeerländern wegen seiner gesundheitsfördernden Wirkung als Heilmittel gilt.

Grüne Oliven sind unreif geerntete Früchte, schwarze Oliven sind vollreif. Für Öl werden sie meist kurz vor der Vollreife geerntet.

Die Mittelmeervölker wissen schon lange um die gesundheitsfördernde Wirkung von Olivenöl.

Einkauf:

Es gibt viele Olivensorten aus zahlreichen Importländern. Geschmacklich variieren sie von nussig, fruchtig, würzig, mild bis herb oder leicht bitter. Außerdem hängt der Geschmack natürlich davon ab, wie die Oliven eingelegt wurden. Hier können Sie nur selbst Ihre Lieblingssorte herausfinden. Oliven werden in Öl oder Lake eingelegt, manchmal mit Kräutern und Gewürzen verfeinert oder mit Gemüse, Anchovis oder Pasten gefüllt.

Beim Olivenöl sollten Sie zu dunklen Flaschen mit der Aufschrift „Natives Olivenöl extra“ greifen. Hier handelt es sich um die erste Pressung feinster Oliven mit dem geringsten Anteil an freien Fettsäuren. Geschmacklich müssen Sie sich auch hier selbst ein Urteil bilden, manche schwören auf das Olivenöl aus der Toskana, andere bevorzugen Ware aus Spanien oder Griechenland. Hier spielt natürlich auch der Preis eine Rolle.

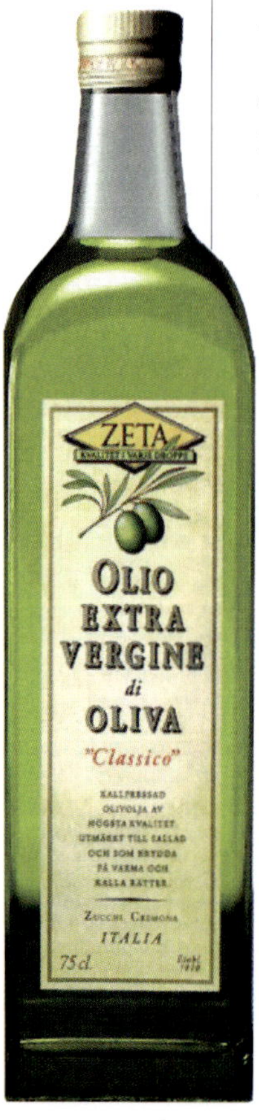

Achten Sie beim Kauf von Olivenöl auf die Aufschrift „Olio di oliva extra vergine“ bzw. „natives Olivenöl extra“.

Lagerung:

Oliven in Öl oder Lake halten sich im Kühlschrank mehrere Wochen, vorausgesetzt, dass sie immer mit Flüssigkeit bedeckt sind. Ansonsten können sie schimmeln.

Olivenöl sollte in dunklen Flaschen im Küchenschrank aufgehoben werden, da Licht Vitamin E angreift. Es hält sich monatelang.

Inhaltsstoffe / Wirkstoffe:

Olivenöl ist gut bekömmlich und fördert die Verdauung. Es wirkt anregend auf die Galle und soll auch bei Magengeschwüren, Leber- und Gallenleiden helfen.

Das Fruchtfleisch der Olive enthält reichlich ungesättigte Fettsäuren; Olivenöl besteht aus 19 % gesättigten Fettsäuren, 73 % einfach ungesättigten Fettsäuren und 8 % mehrfach ungesättigten Fettsäuren, wobei ungesättigte Fettsäuren besonders wichtig sind für den menschlichen Organismus. Sie senken das schädigende LDL-Cholesterin im Blut, ohne dabei das „gute" gefäßschützende Cholesterin anzugreifen. Damit wirkt Olivenöl Herz-Kreislauf-Erkrankungen vor. Die Menschen in den Mittelmeerländern leiden viel seltener an diesen Erkrankungen, was unter anderem auf die tägliche Verwendung von Olivenöl in der Küche zurückzuführen ist.

Der hohe Fettanteil macht die kleine Olive relativ kalorienreich. Doch dadurch sind Oliven auch sättigend, und wer ein paar Oliven im Salat oder auf der Pizza isst, reduziert die gesamte Nahrungsaufnahme, womit Oliven trotz ihres hohen Fett- und Kaloriengehaltes unterstützend beim Abnehmen wirken. Ihr Fruchtfleisch enthält auch Vitamin E, das die Zellen vor freien Radikalen schützt.

Oliven und Olivenöl in der Küche:

Oliven schmecken im gemischten Salat und auf der Gemüseplatte. Sie sind lecker auf der Pizza oder in Nudelsaucen. Auch köstlich: Olivenpaste als Brotaufstrich. Olivenöl kann bis zu 210 °C erhitzt werden, lässt sich also im Grunde für alle Garmethoden verwenden. Sein feiner Geschmack kommt aber am besten zur Geltung, wenn man es kalt verwendet.

Heilwirkung auf einen Blick:

- *Fördern die Verdauung*
- *Kräftigen das Immunsystem*
- *Schützen unsere Zellen*
- *Senken den Cholesterinspiegel im Blut*

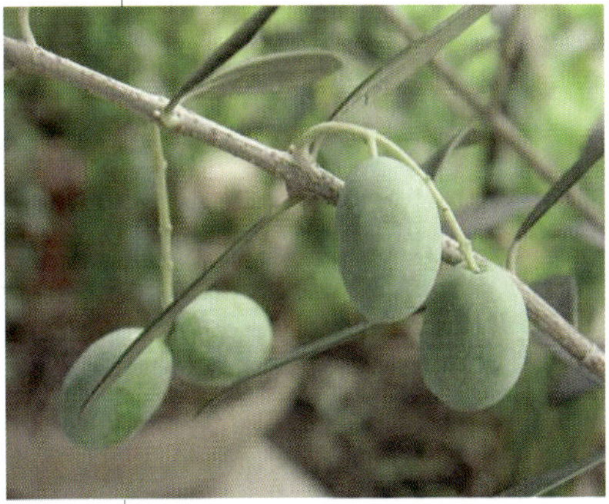

Oliven können auch im unreifen Zustand (grün) geerntet und eingelegt werden.

Papaya

Papayas können bis zu 5 kg schwer werden.

Herkunft / Beschreibung / Geschichte:

Die Papaya ist die Beerenfrucht des Melonenbaums und stammt ursprünglich aus Mittelamerika. Heute wird sie in fast allen tropischen Ländern angebaut. Die Indianer nutzten die Früchte, Kerne und Blätter des Melonenbaums schon immer auch als Heilmittel.

Papayas sind länglich oval, werden bis zu 25 cm lang und bis zu 5 kg schwer, wobei das Gewicht der Früchte, die es bei uns zu kaufen gibt, meistens bei etwa 1 kg liegt. Die Schale ist wächsern und nicht essbar; bei reifen Früchten ist sie orangerot. Das Fruchtfleisch ist orangegelb, fest und sehr süß. Es hat zahlreiche schwarze Kerne, die man nicht isst, da sie leicht scharf sind. Inzwischen bekommt man Papayas bei uns immer öfter auch im Supermarkt.

Einkauf:

Papayas bekommen Sie das ganze Jahr. Kaufen Sie Früchte mit orangeroter Schale, die sich ein bisschen eindrücken lässt. Wer unreife Papaya möchte (köstlich für thailändische Salate), kauft sehr feste Früchte mit noch grüner Schale.

Die schwarzen Kerne der Papaya sind scharf und eher nichts für mitteleuropäische Gaumen.

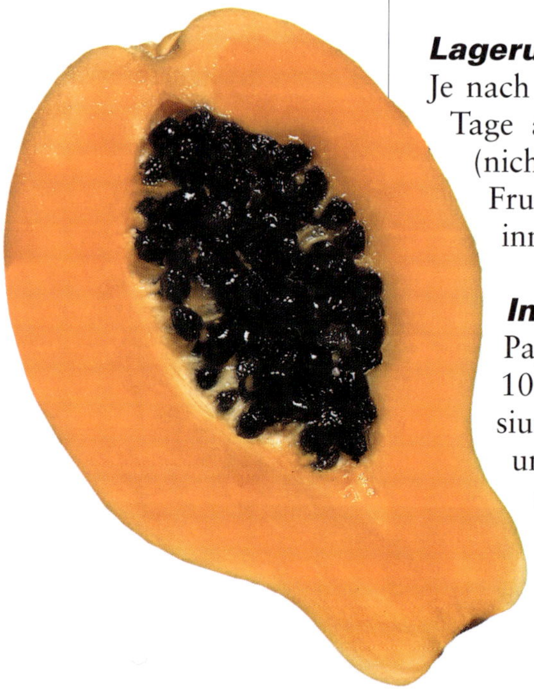

Lagerung:

Je nach Reifegrad kann man ganze Papayas einige Tage aufheben, am besten im Gemüsefach des (nicht zu kalten) Kühlschrankes. Wenn die Frucht einmal aufgeschnitten ist, sollte sie innerhalb von zwei Tagen verzehrt werden.

Inhaltsstoffe / Wirkstoffe:

Papaya enthält reichlich Vitamin C (80 mg pro 100 g), außerdem viel Betacarotin und Magnesium. Vitamin C stärkt unser Immunsystem und schützt andere Vitamine vor der Zerstörung durch Sauerstoff. Es stimuliert die Bildung und Funktion von Bindegewebe, Knochen und Zähnen und stabilisiert die Gefäße. Betacarotin ist die Vorstufe von

Vitamin A, welches die Schleimhäute schützt, außerdem ist es wichtig für die Augen und Zellen. Darüber hinaus bindet Betacarotin freie Radikale und wirkt damit Krebserkrankungen entgegen. Der Mineralstoff Magnesium wirkt mit im Kohlenhydrat-, Eiweiß- und Fettstoffwechsel.

Der Milchsaft der Früchte enthält das eiweißspaltende Enzym Papain, das den Früchten dabei hilft, Insekten abzuwehren. Im menschlichen Organismus fördert Papain die Eiweißverdauung und belebt die Körperzellen. Eine geregelte Eiweißverdauung schützt vor Verdauungsstörungen, Hautbeschwerden und Allergien. Papain wird übrigens auch zur Herstellung von Medikamenten verwendet. Papaya enthält nur sehr wenig Fruchtsäure, was sie sehr magenfreundlich macht. Unreife Papaya wird in der thailändischen Küche fein geraspelt in pikanten Salaten verwendet. Sie wirkt verdauungsfördernd.

Papayas in der Küche:

Am einfachsten geht es, wenn Sie die Papaya aufschneiden und das Fruchtfleisch herauslöffeln. Die Kerne entfernen. Wenn Sie für Obstsalat ansehnliche Stücke brauchen, schälen Sie die Papaya und schneiden die Frucht in Scheiben oder Würfel.
Papaya schmeckt auch gedünstet als Gemüse und süßsauer eingelegt.

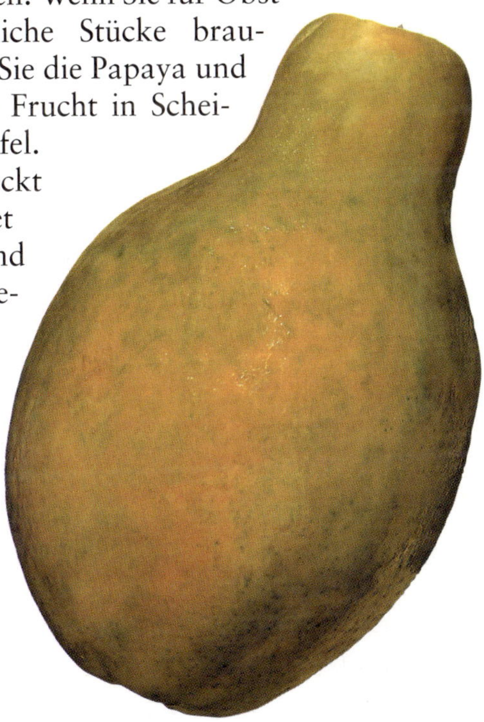

Heilwirkung auf einen Blick:

- *Gut fürs Immunsystem*
- *Schützt die Schleimhäute*
- *Gut für die Augen*
- *Wichtig für den Stoffwechsel*
- *Belebend und erfrischend*
- *Schützt vor Verdauungsstörungen*
- *Wirkt vorbeugend gegen Krebs*

Unreife grüne Papaya schmeckt im pikanten Salat. Je reifer die Frucht, desto mehr geht die Schale ins Orange und umso süßer wird der Inhalt.

Paprika

Herkunft / Beschreibung / Geschichte:

Paprika stammen ursprünglich aus Mittel- und Südamerika. Heute werden sie auch im gesamten Mittelmeerraum, in Nordafrika und Asien angebaut. Paprika ist der Oberbegriff für die vielen farbenfrohen Beerenfrüchte verschiedener Sorten des einjährigen Nachtschattengewächses Capsicum annuum. Je nach Sorte sind die Früchte klein, spitz zulaufend, kugelig, weiß, gelblich, orange, grün, rot oder violett. Die scharfen Sorten wie z. B. Peperoni und Jalapeno werden in erster Linie zum Würzen von gekochten Speisen und zum Einlegen verwendet. Die größeren Gemüsepaprika, die es ebenfalls in allen Farben und Formen gibt, schmecken eher mild und eignen sich für Salate und als Gemüse. In den meisten Geschäften und auch in vielen Kochbüchern werden sie Paprikaschoten genannt.

Paprika gibt es in zahlreichen Farben und Formen. Auch der Geschmack variiert je nach Sorte und Reifegrad.

Einkauf:

Importierte Paprika bekommen Sie das ganze Jahr über. Der Großteil kommt aus Süd- und Südosteuropa und Spanien. Die weit verbreiteten grünen Gemüsepaprika sind nicht ganz reif und enthalten weniger gesunde Inhaltsstoffe als z. B. rote Paprika, die am meisten Vitamin C liefern. Achten Sie auf glänzende Früchte ohne Flecken, bei denen der Stielansatz nicht trocken ist.

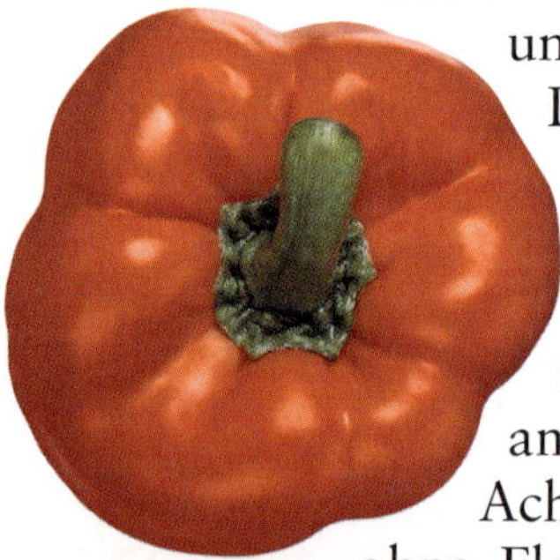

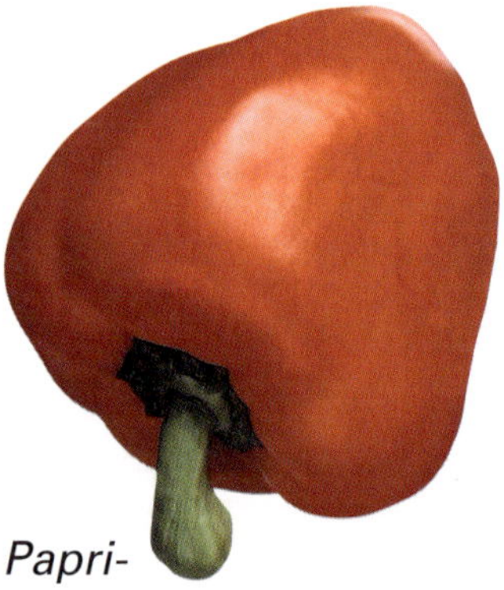

Rote Paprika enthalten mehr Vitamin C und E als grüne und schmecken besonders süß.

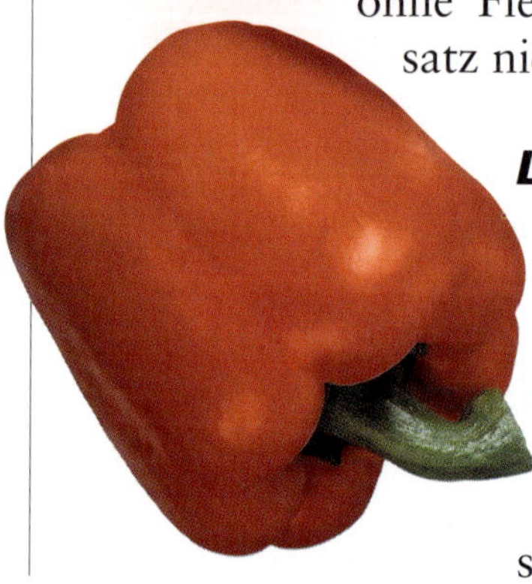

Lagerung:

Sie können Paprika im Gemüsefach des Kühlschrankes ein paar Tage lagern, ohne dass viel Vitamin C verloren geht, da die Schale die Paprika vor Oxidation schützt.

Inhaltsstoffe / Wirkstoffe:

Paprika enthalten Vitamin K, das die Blutgerinnung fördert und am Auf- und Umbau unserer Knochen beteiligt ist. Damit wirken Paprika vorbeugend gegen Osteoporose. Das Vitamin B_6 ist ein wichtiger Bestandteil von Enzymen, die den Eiweißstoffwechsel im Körper regeln; es hilft außerdem beim Umbau von Energiereserven in Zucker, bei der Bildung von Gallensäure zur Fettverdauung, außerdem wirkt es mit bei der Entstehung von Hämoglobin und Gewebshormonen. Es ist besonders wichtig während der Schwangerschaft. Vitamin C aktiviert den Zellstoffwechsel und schützt andere Vitamine vor freien Radikalen; es hilft bei der Umwandlung von Nahrungs- in Körperenergie, fördert die körpereigenen Abwehrkräfte und schützt uns somit vor Erkältungskrankheiten. Es stimuliert die Bildung und Funktion von Bindegewebe, Knochen und Zähnen, stabilisiert die Gefäße und beschleunigt die Wundheilung.

Vitamin E ist vor allem in rohen Paprikaschoten zu finden. Es schützt Fett und andere Vitamine, Hormone und Enzyme vor freien Radikalen und kann damit die krebserregende Wirkung von Schadstoffen begrenzen. Es schützt die Innenwände der Arterien und beugt somit Arteriosklerose vor.

Rote und orangefarbene Paprika liefern außerdem kostbares Betacarotin. Betacarotin ist eine Vorstufe von Vitamin A und kann im Körper freie Radikale unschädlich machen. Damit schützt Betacarotin vor Krebserkrankungen. Außerdem ist Vitamin A gut für die Sehkraft und für gesundes Haar, Haut und Zähne. Vitamin A kann nur in Verbindung mit Fett vom Körper aufgenommen werden, deshalb Paprika am besten immer mit Öl beträufeln.

Zink ist wichtig für Bindegewebe, Hormonproduktion, Gehirn und Sexualleben. Die scharfen Paprikasorten enthalten Capsaicin, das schon lange als Heilmittel gegen Durchblutungsstörungen gilt.

Heilwirkung auf einen Blick:

- *Gut für die Knochen*
- *Beugt gegen Osteoporose vor*
- *Wichtig für Schwangere*
- *Stärkt die körpereigenen Abwehrkräfte*
- *Beugt Krebserkrankungen vor*
- *Gut für Augen, Haare, Haut und Zähne*

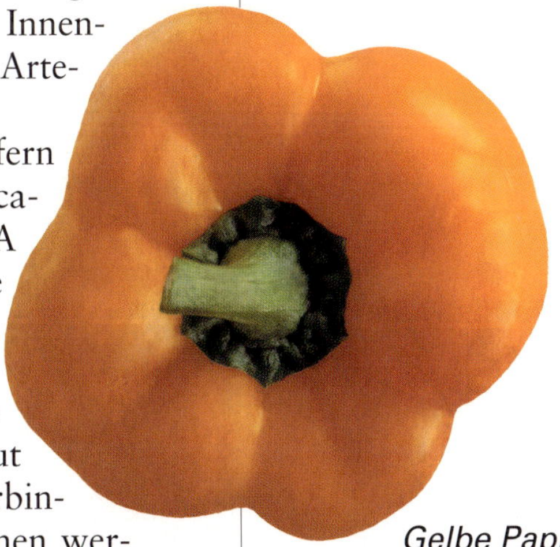

Gelbe Paprika liegen geschmacklich zwischen grünen und roten. Oft gibt man sie wegen der schönen leuchtenden Farbe zum Salat oder Mischgemüse.

Capsaicin in scharfen Paprika kann einem Tränen in die Augen treiben – es fördert aber auch die Durchblutung!

Capsaicin macht das Blut dünnflüssiger und schafft damit auch Abhilfe bei kalten Händen und Füßen. Auch gegen Migräne, Darmerkrankungen und bei chronischer Bronchitis soll Capsaicin helfen.

Paprika in der Küche:

Paprika gut waschen, längs halbieren und den Stielansatz, die Trennwände und Kerne herausschneiden oder -schaben. Paprika nach Rezept zerkleinern und weiterverarbeiten. Sie schmecken im gemischten Salat, als Rohkost mit Dips, in Gemüsesuppen und -eintöpfen, gebacken und mariniert als Vorspeise. Die großen Gemüsepaprika sind ideal zum Füllen, zum Beispiel mit einer Hackfleisch-Reis-Mischung. Gefüllte Paprikaschoten im Backofen garen.

Extra:

Chilis gehören zu einer anderen Gruppe der Gattung Capsicum. Sie sind mit Paprika verwandt, unterscheiden sich aber durch ihre zum Teil extreme Schärfe. Chilis sind kleiner als Paprika, meistens spitz zulaufend, aber es gibt auch rundliche. Die extreme Schärfe kommt durch große Mengen Capsaicin, das vor allem in den Kernen und Trennwänden enthalten ist. Der Verzehr von Chili kann zu Reizungen des Verdauungsapparates führen, außerdem bei Berührung mit den Schleimhäuten ein starkes Brennen auslösen. Also Chilis bitte mit Vorsicht behandeln, am besten Samen und Trennwände entfernen und die Hände nach dem Schneiden gründlich waschen.

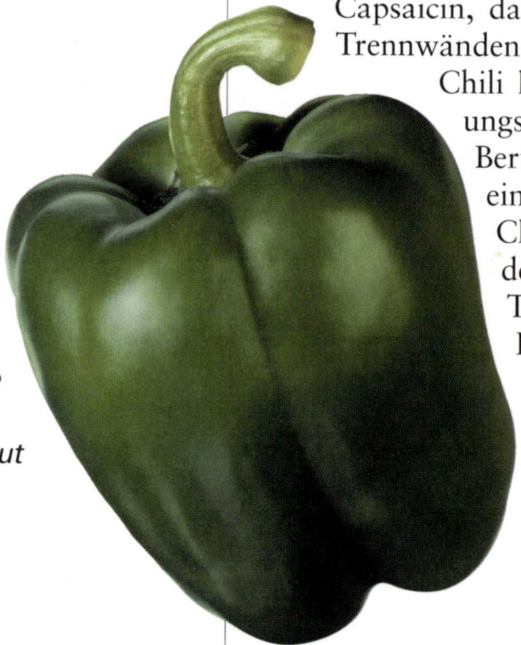

Die großen grünen Paprika werden unreif geerntet. Sie eignen sich besonders gut zum Füllen.

Pfirsich und Nektarine

Herkunft / Beschreibung / Geschichte:

Der Pfirsich gehört zu den Steinfrüchten. In China wurde der Pfirsichbaum bereits im 3. Jahrtausend v. Chr. kultiviert. Heute wachsen Pfirsichbäume unter anderem in Südeuropa, Kalifornien und Südamerika. Der Pfirsich ist unverwechselbar mit seiner seidig behaarten Schale – die je nach Sorte gelbgrün, gelb oder hellrot ist – und dem saftig süßen Fruchtfleisch.

Übrigens: Nektarinen sind eine Varietät des Pfirsichs mit glatter Schale, deren Entstehung noch nicht geklärt ist. Manche vermuten, die Nektarine sei eine Mutation des Pfirsichs, andere meinen, die Nektarine sei aus einer Kreuzung von Pfirsich und Pflaume entstanden. Wie auch immer: Nektarinen schmecken aromatischer als Pfirsiche, das Fruchtfleisch ist fester, und der Kern löst sich leichter.

Übrigens werden Pfirsichblüten und -blätter schon lange für Aufgüsse verwendet. Man sagt ihnen beruhigende und reinigende Wirkung nach.

Einkauf:

Pfirsiche kommen überwiegend aus Italien, Griechenland und Spanien zu uns. Nur im Sommer bekommt man für kurze Zeit heimische Ware,

Heilwirkung auf einen Blick:

- *Schützen unsere Zellen*
- *Gut für das Nervensystem*
- *Schützen vor Bluthochdruck*
- *Wichtig für das Wachstum*
- *Schützen vor freien Radikalen*
- *Vorbeugend gegen Krebs*
- *Helfen gegen Stress*
- *Wirken verjüngend*

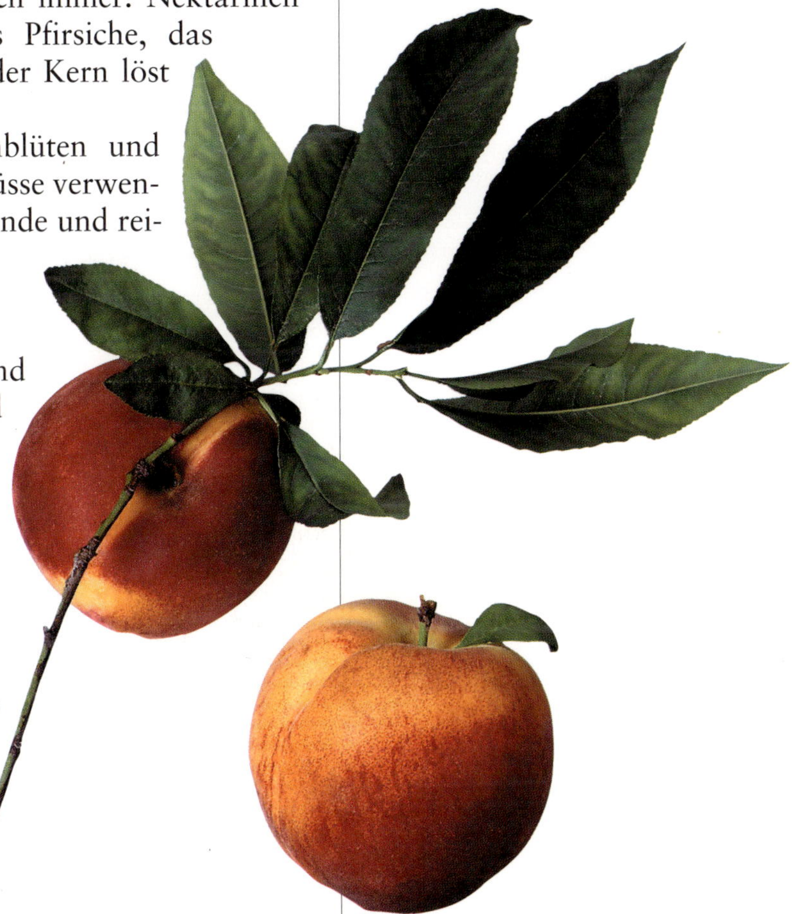

Einheimische Pfirsiche reifen am Baum und nehmen besonders viele Nährstoffe auf. Pfirsiche und Nektarinen enthalten viel Kalium, das den Blutzuckerspiegel reguliert.

Importierte Pfirsiche werden oft stark behandelt, daher muss man sie gründlich waschen.

und dann sollten Sie zugreifen, denn die heimischen Pfirsiche bleiben bis zur Reife am Baum, wobei sie in den letzten Tagen besonders viele Nährstoffe aufnehmen. Importware wird häufig in unreifem Zustand gepflückt und dann künstlich nachgereift. Leider werden Pfirsiche auch häufig gespritzt. Daher auf alle Fälle gründlich heiß und kalt waschen. Die besten, aber auch teuersten Pfirsiche bekommen Sie beim Biobauern oder im Bioladen.

Lagerung:
Pfirsiche sind sehr empfindlich und nur bedingt lagerfähig. Am besten innerhalb von ein bis zwei Tagen essen. Reife Nektarinen halten sich bei Zimmertemperatur einige Tage, im Kühlschrank länger.

Inhaltsstoffe / Wirkstoffe:
Pfirsiche enthalten Karotine (Pflanzenfarbstoffe) sowohl in der Schale als auch im Fruchtfleisch. Dem Pfirsich helfen die Karotine bei der Verteidigung gegen Insekten, Bakterien und Pilze. Gelbe Farbstoffe schützen den Pfirsich vor der Sonne und sorgen dafür, dass keine freien Radikalen entstehen. Alle diese interessanten Stoffe verrichten ihre Aufgaben auch in unserem Körper, das heißt, mit dem Verzehr von Pfirsichen tun wir etwas für den Schutz unserer Zellen.

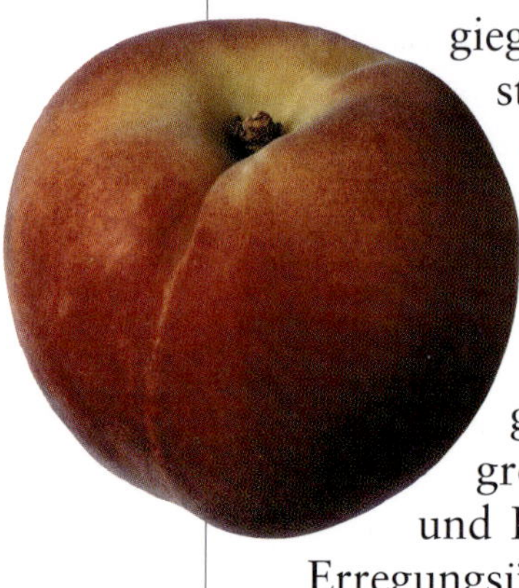

Niacin ist Bestandteil vieler Enzyme, die Energiegewinnung und Energiebereitstellung steuern. Innerhalb der Zellen sorgt es dafür, dass an richtiger Stelle Zellen gebildet werden und dass geschädigte repariert werden. Es sichert die Funktionsfähigkeit von Nervensystem und Magen-Darm-Trakt. Pfirsiche versorgen uns mit Magnesium, das eine große Rolle im Kohlenhydrat-, Eiweiß- und Fettstoffwechsel spielt. Es hilft bei der Erregungsübertragung von Nerven auf Muskeln. Magnesium wird bei der Behandlung von Bluthochdruck und Angina pectoris eingesetzt. Kalium ist in großen Mengen in Pfirsichen enthalten. Es transportiert Insulin in die Zellen und sorgt damit für einen gesunden Blutzuckerspiegel. Außerdem wirkt es blutdrucksenkend. Zink hilft etwa 300 Enzymen im Körper bei der Ausübung ihrer Aufgaben: Es ist beteiligt bei Zellteilung und Zellerneuerung und damit bedeutend für unser Wachstum. Man vermutet, dass auch Zink freien Radikalen entgegenwirkt. Eisen ist wichtig für unser Blut und die Bildung verschiedener Enzyme.

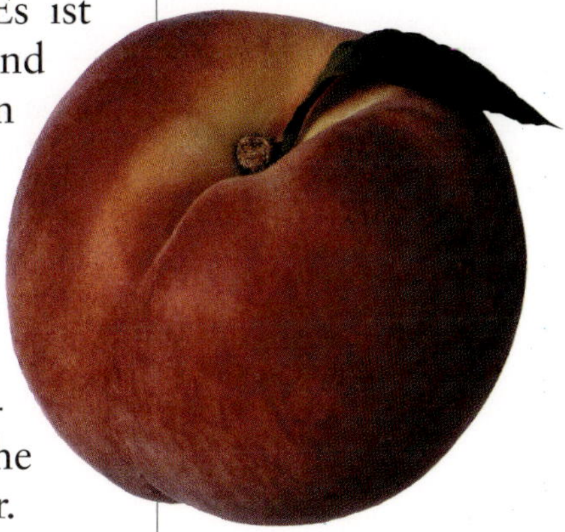

Selen ist Bestandteil eines Enzyms, das in den Körperzellen vorkommt und diese vor freien Radikalen schützt. Es bindet Schwermetalle und verringert dadurch deren schädliche Auswirkungen. Selen stärkt die Immunabwehr.

Nektarinen enthalten besonders viel Kalium und Betacarotin. Betacarotin wird im Körper zu Vitamin A umgewandelt, das die Zellen vor Angriffen von Bakterien und Umweltbelastungen schützt. Es ist außerdem gut für die Sehkraft, die Haut, Haare und Zähne.

Pfirsiche und Nektarinen in der Küche:
Pfirsiche gut waschen. Sie schmecken reif ganz wunderbar solo, passen aber auch gut in gemischte Fruchtsalate oder zu Jogurt. Ansonsten werden sie zu Saft, Kompott, Konserven und Trockenobst verarbeitet. Ein berühmtes Dessert ist „Pfirsich Melba“: Vanilleeis wird mit einem gedünsteten, gezuckerten Pfirsich, Himbeerpüree und Schlagsahne gekrönt. Auch Pfirsichbowle schmeckt köstlich und ebenso Pfirsicheis. Wenn Sie Pfirsiche für besondere Rezepte häuten müssen, überbrühen Sie sie kurz mit kochendem Wasser, danach lässt sich die Haut ganz leicht abziehen.

Pfirsiche lassen sich leicht häuten, wenn man sie mit heißem Wasser überbrüht.

Schönheitstipp:
Frischer Pfirsichsaft ist äußerlich angewendet gut für die Haut.

Achtung:
Pfirsichkerne enthalten eine Substanz, die im Körper zu Blausäure wird. Blausäure gehört zu den stärksten Giften überhaupt. Am besten geben Sie Kindern halbierte Pfirsiche ohne den Stein.

Pflaume

Der Pflaumenbaum stammt ursprünglich aus Vorderasien.

Herkunft / Beschreibung / Geschichte:

Der Begriff Pflaume umfasst die gelben, blauen und roten Steinfrüchte von vielen verschiedenen Sorten des Pflaumenbaums. Sein Anbau lässt sich bis ins Altertum zurückverfolgen, wobei man vermutet, dass er ursprünglich aus Vorderasien stammt und im 12. Jahrhundert nach Europa gelangte. Heute werden Pflaumenbäume auch bei uns kultiviert, und nicht wenige Gartenbesitzer nennen stolz einen Pflaumenbaum ihr eigen.

Zu den bekannten Pflaumensorten gehört die Mirabelle, die kleine runde, hellgelbe oder hellgrüne Früchte trägt. Die Reneklode hat größere grüne kugelige Früchte. Die wohl bekannteste Pflaume ist die Zwetschge mit großen ovalen, blauvioletten Früchten.

Während des Wachstums entwickeln Pflaumen eine Wachsschicht, die sie vor dem Austrocknen und vor schädlichen Mikroorganismen schützt. Je länger die Pflaume am Baum hängt, umso mehr Vitamine entwickelt sie. Im letzten Stadium der Reife sind die Früchte so prall, dass ihr Saft wie Harz durch die Haut nach außen dringt. Dann muss schnell geerntet werden.

Reife Pflaumen sind saftig und köstlich und enthalten viele gesunde Nährstoffe.

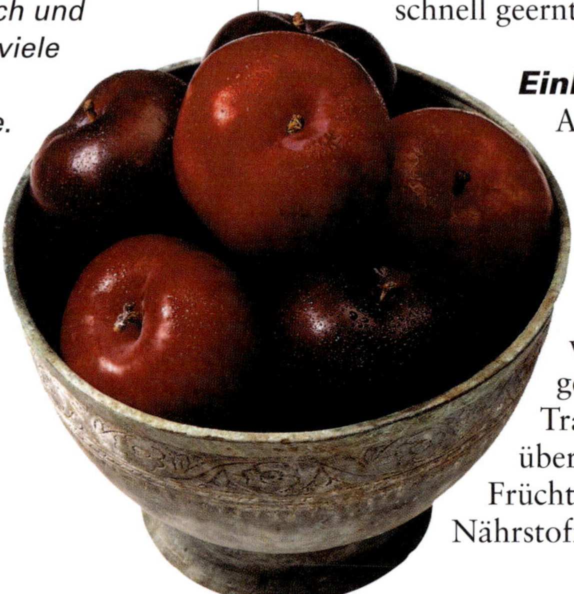

Einkauf:

Am besten schmeckt heimische Ware im Spätsommer, wenn die Pflaumen richtig reif sind und voller Fruktose und Vitamine stecken. Importware ist leider oft behandelt. Pflaumen werden manchmal unreif geerntet, wodurch sie lange Transporte und Lagerung besser überstehen. Doch unreif geerntete Früchte enthalten weniger wertvolle Nährstoffe.

Lagerung:

Reife Pflaumen kann man einige Tage im Kühlschrank lagern, unreife am besten bei Zimmertemperatur nachreifen lassen.

Inhaltsstoffe / Wirkstoffe:

Pflaumen enthalten reichlich lösliche Ballaststoffe, die den Darm reinigen und gegen Verstopfung helfen. Außerdem liefern Pflaumen Zucker in Form von Fruktose.

Pflaumen haben keine Rekorde zu vermelden, wenn es um Mengen an Vitaminen oder Mineralstoffen geht, aber sie liefern eine gesunde Mischung von vielen verschiedenen Nährstoffen. So enthalten Pflaumen einige Vitamine der B-Gruppe, die in Kombination mit anderen Stoffen ihre heilkräftige Wirkung entfalten: Somit stimulieren Pflaumen den Kohlenhydratstoffwechsel; sie sorgen für gute Nerven und geistige Frische, bringen Leistungskraft und helfen uns beim Umgang mit Stress.

Kalzium verleiht Knochen und Zähnen Stabilität; 99 % des Kalziums im menschlichen Körper sind dort enthalten. Somit wirkt Kalzium Osteoporose entgegen. Außerdem ist Kalzium an der Blutgerinnung, der Erregung von Muskeln und Nerven sowie der Aktivierung zahlreicher Hormone und Enzyme beteiligt. Kalzium wird zur Behandlung von Sonnenallergie eingesetzt. Möglicherweise senkt es den Blut-

Heilwirkung auf einen Blick:

- *Gut für den Darm und die Verdauung*
- *Stärken die Nerven*
- *Helfen bei Stress*
- *Gut für starke Zähne und Knochen*
- *Vorbeugend gegen Krebs*
- *Senken den Blutdruck*
- *Wirken entwässernd*
- *Unterstützen eine Schlankheitskur*

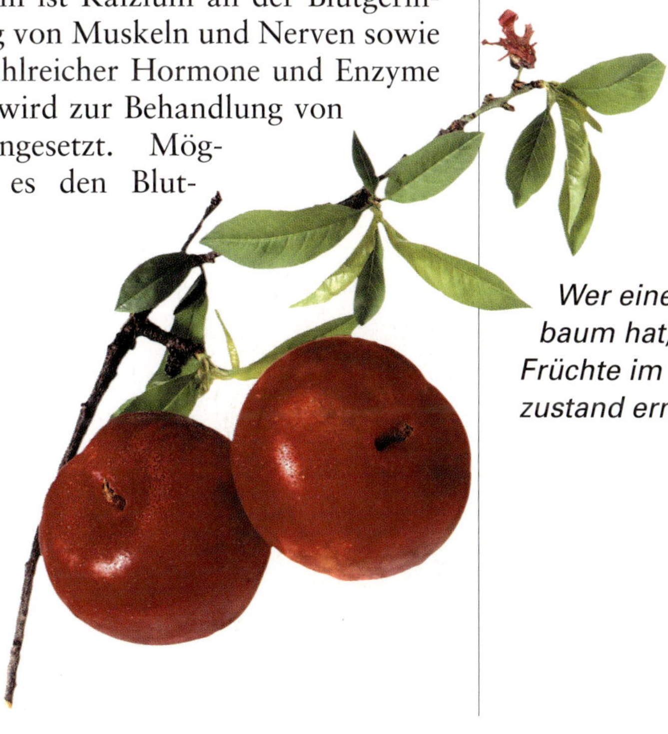

Wer einen Pflaumenbaum hat, kann die Früchte im idealen Reifezustand ernten.

druck und beugt Dickdarmkrebs vor. Magnesium ist wichtig für den Kohlenhydrat-, Eiweiß- und Fettstoffwechsel im Körper und bei der Erregungsübertragung von Nerven auf Muskeln. Magnesiummangel kann zu häufigen Muskelkrämpfen und Taubheitsgefühlen in Armen und Beinen führen.

Kalium ist ein wichtiger Bestandteil in den Körperzellen und transportiert Insulin dorthin, wo es gebraucht wird. Es wirkt entwässernd und senkt den Blutdruck. Pflaumen binden im Darm Fettstoffe, die anschließend ausgeschieden werden. All dies und die verdauungsfördernde Wirkung machen Pflaumen zu einem idealen Obst zum Abnehmen.

Pflaumen helfen auf gesunde Weise bei einer Schlankheitskur.

Pflaumen in der Küche:

Pflaumen schmecken roh oder als Kompott, Mus, Marmelade und auf dem Kuchen. Gründlich heiß und kalt waschen. Die weiße Wachsschicht am besten mit den Fingern oder einem sauberen Küchentuch abreiben.

Extra: Trockenpflaumen

Pflaumen werden mit oder ohne Kern in speziellen Apparaten getrocknet. Hierbei wird das Wasser bis auf etwa 20 % entzogen. Dadurch erhöht sich der Zuckeranteil, und das Obst ist gegen Verderb geschützt. Oft wird das Obst vor dem Trocknen mit Schwefeldioxid behandelt, damit es nicht nachdunkelt; zum Teil werden Früchte auch mit Wachsen behandelt, damit sie nicht zusammenkleben. Trotzdem sind Trockenpflaumen gesund; sie versorgen uns mit Nährstoffen und Vitaminen und eignen sich wie andere Trockenfrüchte auch als hochwertiger Ersatz für Süßigkeiten. Trockenpflaumen wirken gegen Verstopfung. Sie unterstützen die Leber und reduzieren den Cholesterinspiegel. Sie enthalten B-Vitamine für gute Nerven und Stressresistenz. Außerdem haben sie krebsvorbeugende Wirkung.

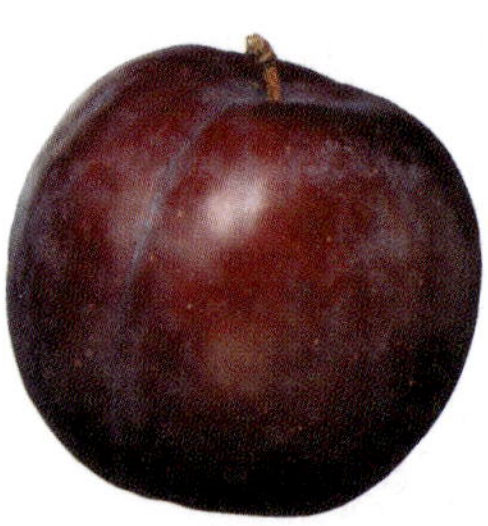

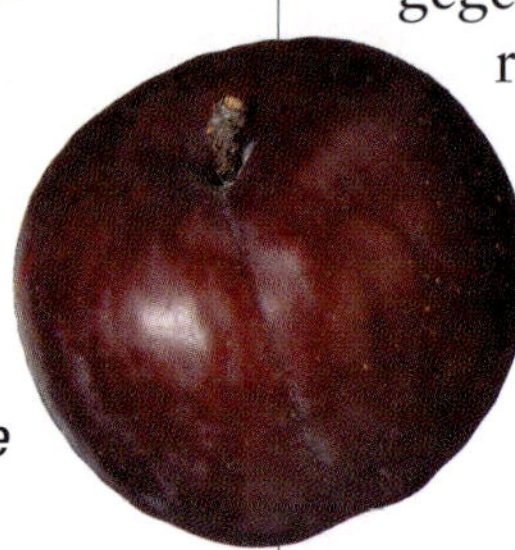

Viele Pflaumensorten schmecken sowohl roh als auch zu Marmelade oder Kompott verarbeitet.

Rettich und Radieschen

Herkunft / Beschreibung / Geschichte:

Der Gartenrettich stammt vermutlich aus Kleinasien, von wo er im 3. Jahrtausend v. Chr. nach Ägypten kam. Dort bekamen die Sklaven, die die Pyramiden bauen mussten, Rettich zur körperlichen Stärkung. Auch die Griechen und Römer kannten den Gartenrettich in verschiedenen Sorten als Gemüse. Es gibt viele Unterarten, von denen besonders zwei bei uns wichtig sind: der Gewöhnliche Gartenrettich (auch Speiserettich oder Radi), der eine große, weißfleischige Rübe hat, die außen weiß, rot oder auch schwarz gefärbt sein kann. Es gibt ihn als Sommer- und Winterrettich.

Der Gartenrettich wurde schon von den alten Ägyptern kultiviert.

Das Radieschen ist ebenfalls eine Unterart des Gartenrettichs. Es hat eine kleine rundliche, rot gefärbte Knolle, die milder schmeckt als Rettich. Radieschen gibt es weltweit in gemäßigten Klimazonen. Sie gehören bei uns zu den beliebten Gartenpflanzen, weil sie sehr genügsam sind. Viele Importe kommen aus Holland und Belgien, wo sie sowohl im Freiland als auch im Gewächshaus angebaut werden.

Einkauf:

Rettich wird nach Größen in Handelsklassen eingeteilt. Frühjahrs- und Sommerrettiche haben hellere Schalen, sind etwas teurer, aber auch saftiger. Winterrettich ist dunkler, schärfer und etwas trockener. Achten Sie auf knackig aussehenden Rettich, dessen Wurzelende sich nicht umbiegen lässt.

Radieschen gibt es das ganze Jahr über, oft gebündelt mit Grün oder abgepackt in kleinen Plastikbeuteln ohne Grün. Sie müssen leuchtend rot sein und sich fest anfühlen. Häufig sind sie mit Schadstoffen belastet, daher raten wir zu unbehandelter Ware aus dem Bioladen.

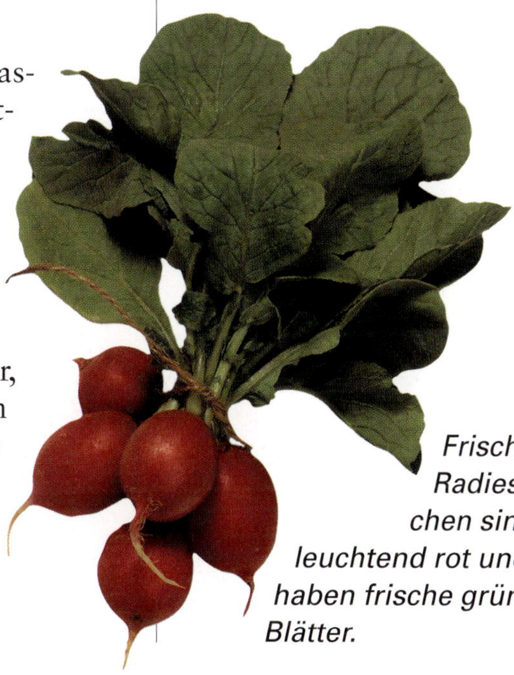

Frische Radieschen sind leuchtend rot und haben frische grüne Blätter.

Lagerung:

Rettich und Radieschen halten sich im Kühlschrank im Gemüsefach etwa eine Woche.

Inhaltsstoffe / Wirkstoffe:

Die ätherischen Öle in Rettich und Radieschen sorgen für die Schärfe und die heilende Wirkung.

Rettich enthält viel Wasser, wenig Kalorien und viele heilkräftige Öle. In diesen ätherischen Ölen sind Glucosinolate enthalten, die sowohl für die Schärfe als auch für die Heilwirkung verantwortlich sind. Glucosinolate haben unter anderem krebsvorbeugende, entzündungshemmende und antibiotische Wirkung. Sie wirken wahre Wunder im Darm, wo sie Bakterien, Pilze und Viren abtöten. Eine gesunde Darmschleimhaut ist Grundvoraussetzung dafür, dass schädliche Einflüsse von außen im Körper unschädlich gemacht werden. Außerdem enthält Rettich Vitamin C, das die körpereigenen Abwehrkräfte stärkt und für gesunde Haut, Haare, Zähne und Knochen wichtig ist. Kalium wirkt entwässernd und blutdrucksenkend und Eisen ist gut für die roten Blutkörperchen. Rettich wirkt appetit- und verdauungsanregend und leicht harntreibend. Rettichsaft mit Honig ist ein altes Hausmittel bei Heiserkeit und Husten.

Radieschen ähneln ihren großen Verwandten in vielerlei Hinsicht. Sie nehmen während des Wachstums viele Spurenelemente aus der Erde auf, außerdem reichern sie während des Reifeprozesses Vitamine an. Als Selbstverteidigung gegen Käfer und sonstige Schädlinge enthalten Radieschen scharfes Senföl, das viele gefräßige Angreifer abschreckt. Wenn wir Radieschen essen, ist diese schädlingsvernichtende Kraft immer noch enthalten, und Radieschen putzen Zunge, Gaumen, Magen und Darm. Die Ballaststoffe sorgen dafür, dass Gift- und Schadstoffe schnell aus dem Körper ausgeschieden werden.

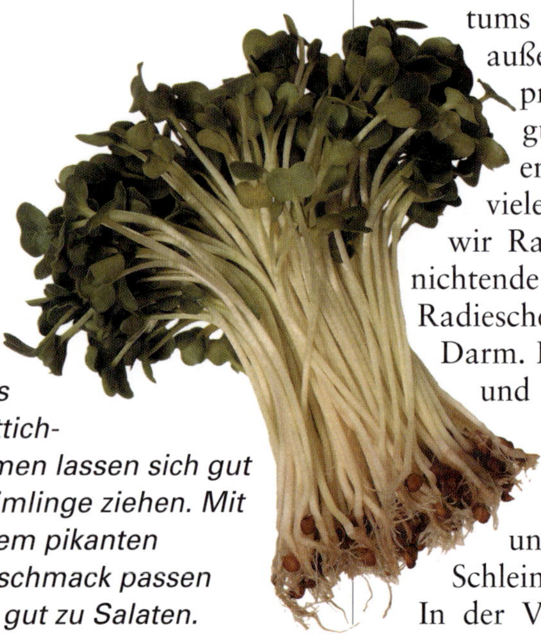

Aus Rettichsamen lassen sich gut Keimlinge ziehen. Mit ihrem pikanten Geschmack passen sie gut zu Salaten.

Außerdem wirken Radieschen schleimlösend und reinigen den Nasen- und Rachenraum. Sie desinfizieren die Schleimhäute und schützen vor Infektionen. In der Volksheilkunde werden Radieschen vorbeugend gegen Gallen-, Nieren- und Blasensteine eingesetzt.

Radieschen enthalten viel Vitamin C, das die körpereigenen Abwehrkräfte stärkt und andere Vitamine vor freien Radikalen schützt. Kalium wirkt entwässernd, Eisen ist gut für unser Blut. Kupfer wiederum mobilisiert Eisen und ist wichtig für Zellwachstum und Eiweißstoffwechsel. Der scharfe Geschmack der Radieschen ist auf Glucosinolate zurückzuführen, die sowohl krebsvorbeugend als auch antibiotisch wirken.

Rettich und Radieschen in der Küche:

Rettich gründlich bürsten und waschen, nur der schwarze Rettich muss geschält werden.

Rettich wird meist roh verzehrt, seltener gegart oder eingelegt. Beim Garen wird er milder. Die chinesische Küche kennt einige köstliche Gemüsegerichte mit Rettich.

Auch Radieschen kommen meist roh auf den Tisch, sie können aber auch gekocht werden. Rohe Radieschen von den Blättern und vom Wurzelende befreien und sehr gründlich waschen. Leider enthalten Radieschen oft Nitrat, welches im menschlichen Körper in Nitrit umgewandelt wird, das wiederum giftige Nitrosamine bildet. Wer große Mengen Radieschen isst, sollte sie im Bioladen kaufen. Aufgeschnittene Radieschen bald essen, da Vitamine und Geschmack schnell verloren gehen.

Extra: Meerrettich

Er gehört ebenfalls zur großen Familie der Kreuzblütler. Seine Wurzeln schmecken sehr scharf und werden gerieben oder zerschnitten zum Würzen von Saucen, Mayonnaise und Sahne verwendet. Meerrettich enthält viel Vitamin C und scharf riechende Isothiocyanate, die antimikrobiell wirken. Meerrettich wirkt außerdem schleimlösend und fördert die Durchblutung.

Heilwirkung von Rettich und Radieschen auf einen Blick:

- *Wirken krebsvorbeugend und antibiotisch*
- *Entwässern*
- *Gut für unser Blut*
- *Reinigen den Körper von Bakterien*
- *Schleimlösend und desinfizierend*
- *Entzündungshemmend*
- *Senken den Blutdruck*
- *Regen die Verdauung an*

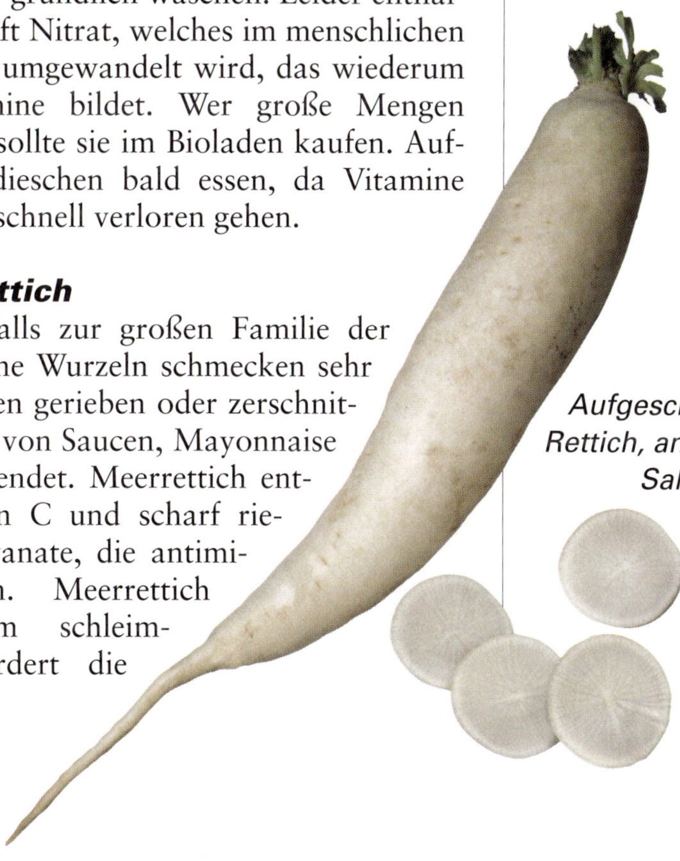

Aufgeschnittener Rettich, am besten mit Salz bestreut, bis er weint, darf bei keiner Brotzeit fehlen.

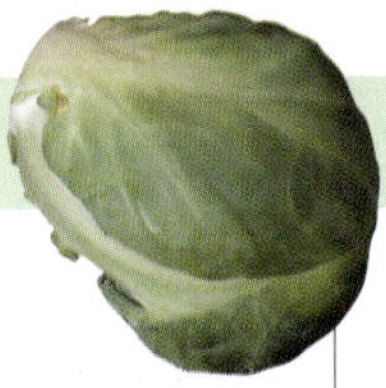

Rosenkohl

Herkunft / Beschreibung / Geschichte:

Rosenkohl gibt es in der uns bekannten Form erst seit dem 19. Jahrhundert.

Der Rosenkohl (auch manchmal Brüsseler Kohl oder Sprossenkohl genannt) ist eine Wuchsform des Gemüsekohls, bei der die Knospen (Rosen) in ungeöffnetem Zustand als Gemüse verwendet werden. In seiner heutigen Form wurde Rosenkohl wohl im 19. Jahrhundert in der Nähe von Brüssel zum ersten Mal gezüchtet. Die Röschen wachsen an einem bis zu 100 cm hohen Strunk und werden bis zu 4 cm groß. Es gibt hell- und dunkelgrünen sowie rötlich gefärbten Rosenkohl.

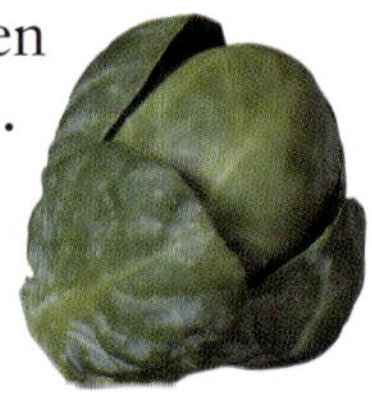

Einkauf:

Achten Sie beim Einkauf auf geschlossene Röschen.

Rosenkohl schmeckt nach den ersten Winterfrösten am besten, weil sich dann ein Teil seiner Stärke in Zucker umgewandelt hat. Man bekommt ihn von Oktober bis Ende März. Wählen Sie kräftig grüne Röschen mit gut geschlossenen Außenblättern.

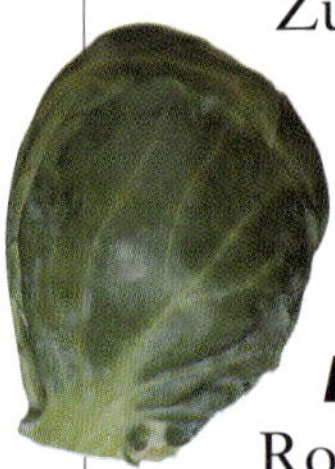

Lagerung:

Rosenkohl sollte schnell verzehrt werden, auch im Kühlschrank hält er nur wenige Tage. Rosenkohl lässt sich gut einfrieren, allerdings wird dabei das wertvolle Vitamin B_1 zerstört.

Inhaltsstoffe / Wirkstoffe:

Rosenkohl versorgt uns mit reichlich Vitamin C.

Rosenkohl hat einen eher feinen, zarten Kohlgeschmack. Mit seinen verdauungsfördernden Ballaststoffen, Vitaminen und Mineralstoffen ist er ein wertvolles Wintergemüse. Er versorgt uns mit reichlich Vitamin C (85 mg pro 100 g); Vitamin C stärkt die körpereigenen Abwehrkräfte und ist daher im Winter besonders wichtig, um uns vor Erkältungskrankheiten zu schützen. Außerdem wehrt es freie Radikale ab, die andere kostbare Vitamine schädigen können. Es stimuliert die Bildung und Funktion von Bindegewebe, Knochen und Zähnen, stabilisiert

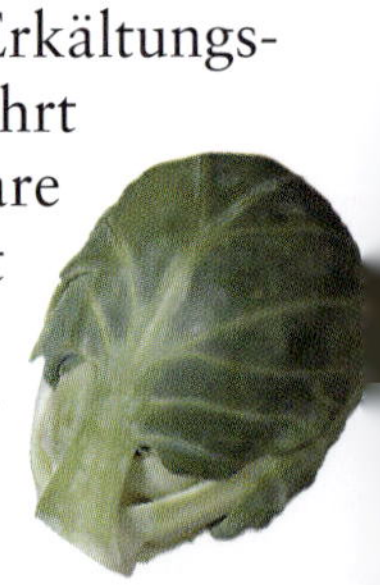

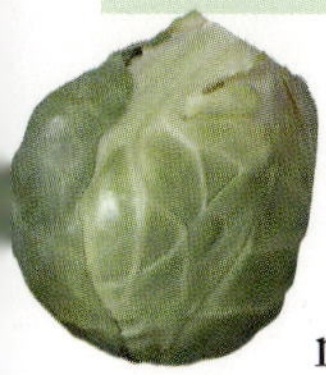

die Gefäße und beschleunigt die Wundheilung. Rosenkohl enthält auch wichtige B-Vitamine, und die Kombination von Vitamin B_1 und Folsäure macht Rosenkohl zum idealen Gemüse für Menschen, die unter Nervenschwäche, Konzentrationsproblemen und Müdigkeit leiden. Vitamin B_1 bildet außerdem Enzyme, die für die Glukoseversorgung von Nerven und Gehirn benötigt werden.

Rosenkohl liefert Mangan, das notwendig ist für die Bildung von Bindegewebe und Harnstoff. Betacarotin ist ein Antioxidanz und schützt vor Krebs- und Herz-Kreislauf-Erkrankungen. Kalium wirkt entwässernd und blutdrucksenkend. Magnesium wirkt mit bei Kohlenhydrat-, Eiweiß- und Fettstoffwechsel, es soll auch gegen zu hohen Blutdruck helfen. Eisen ist wichtig für unser Blut. Das Spurenelement Zink unterstützt zahlreiche Enzyme im Körper bei ihren Aufgaben; es ist wichtig für den Ablauf der Zellteilung und damit bedeutend für Wachstum und Zellerneuerung.

Wie alle Kreuzblütler enthält er Glucosinolate, die unter anderem krebshemmend wirken.

Rosenkohl kann Blähungen verursachen.

Rosenkohl in der Küche:

Die äußeren Blättchen und den Stängelansatz entfernen, die Röschen gut waschen. Rosenkohl wird in Salzwasser gekocht, gedämpft oder gedünstet und ist eine beliebte Beilage zum Sonntagsbraten. Außerdem schmeckt er in Suppen, Aufläufen und Salaten. Beim Garen gehen kostbare Inhaltsstoffe verloren; Dämpfen ist eine schonende Garmethode. Das Wasser können Sie abkühlen und trinken.

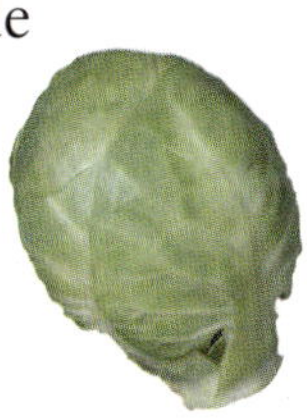

Heilwirkung auf einen Blick:

- *Fördert die Verdauung*
- *Stärkt die körpereigenen Abwehrkräfte*
- *Wehrt freie Radikale ab*
- *Gut für Bindegewebe und Gefäße*
- *Stärkt Knochen und Zähne*
- *Macht munter*
- *Wirkt vorbeugend gegen Krebs- und Herz-Kreislauf-Erkrankungen*
- *Entwässert*
- *Senkt den Blutdruck*

Rosenkohl macht müde Menschen wieder munter!

Rote Bete

Rote Bete wird in Deutschland schon seit dem 13. Jahrhundert kultiviert.

Herkunft / Beschreibung / Geschichte:

Die Rote Bete (Rote Beete, Rote Rübe) ist eine Varietät der Gemeinen Runkelrübe, die in vielen verschiedenen Sorten angebaut wird. Die Rübe ist rundlich, kegelförmig oder abgeplattet und zwischen kräftig pink und dunkelrot gefärbt. Sie gehört zum Wurzelgemüse und ist in Deutschland etwa seit dem 13. Jahrhundert als Kulturpflanze bekannt. Rote Bete enthält nur wenig Kalorien, aber reichlich Nährstoffe. Leider speichert Rote Bete auch viel Nitrat.

Vorgekochte, in Folie eingeschweißte Rote Bete ist eine gute Alternative, wenn Ihnen die Vorbereitung von frischer zu mühsam ist.

Einkauf:

Rote Bete ist relativ billig das ganze Jahr erhältlich. Nehmen Sie kleine Rüben, sie sind meist zarter. Wegen des hohen Nitratgehaltes raten wir zu Ware aus biologischem Anbau. Viele Leute meiden Rote Bete, weil die Vorbereitung wegen der intensiven Farbe, die Hände und Schneidebretter ganz schnell färbt, so lästig ist. Man sieht immer öfter geschälte Rote Bete in Plastik eingeschweißt im Gemüseregal im Supermarkt. Sie ist nicht so gesund wie frische, aber eine gute Alternative, wenn Sie die Zubereitung von frischen Wurzeln zu mühselig finden.

Inhaltsstoffe / Wirkstoffe:

Rote Bete enthält eine Kombination von Wirkstoffen, die sie zu einem wahren Jungbrunnen machen. Zunächst versorgt sie uns mit reichlich Ballaststoffen, die darmregulierend, entgiftend und entfettend wirken. Der Mineralstoff Kalium entwässert und entsäuert und senkt den Blutdruck. Magnesium aktiviert zahlreiche Enzyme in unserem Körper, die unter anderem für den Stoffwechsel von Eiweiß, Kohlenhydraten und Fett verantwortlich sind. Eisen ist wichtig für unser Blut und es hilft auch bei der Bildung verschiedener wichtiger Enzyme.

Kupfer mobilisiert Eisen und ist wichtig für Zellwachstum und Eiweißstoffwechsel. Kupfer wird außerdem benötigt für den Aufbau der Myelinschicht, die die Nerven schützt. Es ist auch mit verantwortlich für die Bildung von Melanin, das die Farbe von Augen, Haut und Haaren mit bewirkt. Möglicherweise trägt Kupfer zur Vorbeugung gegen Herz-Kreislauf-Erkrankungen bei.

Mangan ist notwendig für die Bildung von Bindegewebe und Harnstoff; es ist Bestandteil vieler Enzyme und aktiviert andere Enzyme; es ist beteiligt am Entstehen von körpereigenen Eiweißen und Fettsäuren. Möglicherweise kann Mangan bei Epilepsie helfen.

Folsäure ist ebenfalls gut für das Bindegewebe, sorgt für die Produktion von Magensäure und ist am Aufbau der roten Blutkörperchen beteiligt.

Silizium gehört zu den Spurenelementen, es ist aber noch nicht geklärt, ob es essenziell ist, das heißt für den Organismus lebensnotwendig. Man weiß aber, dass Silizium beim Aufbau von Bindegewebe beteiligt ist und auch für die Bildung von Knochen und Knorpeln benötigt wird.

Rote Bete in der Küche:

Rote Bete unter fließendem Wasser bürsten. Sie wird in Salzwasser gekocht und als Gemüse gegessen oder zu Saft verarbeitet. Oder man backt sie im Ofen und verarbeitet sie weiter. Stiele und Blätter kann man wie Spinat zubereiten. Das bekannteste Gericht mit Roter Bete ist Borschtsch, eine Suppe aus Russland.

Leider wird beim Kochen Folsäure zerstört. Rote Bete schmeckt auch lecker roh, fein gestiftelt oder geraspelt im Salat.

Heilwirkung auf einen Blick:

- *Regelt die Verdauung*
- *Entgiftet, entwässert und entfettet*
- *Gut für unser Blut*
- *Wirkt blutdrucksenkend*
- *Gut für Bindegewebe, Knochen und Knorpel*

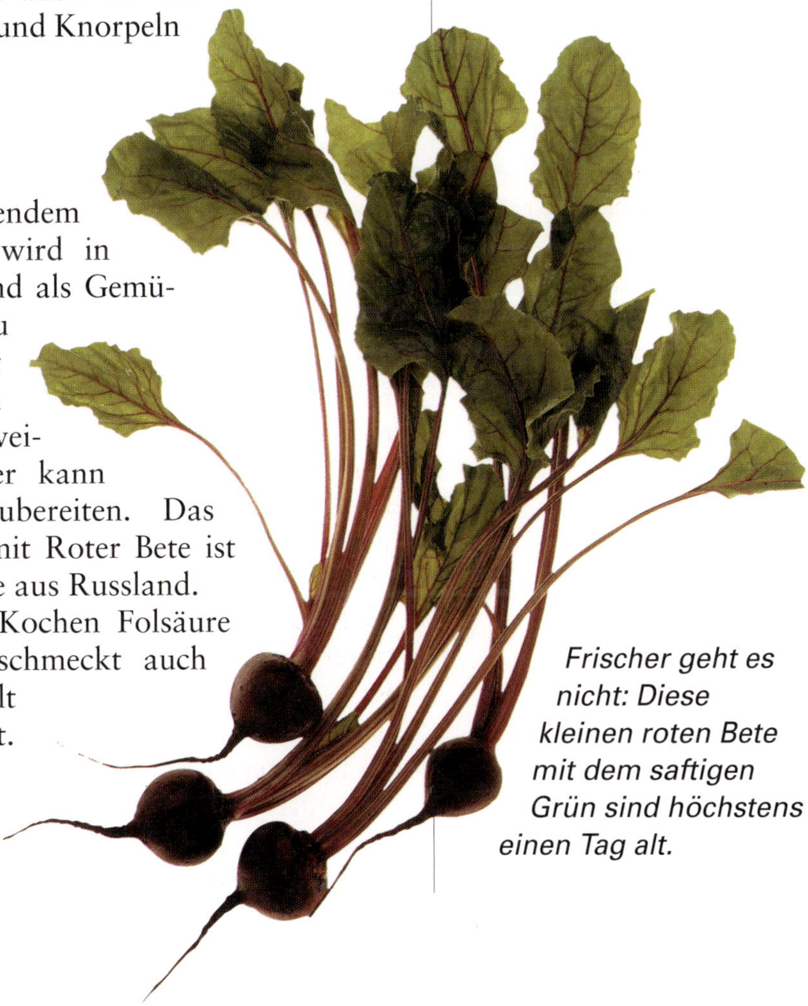

Frischer geht es nicht: Diese kleinen roten Bete mit dem saftigen Grün sind höchstens einen Tag alt.

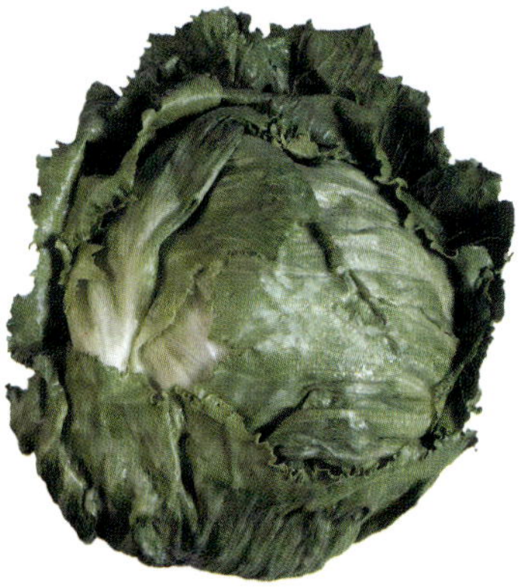

Eisbergsalat

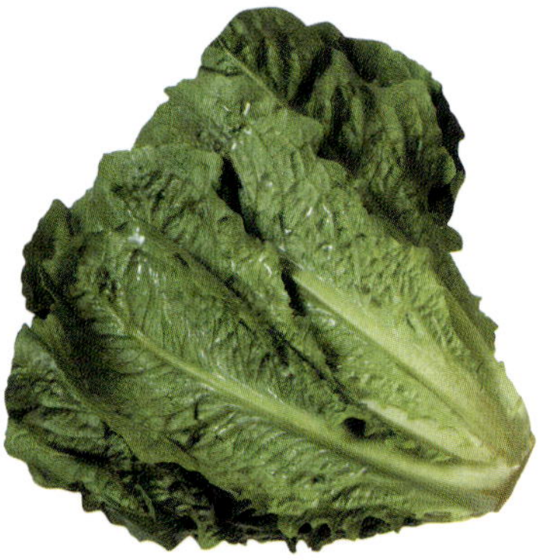

Römischer Salat

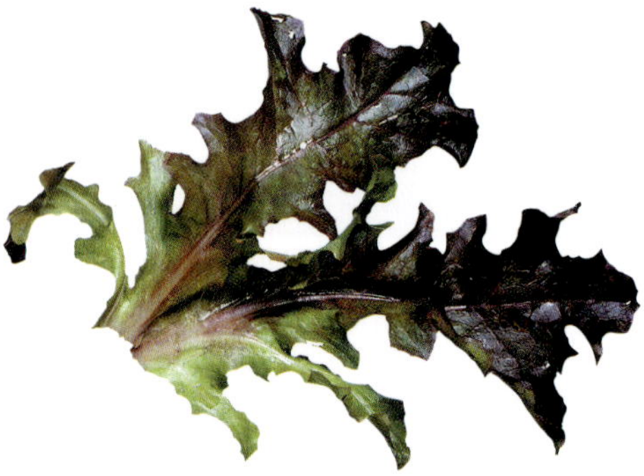

Eichblattsalat

Salate

Herkunft / Beschreibung / Geschichte:

Als Salat bezeichnet man alle Blattgemüse, die man auch roh verzehren kann. Im botanischen Sinn gehören sie zu ganz verschiedenen Familien. Die meisten Arten stammen aus der Familie der Korbblütler. Hierzu gehören die Kopfsalate:

Kopfsalat enthält viele Vitamine – vor allem in den Außenblättern, die leicht bitter sind, während die hellen Innenblätter milder schmecken. Er liefert reichlich Betacarotin, Vitamin K, B-Vitamine und Vitamin C. Eine der vielen Zuchtformen des Kopfsalates ist der **Eisbergsalat**, der als Erstes in Kalifornien angebaut wurde. Man bekommt ihn das ganze Jahr über, je nach Klima als Freiland- oder Gewächshaussalat. Die äußeren Blätter sind dunkelgrün, die inneren hell bis gelblich grün. Seit kurzem gibt es auch roten Eisbergsalat. Die Außenblätter werden entfernt, dann Salat zerteilen. Der Gehalt an Vitaminen und Mineralstoffen entspricht dem vom Kopfsalat, aber der Eisbergsalat ist herzhafter im Geschmack. Eine andere Zuchtform des Kopfsalats ist der **Römische Salat**, der einen länglichen Kopf mit locker anliegenden Blättern hat. Vermutlich kommt der Römische Salat aus Westasien und dem Mittelmeerraum. Er schmeckt herzhaft und leicht herb; man isst ihn roh oder gegart wie Spinat. Seine Inhaltsstoffe entsprechen etwa dem Kopfsalat, aber er enthält weniger Bitterstoffe als dieser.

Eine weitere Gruppe sind die Pflücksalate: Hierzu gehört der **Eichblattsalat**, dessen Blätter in Form und Farbe den Blättern der Eiche ähneln; sie sind lang, schmal und unregelmäßig gezackt. Die helle bis dunkelgrüne Farbe geht am Blattrand in Rotbraun über. Eichblattsalat wird vor allem in Italien und Frankreich angebaut und zwischen Mai und Oktober geerntet. Er enthält viel Kalium, Kalzium, Betacarotin und Vitamin C und ist mit seinem leicht nussigen Geschmack sehr populär.

Lollo biondo stammt ursprünglich aus Italien, wird aber heute auch in Frankreich und den Niederlanden angebaut. Er hat einen Durchmesser von etwa 30 cm und sehr gekrauste, zarte, knackige gelbgrüne Blätter. Er schmeckt nussig und ganz leicht bitter. Er ist sehr kalorienarm und entspricht in seinem Gehalt an Vitaminen und Mineralstoffen etwa dem Kopfsalat. Besonders reich ist er an Vitamin B_1, B_2, Niacin, Vitamin B_6, Folsäure und Mangan. **Lollo rosso** entspricht in Geschmack, Aussehen und Inhaltsstoffen dem Lollo biondo, hat aber im Unterschied zu diesem dunkelrote Blätter.

Endivie gehört ebenfalls zu den Pflücksalaten. Ursprünglich stammt sie aus dem Mittelmeerraum, heute wird sie in ganz Europa kultiviert. Man unterscheidet die Glatte Endivie mit festen, nur leicht gekrausten Blättern und die Krause Endivie mit zarteren, fein gekrausten Blättern, deren Ränder gefiedert sind. Krause Endivie schmeckt milder als Glatte Endivie. In Deutschland isst man Endivie überwiegend roh als Salat, in anderen Ländern ist sie auch als Gemüse beliebt. Sie enthält viel Folsäure, Kalium und Eisen. Der leicht bittere Geschmack entsteht durch den Bitterstoff Intybin, der appetitanregend wirkt.

Chicorée ist der Spross der Salatzichorie, die nur in Kultur bekannt ist. Chicorée wird vor allem in Belgien, den Niederlanden und Italien angebaut. Die Chicoréesprossen werden 10 bis 20 cm lang und bilden einen länglichen festen Blattkopf. Chicorée schmeckt als Salat, aber auch gedünstet als Gemüse. Die knackigen Blätter haben einen unverwechselbaren bitteren Geschmack, der übrigens durch die Lagerung bei Tageslicht stärker wird. Chicorée ist reich an Betacarotin, Folsäure, Vitamin C und Mangan. Außerdem enthält er Bitterstoffe, die die Produktion von Speichel und Magensaft anregen und damit die Verdauung fördern.

Radicchio stammt aus Italien und ist eine durch Anthozyane rot gefärbte Variante des Chicorée. Radicchio schmeckt leicht bitter und wird gern mit anderen milderen Pflücksalaten kombiniert. Die Italiener essen ihn gern gedünstet als Gemüse. Um den bitteren Geschmack etwas zu mildern, legt man Radicchio kurz vor dem Verzehr in lauwarmes Was-

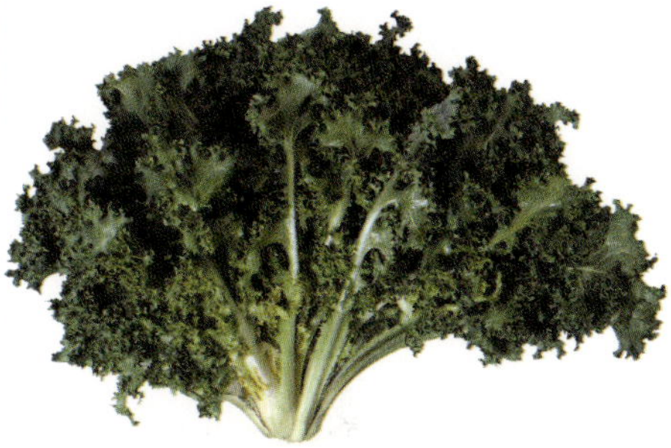

Endivie

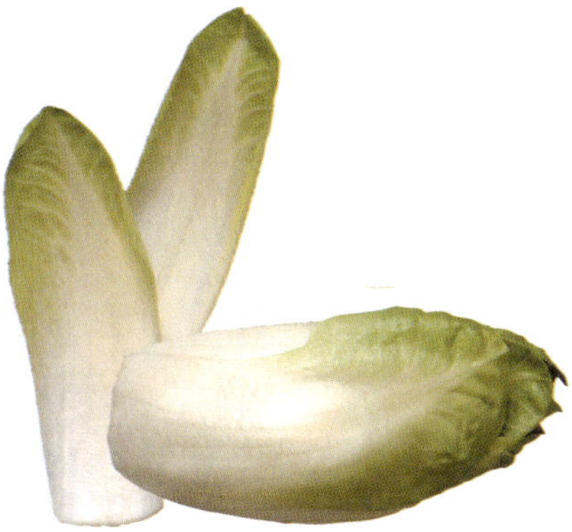

Chicorée

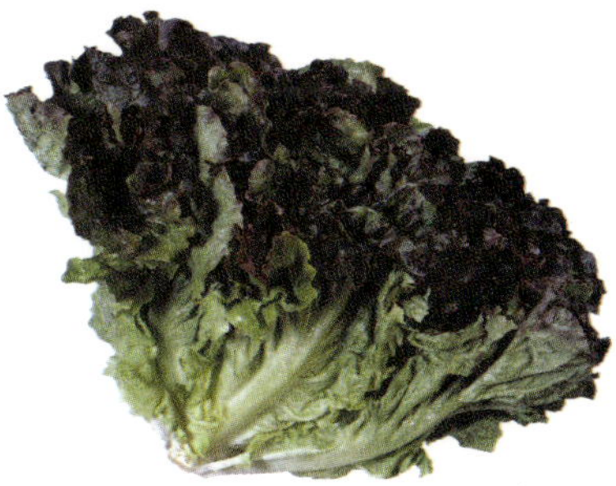

Radicchio

Heilwirkung der Salate auf einen Blick:

- *Betacarotin macht freie Radikale unschädlich und schützt damit vor Krebs.*
- *Vitamin B_1 ist gut für die Nerven.*
- *Vitamin B_2 sorgt für gesunde Haut.*
- *Vitamin B_6 ist wichtig für Frauen während der Tage, in Schwangerschaft und Stillzeit.*
- *Vitamin C stärkt die körpereigenen Abwehrkräfte.*
- *Niacin sichert die Funktionsfähigkeit der Nerven.*
- *Folsäure ist wichtig im Eiweißstoffwechsel.*
- *Vitamin K fördert die Blutgerinnung.*

Löwenzahn

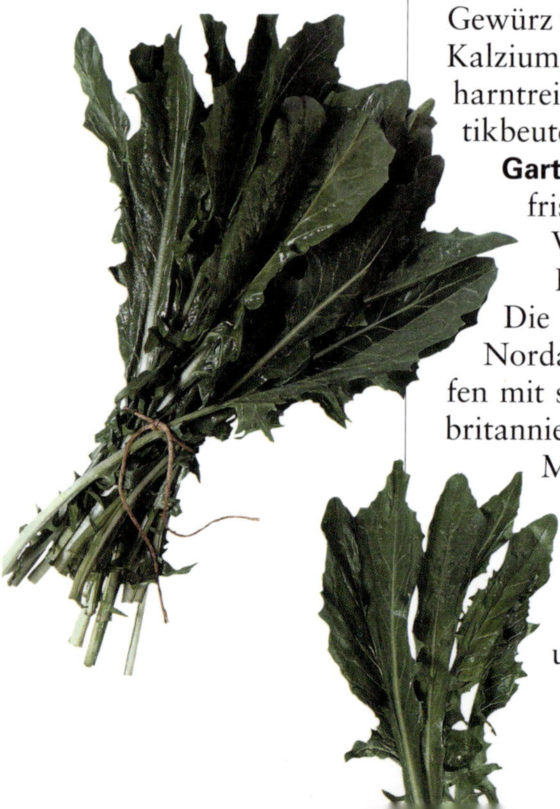

ser. Er ist reich an Eisen, Mangan, Kalium, Folsäure und Vitamin C und enthält Bitterstoffe.

Löwenzahn wird schon seit Jahrhunderten als Heilpflanze verwendet. Löwenzahn wächst wild auf Wiesen und an Wegrändern, wird heute aber auch (besonders in Frankreich) kultiviert. Wer ihn in der Natur pflückt, sollte dies vor der Blüte tun, denn danach wird Löwenzahn bitter. Kulturlöwenzahn schmeckt weniger bitter, er erinnert an Chicorée oder Endivie. Löwenzahn enthält viel Betacarotin und Vitamin C, Kalium, Kalzium, Magnesium und Eisen. Tee und Saft aus Löwenzahn haben harntreibende Wirkung.

Zur Familie der Kreuzblütler gehören **Rauke, Garten- und Brunnenkresse.** Rauke, die bei uns meist unter ihrem italienischen Namen Rucola verkauft wird, stammt aus dem Mittelmeerraum, wo die Römer sie schon vor Christi Geburt kannten. Sie wird unter anderem in Italien und Südfrankreich angebaut, kann aber auch in Gegenden mit mildem Klima im Garten gezogen werden. Die zarten, wie beim Löwenzahn gezackten Blätter erinnern im Geschmack ein wenig an Brunnenkresse. Sie werden hauptsächlich als Salat gegessen, seltener als Gemüse. Die scharfen Samen kann man wie Senfkörner als Gewürz verwenden. Rauke enthält reichlich Kalium, Kalzium, Zink und Betacarotin. Sie wirkt leicht harntreibend. Im Kühlschrank im perforierten Plastikbeutel ist sie drei Tage haltbar.

Gartenkresse stammt aus Vorderasien. Sie wird frisch gekeimt als Salat oder Küchenkraut zum Würzen und Garnieren verwendet.

Die **Brunnenkresse** umfasst rund 40 Arten. Die Echte Brunnenkresse wächst in Europa, Nordasien und Nordamerika wild in Wasserläufen mit schlammigem Boden. In Frankreich, Großbritannien und Deutschland wird sie in geringen Mengen angebaut. Die Blätter werden roh als Salat oder gekocht als Gemüse verwendet. Sie eignet sich auch zum Würzen. Brunnenkresse liefert viel Betacarotin, Vitamin C, Vitamin K, Kalium, Kalzium, Magnesium, Eisen und Mangan. Wegen der Glucosinolate hat Kresse antibiotische Wirkung. Sie wird deshalb auch in Form von Presssaft bei Katarrhen der Atemwege eingesetzt.

Zu anderen botanischen Familien gehört unter anderem der **Feldsalat**, der auch **Nüsslisalat** oder **Rapunzel** heißt. Er schmeckt nussig, welkt sehr schnell und sollte frisch sofort verzehrt werden. Er enthält viel Betacarotin und Vitamin C, Kalium, Eisen, leider aber auch Nitrat, vor allem, wenn er aus dem Treibhaus kommt.

Portulak ist in Westasien beheimatet und wird erst langsam bei uns bekannt. Die fleischigen Blätter schmecken erfrischend und leicht säuerlich. Sie sind köstlich als Salat oder gegart wie Spinat. Portulak umgehend verbrauchen, er ist nur sehr begrenzt haltbar. Portulak enthält Kalium, Magnesium, Kalzium, Vitamin K und C. Er wirkt leicht harntreibend.

Kapuzinerkresse stammt aus Peru und ist nicht mit der Gartenkresse verwandt, wird aber in der Küche ähnlich verwendet.

Einkauf und Lagerung:

Bei den Kopfsalaten darauf achten, dass die Köpfe sich fest anfühlen. Grundsätzlich sollten die Blätter glänzen und nicht welk sein.

Während Feldsalat und Portulak wirklich innerhalb von wenigen Stunden schlapp machen, können Eissalat und Römischer Salat, aber auch Chicorée und Radicchio einige Tage im Gemüsefach des Kühlschrankes aufbewahrt werden.

Inhaltsstoffe / Wirkstoffe:

Salate haben einen hohen Wasseranteil (80 bis über 90 %), sind sehr kalorienarm und liefern viele Ballaststoffe. Sie enthalten kaum Fett und wenig Eiweiß und Kohlenhydrate, aber viele Vitamine und Mineralstoffe, wobei der Gehalt von Sorte zu Sorte verschieden ist. In den frischen grünen Blättern sind mehr als 0,1 % Polyphenole enthalten, die antimikrobiell, antioxidativ, entzündungshemmend und blutdrucksenkend wirken. Salate versorgen uns mit Betacarotin, Vitamin C, B-Vitaminen, Niacin,

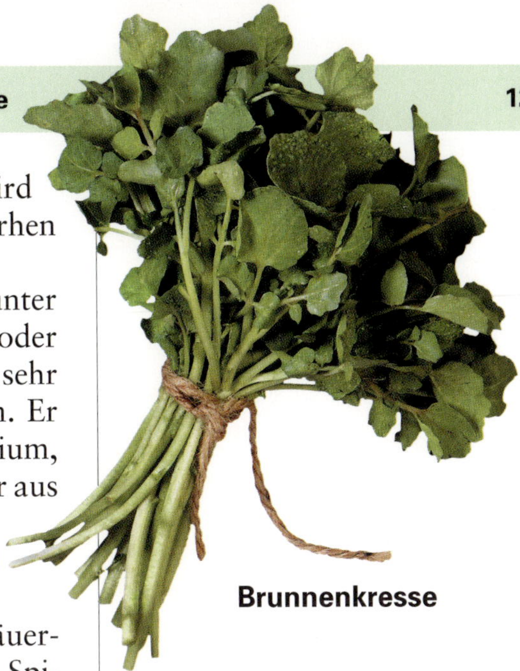

Brunnenkresse

- *Vitamin E schützt Vitamine, Hormone und Enzyme vor freien Radikalen.*
- *Kalzium ist wichtig für Knochen und Zähne.*
- *Magnesium unterstützt die Arbeit der Muskeln.*
- *Kalium senkt den Blutdruck und entwässert.*
- *Eisen ist wichtig für unser Blut.*
- *Mangan bildet und stärkt das Bindegewebe.*
- *Glucosinolate wirken krebsvorbeugend, antimikrobiell und senken den Cholesterinspiegel.*
- *Bitterstoffe regen Appetit und Verdauung an.*

Folsäure, Vitamin K und Vitamin E. Außerdem sind Kalium und Eisen enthalten; in kleineren Mengen auch Mangan, Kalzium und Magnesium. Manche Salate enthalten Bitterstoffe.

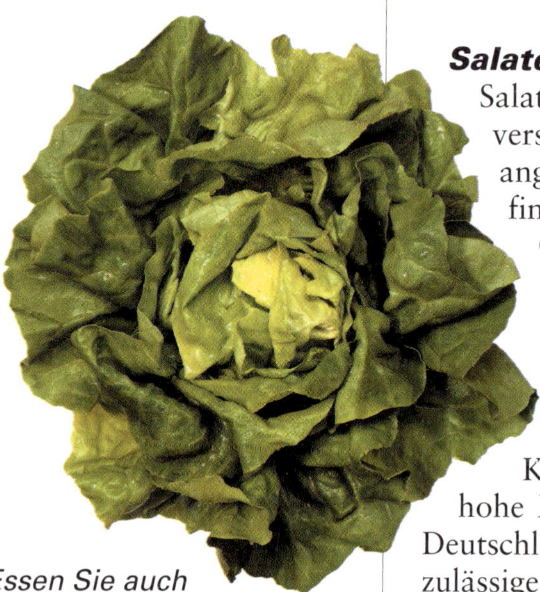

Essen Sie auch die dunklen Außenblätter vom Kopfsalat, sie enthalten viele wertvolle Stoffe.

Salate in der Küche:

Salate werden meistens roh gegessen und mit verschiedenen Saucen, Gewürzen und Kräutern angemacht. Salate gründlich waschen, empfindliche Blätter mit Vorsicht behandeln. Grundsätzlich schneidet man Salat nicht, sondern reißt die Blätter klein.

Achtung:

Salate speichern Nitrat, das im Körper zu Nitrit umgewandelt wird. Besonders Kopfsalate, Feldsalat und Kresse nehmen hohe Mengen auf, vor allem Treibhausware. In Deutschland gibt es vom Gesetzgeber festgelegte zulässige Höchstwerte für manche Salatsorten. Außerdem sind Salate häufig mit Pestiziden belastet. Hier können wir nur dringlich zu Ware aus biologischem Landbau raten.

Rezepte:
Köstliche Salatdressings

Vinaigrette

1 TL Dijon-Senf, 2 EL Weißweinessig
Salz und Pfeffer, 6 EL Olivenöl
Senf, Essig, Salz und Pfeffer in einer Schüssel mit dem Schneebesen sehr gut vermischen. Öl langsam dazugeben, dabei ständig rühren, bis die Sauce leicht cremig ist.

Jogurt-Kräuter-Sauce

150 g Jogurt, 2 EL Weißweinessig
1 EL Olivenöl, Salz und Pfeffer
1 Bund Schnittlauch
Jogurt mit Weißweinessig und Öl glatt rühren. Salz und Pfeffer dazugeben. Schnittlauch waschen, trockentupfen und mit einer Schere in feine Röllchen schneiden. Unter die Jogurtsauce rühren.

Sellerie

Herkunft / Beschreibung / Geschichte:

Sellerie gehört zum Knollen- und Wurzelgemüse und ist fast auf der ganzen Welt zu Hause. Er wird schon lange als Nutz- und Heilpflanze kultiviert. Man unterscheidet Bleichsellerie, der auch als Stängelsellerie, Stangensellerie oder Staudensellerie in Geschäften und Kochbüchern zu finden ist. Er hat lange fleischige Blattstiele, die man als Salat oder Gemüse isst. Knollensellerie (auch Wurzelsellerie) hat dicke Rüben, die sich geraspelt für Rohkost, aber auch gegart als Gemüse eignen. Knollensellerie ist Bestandteil von Suppengrün.

Einkauf:
Bleichsellerie und Knollensellerie gibt es das ganze Jahr als Freiland- oder Treibhausgemüse. Bleichsellerie muss kräftig grün sein und glänzen, das Wurzelende darf nicht faulig sein. Knollensellerie sollte keine feuchten braunen Stellen haben. Nehmen Sie eher kleine Knollen.

Lagerung:
Bleichsellerie hält sich mehrere Tage im Gemüsefach des Kühlschranks. Knollensellerie hält sich kühl und dunkel gelagert ein bis zwei Wochen.

Inhaltsstoffe / Wirkstoffe:
Sellerie ist kalorienarm und ballaststoffreich. Bleichsellerie enthält viel Vitamin K (fördert die Blutgerinnung und wirkt am Auf- und Umbau der Knochen mit) und Kalium (wichtig für den Elektrolythaushalt; entwässert und senkt den Blutdruck). Kalzium ist wichtiger Bestandteil unserer Knochen und Zähne und verleiht ihnen Stabilität. Damit wirkt es brüchigen Knochen und Osteoporose entgegen. Das Spurenelement Mangan ist not-

Heilwirkung auf einen Blick:

- *Gut für die Verdauung*
- *Reinigt den Darm*
- *Wirkt blutdrucksenkend*
- *Beugt Arteriosklerose vor*
- *Wichtig für Schwangere*
- *Entwässert*
- *Hilft bei Husten und Schnupfen*
- *Wirkt antibiotisch und antimykotisch*
- *Vorbeugend gegen Krebs*

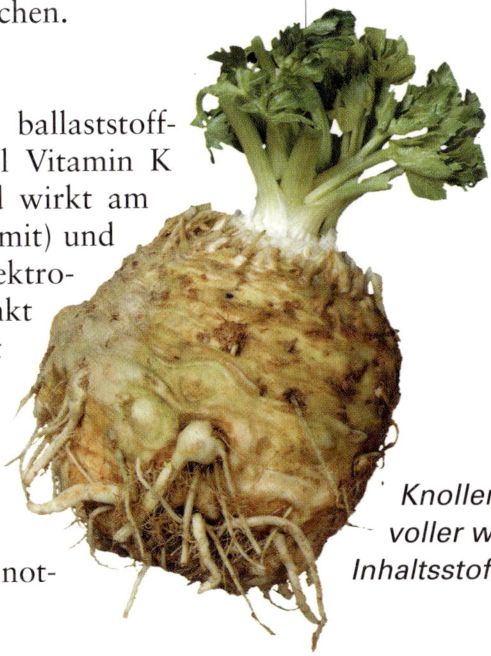

Knollensellerie steckt voller wertvoller Inhaltsstoffe.

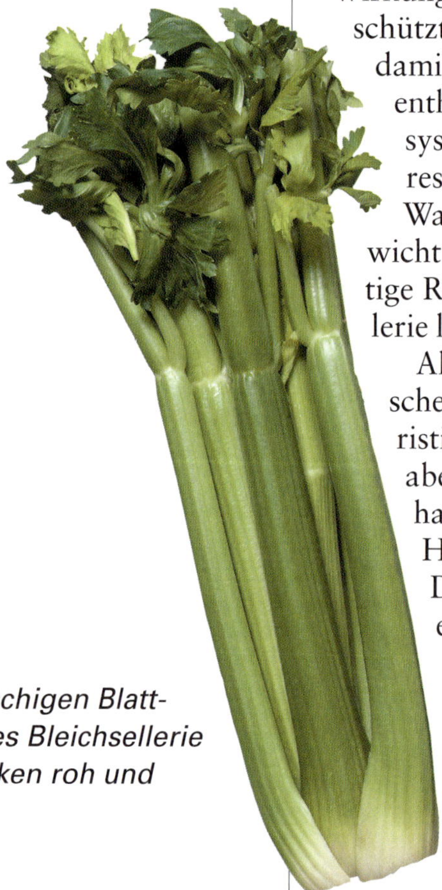

Die fleischigen Blattstiele des Bleichsellerie schmecken roh und gegart.

wendig für die Bildung von Bindegewebe und Harnstoff und hilft bei der Herstellung von körpereigenen Eiweißen und Fettsäuren.

Knollensellerie ist reich an Vitamin E, das andere Vitamine, Fett, Hormone und Enzyme vor freien Radikalen beschützt. Es kann die krebserregende Wirkung von Schadstoffen begrenzen. Außerdem schützt es die Innenwände der Arterien und beugt damit Arteriosklerose vor. Vitamin K ist ebenfalls enthalten. Vitamin B_6 wirkt mit im Nervensystem und hilft beim Umbau von Energiereserven in Zucker; es steuert außerdem Wachstumsprozesse und ist daher besonders wichtig für Schwangere. Folsäure spielt eine wichtige Rolle im Eiweißstoffwechsel. Knollensellerie liefert ebenfalls Kalium und Kalzium.

Alle Selleriesorten enthalten aromatische ätherische Öle, die für den charakteristischen Geschmack zuständig sind, aber auch zahlreiche Heilwirkungen haben. Sie wirken schleimlösend (gut bei Husten und Schnupfen), abführend (bei Darmträgheit oder Verstopfung) und entwässernd. Außerdem helfen sie bei der Eiweißverwertung. Die in Sellerie enthaltenen ätherischen Öle sind relativ scharf und haben dadurch auch antibakterielle und antimykotische Wirkung, die lange im Darm anhält. Auch beim Ausscheiden wirken die Öle noch desinfizierend auf die Schleimhäute und schützen vor Entzündungen der Harnwege und schädlichen Bakterien.

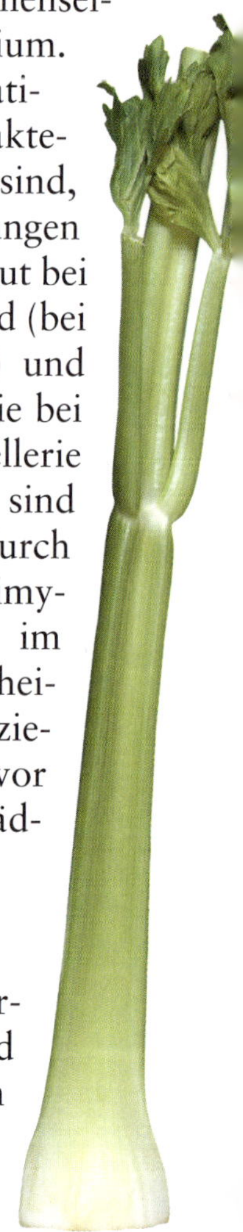

Sellerie in der Küche:

Bleichsellerie gründlich waschen und zerteilen. Dann nach Rezept zerkleinern und weiterverarbeiten. Knollensellerie schälen und gut waschen, anschließend zerkleinern. Beide Sorten schmecken roh im Salat und gekocht als Gemüse.

Spargel

Herkunft / Beschreibung / Geschichte:

Spargel ist in Mittel- und Südeuropa, Nordafrika, Vorderasien und Westsibirien heimisch und wird heute überall kultiviert, wo das Klima gemäßigt ist. Schon in der Antike genossen Ägypter, Griechen und Römer Spargel als Gemüse. In Deutschland wurde er erstmals um 1570 in der Nähe von Stuttgart angebaut und gestochen.

Der Wurzelstock bringt jedes Jahr neue Sprossen hervor, die von schuppenförmigen Blättern umgeben sind – das sind die Spargelstangen. Je nach Anbauverfahren erhält man verschiedene Sorten: Es gibt weißen, grünen und violetten Spargel. Weißer Spargel wächst im Dunkeln. Dazu wird im Frühjahr Erde um die Spargelsprossen herum aufgeschüttet, so dass sie kein Sonnenlicht bekommen. Dadurch bildet sich kein Chlorophyll, das die Stangen zuerst violett und dann grün färben würde. Sobald die Erde feine Risse zeigt, die darauf hinweisen, dass der Spargel bald ans Tageslicht kommt, sind die Stangen reif zum Ernten und werden per Hand „gestochen". Weißer Spargel ist wegen dieses aufwändigen Verfahrens teuer, da die Saison aber so kurz ist, sollte man sich diese gesunde Delikatesse zumindest ein paarmal leisten.

Die Sprossen des dünneren Grünspargels wachsen über der Erde und werden abgeschnitten, wenn sie etwa 15 cm lang sind. Der grüne Spargel schmeckt kräftiger als der weiße und ist in Südeuropa und den USA beliebter. Violetter Spargel wird gestochen, sobald seine Köpfe ans Tageslicht kommen. Er liegt geschmacklich zwischen weißem und grünem Spargel.

Einkauf:

Heimischen weißen Spargel bekommt man bei uns im Mai und Juni. Achten Sie auf fin-

Heilwirkung auf einen Blick:

- *Hilft bei der Frühjahrskur*
- *Aktiviert den Darm und kurbelt die Verdauung an*
- *Wirkt entwässernd und blutdrucksenkend*
- *Stärkt Bindegewebe und Gefäße*
- *Gut für Nerven und Stoffwechsel*
- *Sorgt für schöne Haut und Haare*
- *Stärkt die körpereigenen Abwehrkräfte*
- *Unterstützt die Zellreifung*

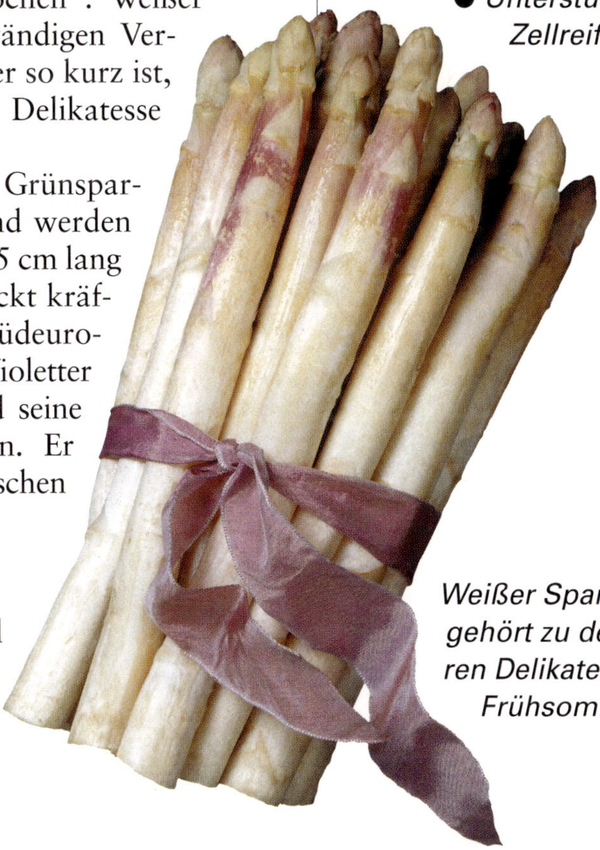

Weißer Spargel gehört zu den wahren Delikatessen im Frühsommer.

gerdicke Stangen, deren Schnittkante nicht holzig ist. Auf vielen Wochenmärkten bekommt man während der Saison Spargel, der am selben Morgen gestochen wurde. Grünen Spargel gibt es aus Südeuropa von Frühling bis Herbst. Auch hier sind dickere Stangen besser als dünne.

Lagerung:

Frische Spargelstangen halten sich maximal drei Tage im Kühlschrank, wenn Sie sie in ein feuchtes Küchentuch einwickeln. Tiefgekühlt hält sich Spargel bis zu neun Monate.

Inhaltsstoffe / Wirkstoffe:

Spargel ist sehr kalorienarm: 100 g haben nur 18 kcal. Reichlich Ballaststoffe regen die Darmtätigkeit an und sorgen für eine gute Verdauung. Er enthält reichlich Vitamin K, Kalium (wirkt entwässernd und blutdrucksenkend), Magnesium, Eisen, Kupfer, Mangan und Zink (kräftigt Bindegewebe und Gefäße, stärkt das Gehirn und kurbelt unser Sexualleben an). In kleineren Konzentrationen liefert Spargel auch B-Vitamine (für Nerven, Stoffwechsel), Niacin (für Lebensfreude), Biotin (sorgt für gesundes Haar und schöne Haut), Pantothensäure (Vitalität) und Folsäure (Zellverjüngung, Blutbildung und Hormonproduktion).

Da Sonnenlicht die Bildung von Vitaminen fördert, enthält grüner Spargel mehr Vitamine als weißer, vor allem Betacarotin (Vorstufe von Vitamin A und gut für Augen, Zellen und Schleimhäute) und Vitamin C (stärkt die körpereigenen Abwehrkräfte und das Immunsystem). Spargel enthält außerdem Purine. Das sind Substanzen, deren Grundgerüst aus Kohlenstoff- und Stickstoffatomen besteht. Sie wirken sich günstig auf die Bildung körpereigener Eiweiße aus und unterstützen Zel-

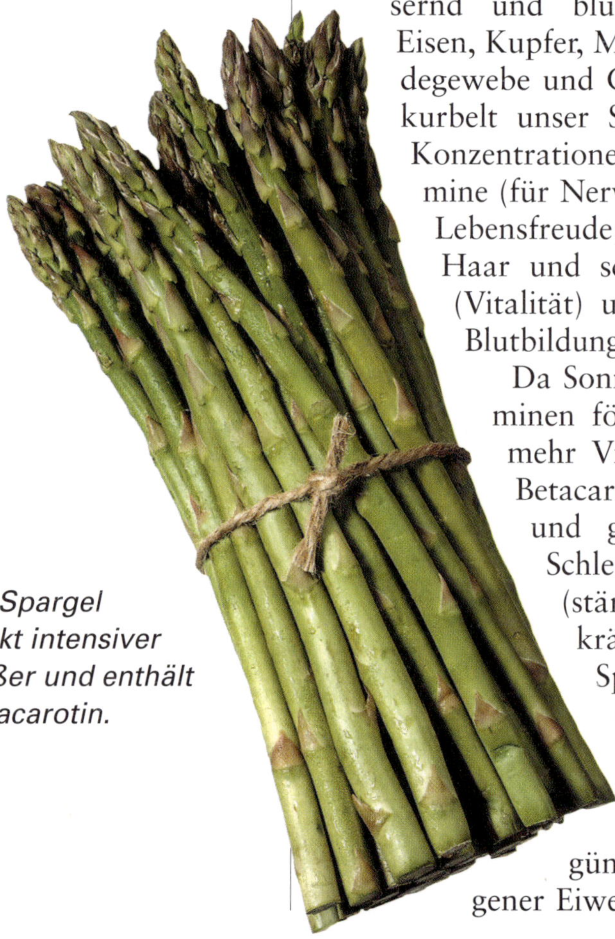

Grüner Spargel schmeckt intensiver als weißer und enthält viel Betacarotin.

len beim Reifen. Eine extreme Zufuhr von Purinen führt jedoch zur Erhöhung der Harnsäure im Blut, was wiederum das Risiko für Gicht und Harnsteine erhöht.

Spargel in der Küche:

Weißer Spargel wird von oben nach unten geschält, dabei beginnt man unterhalb des Kopfes. Die holzigen Enden muss man abschneiden, je nach Frische des Spargels nur eine dünne Scheibe bis zu einem Zentimeter. Grüner Spargel muss nur geschält werden, wenn er holzig ist. Am besten wird Spargel gedämpft oder gekocht, wobei Sie das Kochwasser unbedingt aufheben sollten, da es voll kostbarer Nährstoffe ist. Sie können es entweder abgekühlt trinken oder für Saucen oder Suppen verwenden. Manche Leute schwören auf einen speziellen Spargeltopf, in den man die Stangen gebündelt aufrecht mit den Köpfen nach oben stellt, wobei die Spitzen nicht im Wasser sind und somit ganz sanft gedämpft werden.

Eine Delikatesse ist weißer Spargel mit Frühkartoffeln und zerlassener Butter. Der kräftige grüne Spargel schmeckt wunderbar im Risotto.

Achtung:
Spargel besser nicht aufwärmen, da er reichlich Nitrat enthält.

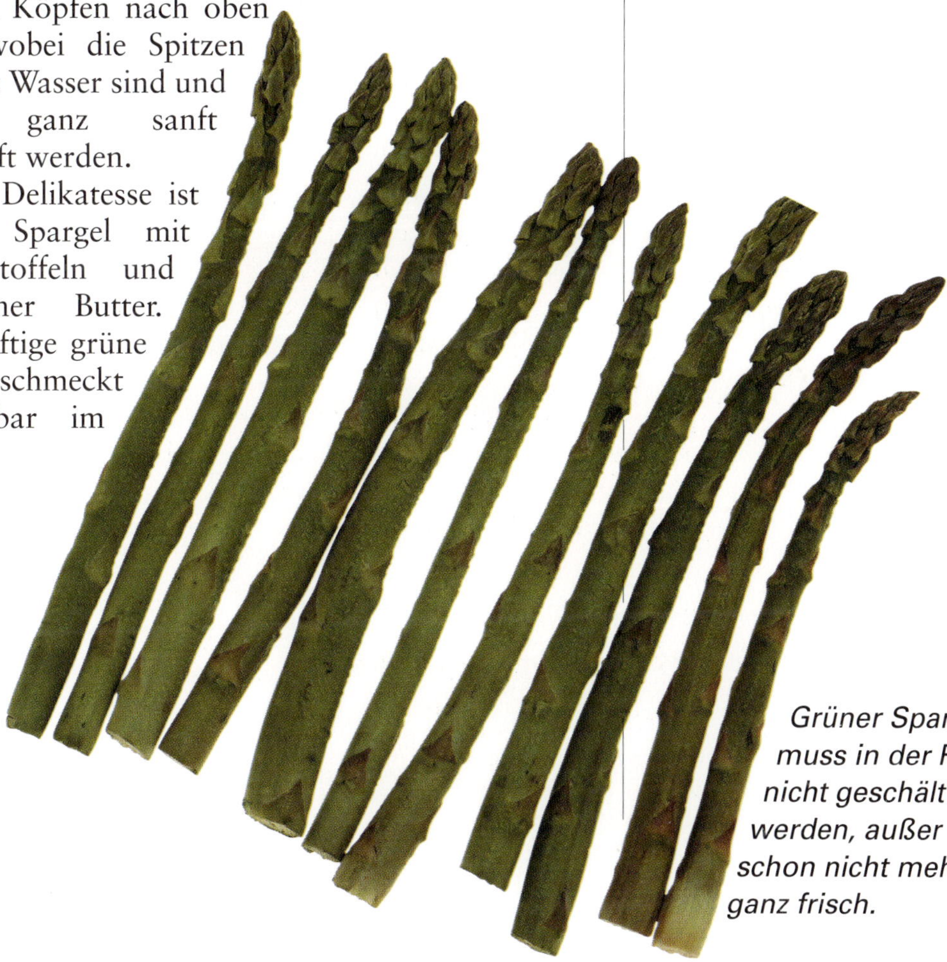

Grüner Spargel muss in der Regel nicht geschält werden, außer er ist schon nicht mehr ganz frisch.

Spinat

Spinat wird fast überall auf der Welt kultiviert.

Herkunft / Beschreibung / Geschichte:

Spinat ist ein einjähriges Blattgemüse, das auf der ganzen Welt in vielen verschiedenen Sorten angebaut wird. Wahrscheinlich stammt eine unserem heutigen Spinat nah verwandte Art aus dem Kaukasus und Iran, wo er zum ersten Mal kultiviert wurde. Nach Mitteleuropa kam er im 13. Jahrhundert bzw. wurde er da zum ersten Mal schriftlich erwähnt. Seit dem 16. Jahrhundert ist Spinat weit verbreitet. Bei uns bekommt man Sommerspinat mit zarten kleinen Blättern und einem dünnen Stängel und Winterspinat, dessen Blätter dunkler sind und gekräuselt. Die Stängel vom Winterspinat sind dicker und fester und müssen unter Umständen etwas länger gekocht werden als die Blätter.

Einkauf:

Spinat gibt es das ganze Jahr frisch zu kaufen. Achten Sie bei abgepackter Ware darauf, dass keine fauligen Blätter dabei sind. Die Blätter sollten frisch sein und ohne Flecken. Tiefgekühlter Spinat ist von ausgezeichneter Qualität und steht in seinem Nährstoffgehalt gekochtem frischem Spinat in nichts nach.

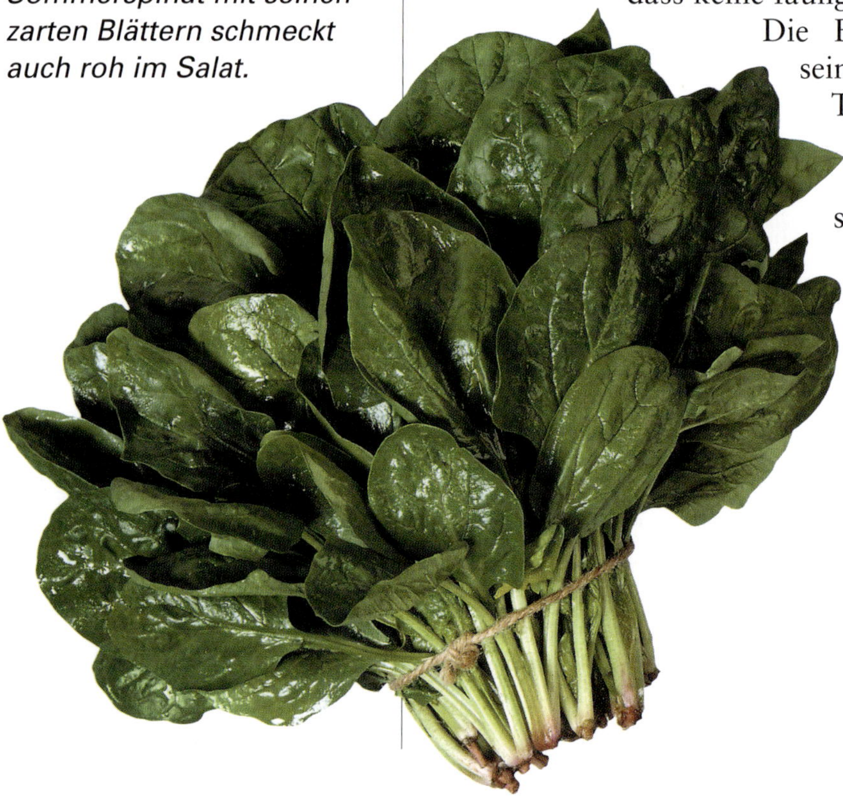

Sommerspinat mit seinen zarten Blättern schmeckt auch roh im Salat.

Lagerung:

Der zarte Sommerspinat wird schnell welk und faulig und sollte rasch verbraucht werden. In einer Plastiktüte im Gemüsefach hält er sich höchstens zwei Tage. Winterspinat ist robuster und kann bis zu fünf Tage im Gemüsefach aufbewahrt werden. Tiefkühlspinat sollte man immer im Haus haben, er ist praktisch und vielseitig und enthält – wie schon erwähnt – ebenso viele gesunde Nährstoffe wie gekochter frischer Spinat.

Inhaltsstoffe / Wirkstoffe:

Spinat hat nur wenig Kalorien, enthält aber viele Ballaststoffe, die die Darmtätigkeit anregen und damit die Verdauung fördern. Außerdem liefert Spinat zahlreiche Vitamine, unter anderem Betacarotin, die Vorstufe zu Vitamin A (548 Mikrogramm in 100 g Spinat), Vitamin K (335 Mikrogramm in 100 g Spinat), Vitamin C (52 mg in 100 g Spinat, das deckt die Hälfte vom empfohlenen Tagesbedarf). Vitamin C kräftigt die körpereigene Abwehr und beschützt uns vor Erkältungskrankheiten und Infektionen. Mehrere B-Vitamine, nämlich Vitamin B_2 und B_6, sind in hoher Konzentration in rohem Spinat enthalten, reduzieren sich aber beim Kochen. Auch Vitamin E und Niacin sind in kleinen Mengen enthalten. Spinat liefert roh 6,9 Mikrogramm Biotin (für schöne Haut, Haare, Fingernägel), was sich beim Garen auf etwa ein Drittel reduziert.

Außer Betacarotin enthält Spinat noch andere Karotine in hoher Konzentration, die auch krebsvorbeugende Wirkung haben.

Spinat enthält reichlich Chlorophyll, das auch ein potenzieller Hemmstoff gegen Krebs ist. In Laborversuchen hat man festgestellt, dass Spinatsaft in der Lage ist, die Bildung von Nitrosamin, das als eines der stärksten Karzinogene gilt, zu hemmen.

An Mineralstoffen liefert er Kalium (wirkt entwässernd und blutdrucksenkend), Kalzium (Knochen, Zähne, Nerven), Magnesium (für Reizübertragung von Nerven auf Muskeln), Mangan (Gesamtstoffwechsel, Blut, Knochen, Gehirn, Nerven, Sexualität und Schilddrüse) und Eisen. Lange galt

Heilwirkung auf einen Blick:

- *Fördert die Verdauung*
- *Gut für die Augen*
- *Stabilisiert Haut, Haare und Zähne*
- *Wirkt vorbeugend gegen Krebs*
- *Stärkt die körpereigenen Abwehrkräfte*
- *Gut für unser Blut und die Knochen*
- *Kurbelt den gesamten Stoffwechsel an*
- *Wirkt entwässernd und blutdrucksenkend*

Spinat enthält mehrere Stoffe, die vorbeugend gegen Krebs wirken.

Spinat als idealer Eisenlieferant, weshalb viele von uns in der Kindheit mit dem meist ungeliebten grünen Gemüse gefüttert wurden. Doch man hat neue Erkenntnisse darüber gewonnen. In 100 g Spinat sind zwar 4,1 mg Eisen enthalten, was etwa ein Drittel vom empfohlenen Tagesbedarf ist. (Männer ab 19 Jahren sollten 10 mg, Frauen ab 19 bis 51 sollten 15 mg zu sich nehmen, da sie durch die monatliche Menstruation regelmäßig Blut verlieren; auch in der Schwangerschaft und Stillzeit ist der Eisenbedarf höher.) Doch die Aufnahme von Eisen aus Spinat wird durch Oxalsäure, die ebenfalls enthalten ist, gehemmt.

Frauen benötigen 1/3 mehr Eisen pro Tag als Männer. Spinat ist kein guter Eisenlieferant, wie lange angenommen wurde.

Spinat in der Küche:
Spinatblätter sorgfältig verlesen, grobe Stiele und – falls vorhanden – Wurzeln abschneiden. Die Blätter unter fließend kaltem Wasser gründlich waschen, vor allem den Winterspinat. Zarte Spinatblätter eignen sich roh für Salat. Gekocht ist er eine beliebte Beilage zu Eier-, Fleisch-, Geflügel- und Fischgerichten. Am besten ist es, Spinat in etwas Butter zu dünsten, dann verliert er am wenigsten Nährstoffe.

Am besten dünstet man Spinat in wenig Butter; dabei bleiben die meisten Nährstoffe erhalten.

Achtung:
Spinat reichert Nitrat aus dem Boden an und sollte gleich nach dem Garen gegessen werden; nicht wieder aufwärmen, denn dann kann das Nitrat sich zu dem giftigen Nitrit umwandeln, das krebserregend ist. Spinat enthält außerdem Purin und sollte daher nicht von Menschen mit Gicht gegessen werden.

Tomate

Herkunft / Beschreibung / Geschichte:

Die Tomatenpflanze gehört zu den Nachtschattengewächsen. Wahrscheinlich stammt sie ursprünglich aus Peru und Ecuador, inzwischen wird sie aber weltweit angebaut. Angeblich brachte Columbus 1498 einige Tomatenpflanzen nach Europa. Seit 1890 gibt es Tomaten auch bei uns, doch erst nach dem ersten Weltkrieg wurden sie richtig populär.

Botanisch sind Tomaten übrigens Beeren, doch aufgrund ihrer Verwendung zählen sie nicht zum Obst, sondern zum Fruchtgemüse.

Es gibt über 1000 verschiedene Tomatensorten, und man teilt sie nach der Größe in sechs Gruppen ein: Am größten sind die Fleischtomaten, die nicht ganz rund sind und bis zu zehn Fruchtkammern haben. Die Rund- oder Kugeltomaten sind rund und haben meist nur zwei Fruchtkammern. Dann gibt es noch die länglichen Eiertomaten, auch Romatomaten genannt. Die kleinen runden Kirsch- oder Cocktailtomaten schmecken meist besonders süß und fein. Außerdem gibt es noch die hohlen Paprikatomaten, zu denen auch gentechnisch veränderte Tomaten gehören, die anderes Erbgut eingepflanzt bekommen, damit sie beispielsweise länger ansehnlich bleiben oder weniger Wasser enthalten.

Einkauf:

Tomaten sind das ganze Jahr über erhältlich, weil sie auch im Treibhaus wachsen und in großen Mengen importiert werden, vor allem aus Italien, Frankreich, von den Kanarischen Inseln und den Niederlanden. Im Sommer gibt

Heilwirkung auf einen Blick:

- *Stärken das Immunsystem*
- *Wirken bei der Zellbildung mit*
- *Vorbeugend gegen Krebs*
- *Schützen vor Herz-Kreislauf-Erkrankungen*
- *Gut für Augen, Haare, Haut und Fingernägel*
- *Vorbeugend gegen Arteriosklerose*
- *Wirken entwässernd*
- *Senken den Blutdruck*

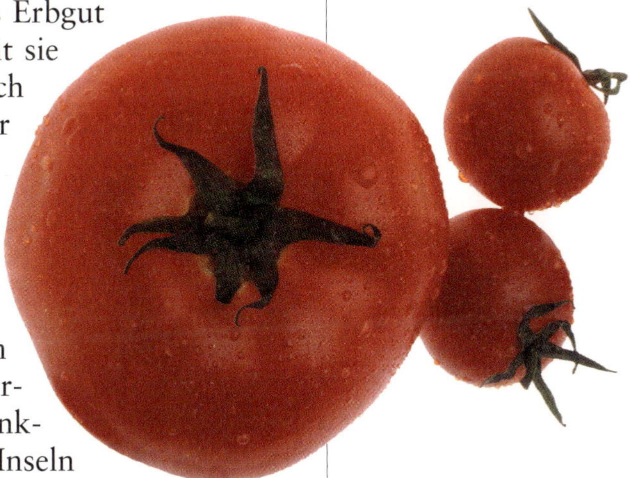

Am besten schmecken kräftig rote, reife Tomaten im Sommer.

es die aromatischsten Tomaten. Kaufen Sie nur reife, kräftig rote (oder gelbe) Tomaten, denn unreife Früchte enthalten das Gift Solanin, das in großen Mengen giftig ist. Leider werden Tomaten oft mit Pestiziden behandelt, die sich in der Schale anlagern. Wer viele Tomaten isst, sollte sie im Bioladen kaufen oder im Gewächshaus oder an einem geschützten Ort im Garten selbst anbauen.

Tomaten dürfen nicht im Kühlschrank aufbewahrt werden, da sie in der Kälte ihr Aroma einbüßen.

Lagerung:

Tomaten nicht im Kühlschrank aufheben, dort verlieren sie ihr Aroma. Am besten bei Raumtemperatur dunkel aufheben, dann halten sie sich etwa eine Woche.

Inhaltsstoffe / Wirkstoffe:

Tomaten enthalten nur wenig Kalorien: 17 kcal pro 100 g. Aber sie sind reich an Vitamin C: 100 g decken etwa ein Viertel der empfohlenen Tageszufuhr. Vitamin C ist wichtig für das Immunsystem und die Wundheilung, außerdem wirkt es als Antioxidanz und schützt andere Vitamine vor den Angriffen von freien Radikalen. In geringeren Mengen liefern Tomaten auch Biotin (das Schönheitsvitamin, das für Haut, Haare und Fingernägel wichtig ist), Niacin (unterstützt das Nervensystem und hilft bei der Zellbildung und -erneuerung), Folsäure (ebenfalls wichtig für Zellbildung, aber auch für den Eiweißstoffwechsel und die Herstellung von Nukleinsäuren) und Vitamin E, das andere Vitamine, Hormone und Enzyme vor freien Radikalen schützt. Außerdem stärkt es die Innenwände der Zellen und beugt damit Arteriosklerose vor. Tomaten wirken wassertreibend und blutdrucksenkend, was durch das enthaltene Kalium kommt. Folsäure in rohen Tomaten ist wichtig für Blut und Schleimhäute. Außerdem enthalten Tomaten den roten Pflanzenfarbstoff (Karotinoid) Lycopin, der sich in medizinischen Studien als krebsvorbeugend erwiesen hat; außerdem verringert Lycopin das Risiko von Herz-Kreislauf-Erkrankungen. Die Verfügbarkeit von Lycopin wird erhöht, wenn Tomaten zerkleinert und gekocht werden, vor allem unter Zugabe von Öl.

Tomaten enthalten Lycopin, einen roten Farbstoff, der vorbeugend gegen Herz-Kreislauf-Erkrankungen und Krebs wirkt.

Deshalb kann unser Körper Lycopin aus Tomatenmark noch besser aufnehmen als aus rohen Tomaten. Übrigens kann Lycopin (im Unterschied zum Betacarotin, das auch ein Karotinoid ist) vom Körper nicht in Vitamin A umgewandelt werden. Tomaten enthalten aber auch etwas Betacarotin, das in Vitamin A umgewandelt wird und wichtig ist für die Sehkraft und außerdem als Radikalenfänger fungiert, womit es ebenfalls vorbeugend gegen Krebs wirkt.

In der Schale sitzen Flavonoide, die auch vor Krebs schützen.

Tomaten sind ein beliebtes Objekt der Genforscher, wobei es um längere Haltbarkeit geht oder die Erhöhung von „guten" Stoffen wie Lycopin und Betacarotin.

Tomaten in der Küche:

Stielansatz entfernen, er enthält ebenfalls Solanin. Tomaten waschen und zerkleinern. Sie schmecken roh als Salat (zum Beispiel mit roten Zwiebeln), als Vorspeise mit Mozzarella und Basilikum oder gekocht als Gemüse und Suppe und als Basis für vielerlei köstliche Tomatensaucen. Tomaten schmecken gegrillt und als Chutney. Mittelgroße Tomaten sind auch köstlich mit Püree oder Frischkäse gefüllt als Vorspeise.

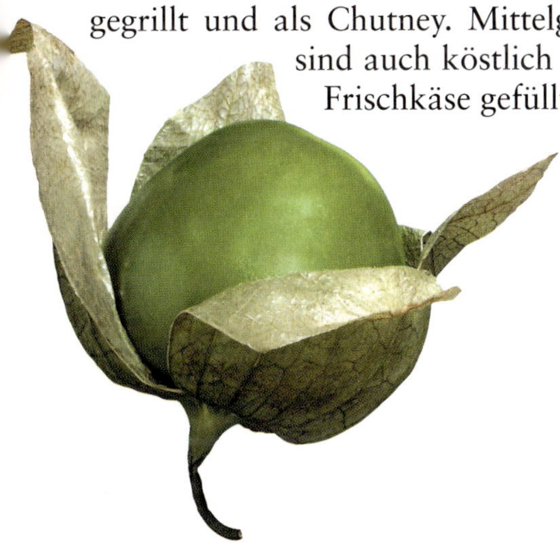

Achtung:

Grüne Tomaten und der Stielansatz von reifen Tomaten enthalten Solanin, das zu Kopfschmerzen, Durchfall und Erbrechen führen kann.

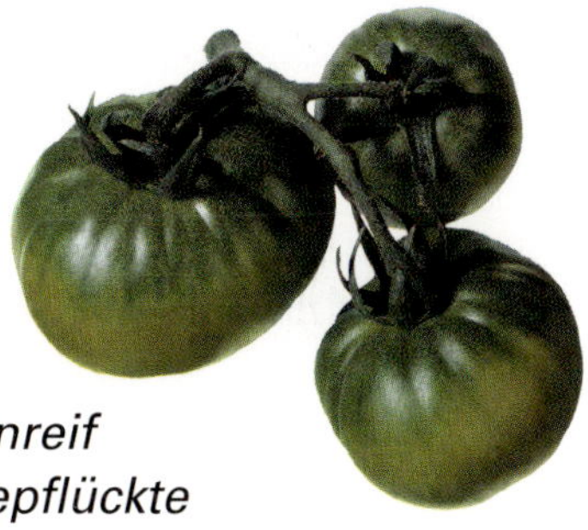

Unreif gepflückte Tomaten reifen bei Zimmertemperatur nach.

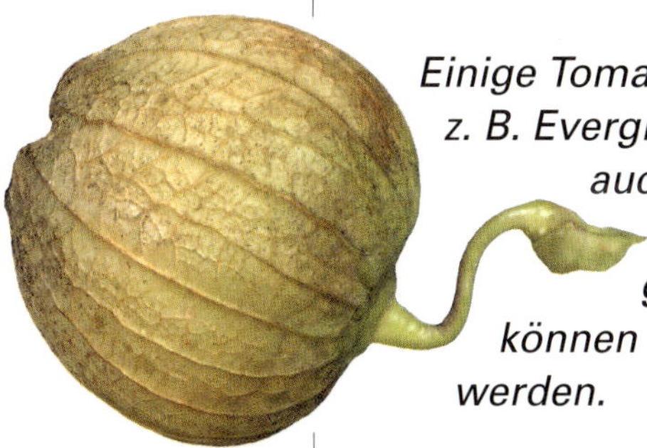

Einige Tomatensorten, z. B. Evergreen, sind auch im reifen Zustand grün und können gegessen werden.

Weintrauben

Herkunft / Beschreibung / Geschichte:

Weintraube ist die umgangssprachliche Bezeichnung für den Fruchtstand der Weinrebe und die Einzelfrucht, die übrigens botanisch eine Beere ist. Manchmal wird sie daher auch als Weinbeere bezeichnet. Es gibt Keltertrauben, die für die Weinherstellung genutzt werden, und Tafeltrauben, die für den Verzehr bestimmt sind. Außerdem unterscheidet man blaue und gelbe Sorten. Blaue Weintrauben sind häufiger aromatischer als gelbe und haben eine festere Schale. Oft sind blaue Trauben mit einem weißen Film überzogen, der sich aber leicht abwaschen lässt.

Durch Trocknen von Weintrauben erhält man Rosinen.

Weintrauben unterteilt man in Keltertrauben für die Weinherstellung und Tafeltrauben für den Verzehr.

Einkauf:

Weintrauben mögen es warm, und daher kommen die für den Verzehr bestimmten überwiegend aus Italien, Frankreich, Spanien und Griechenland zu uns. Haupterntezeit ist von August bis Ende Oktober. In milderen Gegenden in Deutschland (u. a. Baden-Württemberg, im Rheingau, an der Mosel und in Franken) wachsen ebenfalls Trauben, die in der Regel weniger mit Schadstoffen belastet sind als die importierte Ware. Am besten, aber natürlich auch am teuersten, sind Trauben aus ökologischem Anbau.

Da viele Menschen die Kerne so lästig finden, gibt es immer öfter kernlose Trauben zu kaufen. Geschmacklich können nur Sie selbst herausfinden, welche Trauben Sie wählen. Manche schwören auf die winzig kleinen, oft dunkelgelben Trauben aus der Türkei, während andere den großen, hellgrünen den Vorzug geben.

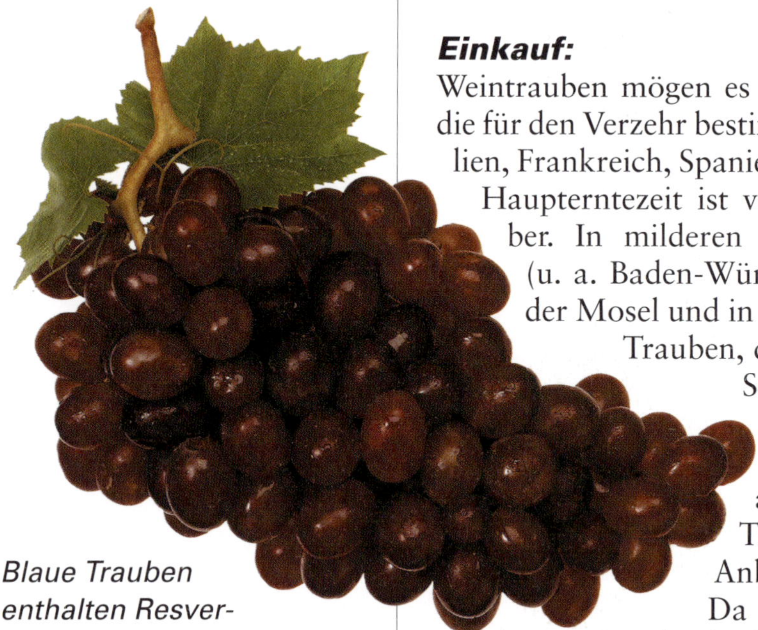

Blaue Trauben enthalten Resveratrol, ein Stoff, der vorbeugend gegen Arteriosklerose wirkt.

Lagerung:

Trauben halten sich einige Tage bei Zimmertemperatur. Nehmen Sie sie aus der Plastikverpackung und legen sie auf einen Teller, sie können sonst schimmeln.

Inhaltsstoffe / Wirkstoffe:

Die Schale der Weintraube steckt voller wertvoller Ballaststoffe, die gegen Verstopfung helfen und entwässernd und entgiftend wirken. Trauben schwemmen Bakterien aus dem Körper und regen den Harnfluss an. Damit sind sie ideal für eine Diät im Herbst. Sie enthalten alle B-Vitamine bis auf Vitamin B_{12}. B-Vitamine unterstützen den Kohlenhydratstoffwechsel, sind gut für die Nerven und das Gehirn. Der Fruchtzucker geht schnell ins Blut und hebt damit den Blutzuckerspiegel kurzfristig an, was bei Müdigkeit und Konzentrationsmangel hilft. Weintrauben liefern Kalium (wirkt entwässernd und blutdrucksenkend), Folsäure (Blutbildung) und Vitamin C (stärkt die körpereigenen Abwehrkräfte und schützt andere Vitamine vor der Zerstörung durch Sauerstoff). Außerdem versorgen sie uns mit Mangan (für Knochen, Nerven und Schilddrüse) und Magnesium, das wichtig ist für die Funktion der Muskeln.

Darüber hinaus enthalten Weintrauben (ebenso wie Traubensaft und Wein) zahlreiche sekundäre Pflanzenstoffe, die als Antioxidanzien wirken. Blaue Weintrauben, roter Traubensaft und Rotwein enthalten zum Beispiel große Mengen Resveratrol, das vorbeugend gegen Arteriosklerose wirkt.

Heilwirkung auf einen Blick:

- *Regen die Verdauung an*
- *Entschlacken und entwässern*
- *Gut für Nerven und Gehirn*
- *Helfen kurzfristig gegen Müdigkeit*
- *Senken den Blutdruck*
- *Stärken die körpereigenen Abwehrkräfte*
- *Fangen freie Radikale ab*
- *Wirken vorbeugend gegen Krebs und Arteriosklerose*

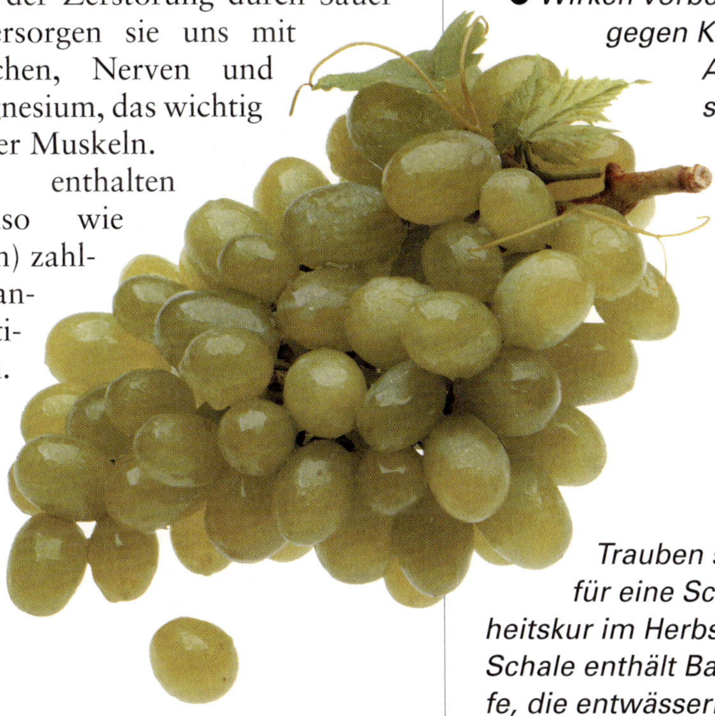

Trauben sind ideal für eine Schlankheitskur im Herbst. Die Schale enthält Ballaststoffe, die entwässernd und entgiftend wirken.

Info: Rotwein

Rotwein enthält Polyphenole (Quercetin, Catechine und Resveratrol), die eine antioxidative Wirkung haben und unter anderem Arteriosklerose vorbeugen. Der Gehalt an diesen sekundären Pflanzenstoffen verringert sich allerdings mit der Länge der Lagerung. Mäßiger Konsum von Rotwein kann also durchaus gesundheitsfördernd sein. Vielleicht haben Sie schon vom so genannten „Französischen Paradoxon" gehört: Es benennt die Tatsache, dass Menschen in Frankreich und den anderen Mittelmeerländern seltener an Herz-Kreislauf-Erkrankungen sterben als Nordeuropäer und Nordamerikaner, obwohl wesentliche Ursachen für diese Erkrankungen in Frankreich genauso gegeben sind wie anderswo (vor allem Rauchen, Übergewicht, Bluthochdruck). Da Alkohol der Blutverklumpung entgegenwirkt, geht man davon aus, dass im regelmäßigen (aber mäßigen!) Alkoholkonsum – am besten zum Essen – eine Ursache liegt. Die im Rotwein in großen Mengen enthaltenen Polyphenole wirken zudem antioxidativ.

Weintrauben in der Küche:

Weintrauben werden meist roh als Obst gegessen. Waschen Sie jede Traube und reiben Sie sie am besten mit einem Küchentuch ab. Trauben werden extrem stark mit Pestiziden und anderen Chemikalien behandelt.

Weintrauben sind köstliche Muntermacher im Müsli am Morgen. Sie schmecken im Obstsalat und auf der Käseplatte. Traubensaft ist auch populär. Aus den Kernen gewinnt man das kostbare Traubenkernöl, das goldgelb bis grün ist und süßlich-bitter schmeckt. Es wird wegen seines hohen Gehalts an essenziellen Fettsäuren sehr geschätzt.

Extra: Rosinen

Rosinen sind meist kernlose, getrocknete Weintrauben. Sie werden entweder natürlich in der Sonne getrocknet oder künstlich von Maschinen. Davor werden sie oft in kochendes Wasser mit Zusätzen getaucht, damit sie länger haltbar sind. Bei uns sind viele verschiedene Sorten im Handel, unter anderem Sultaninen, die hellgelben getrockneten Beeren der Sultanatraube. Sie werden hauptsächlich in der Türkei angebaut. Korinthen sind ebenfalls kernlos, sehr klein und violettschwarz. Sie sind die Beeren einer anderen Rosinenart (Vitis minuta), die vor allem in Griechenland angebaut wird.

Rosinen schmecken im Müsli, gehören zu manchen Fleischgerichten und werden hauptsächlich zum Backen verwendet. Sie enthalten reichlich Glukose und sind damit schnelle Energielieferanten. Sie liefern auch Ballaststoffe, Eiweiß und Fett, außerdem Kalium, Eisen und Zink. Oft werden Rosinen nach dem Trocknen geschwefelt, was aber auf der Packung vermerkt sein muss.

Zitrusfrüchte

Herkunft / Beschreibung / Geschichte:

Bei Zitrusfrüchten handelt es sich streng genommen um Beerenfrüchte. Die bekanntesten Arten sind Grapefruit, Pampelmuse, Pomelo, Orange, Mandarine, Pomeranze, Zitrone und Limette, wobei bei uns vor allem Grapefruit, Orange, Mandarine und Zitrone von Bedeutung sind.

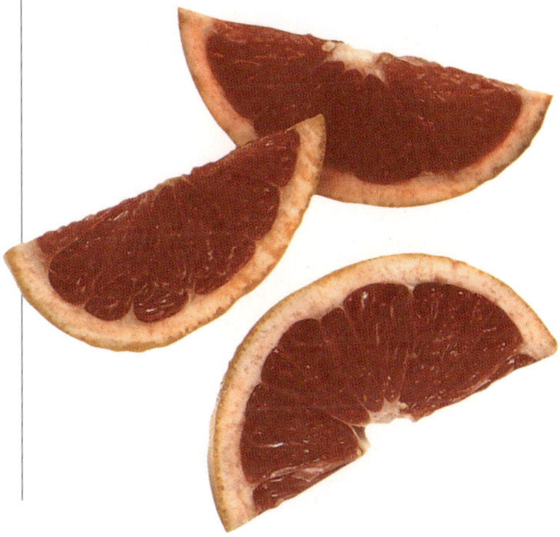

Grapefruit

Vermutlich ist die Grapefruit eine Kreuzung aus Pampelmuse und Orange. Hauptanbauländer sind die USA. Die Früchte haben 10–15 cm Durchmesser und eine feinporige Schale, die je nach Sorte hellgelb bis rötlich gelb ist. Das Fruchtfleisch ist sehr saftig und gelb, rosa oder rot. Es schmeckt süßsauer mit einer leicht bitteren Note. Oft werden sie fälschlicherweise als Pampelmusen bezeichnet, die viel größer sind. Außerdem haben Grapefruits eine dünnere Schale, saftigeres Fruchtfleisch und einen süßeren Geschmack.

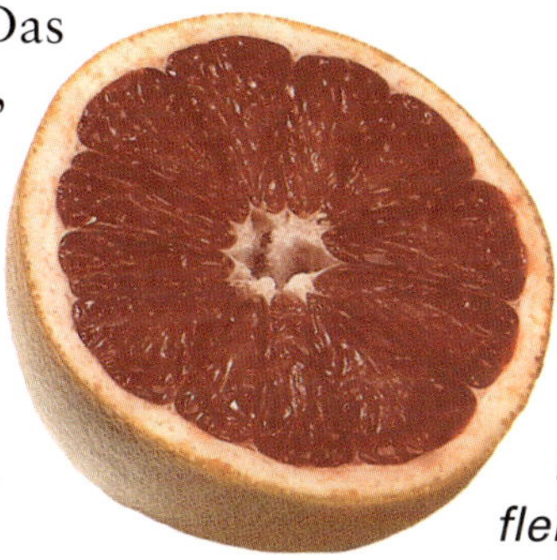

Wem Grapefruit pur zu bitter sein sollte, streut etwas Zucker auf die aufgeschnittene Frucht und löffelt das Fruchtfleisch heraus.

Pampelmuse

Sie ist die Frucht des Pampelmusenbaums, der aus Südostasien kommt. Auch heute sind die Haupterzeuger Malaysia und Thailand. Pampelmusen sind die größten Zitrusfrüchte (bis 6 kg) und enthalten Vitamin C und Ballaststoffe. Auf dem europäischen Markt sind sie nicht wichtig.

Pomelo

Eine Kreuzung aus Pampelmuse und Grapefruit, die aus Israel stammt. Sie liegt in der Größe zwischen Grapefruit und Pampelmuse. Die Schale, die sich leicht abziehen lässt, ist grüngelb, das saftige Fruchtfleisch gelb bis rosa. Es schmeckt angenehm säuerlich und enthält Vitamin C und Ballaststoffe.

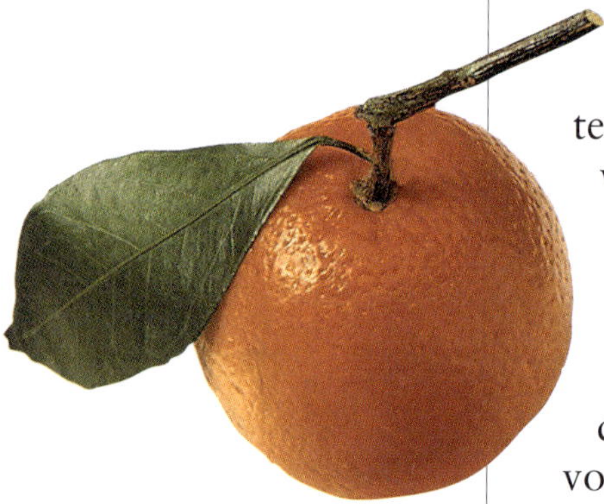

Orange

Die Orange heißt auch Apfelsine, was sich vom niederländischen „appelsien“ herleitet, das „Apfel aus China“ bedeutet. Und dort wurde sie schon im 2. Jahrtausend v. Chr. kultiviert. Nach Europa gelangte sie erst im 16. Jahrhundert durch portugiesische Seefahrer. Heute werden Orangen in allen wärmeren Gegenden der Erde angebaut. Sie sind bei uns inzwischen das ganze Jahr erhältlich. Sommerorangen gibt es von Mai bis November, Winterorangen kommen von November bis Mai aus den Mittelmeerländern zu uns.

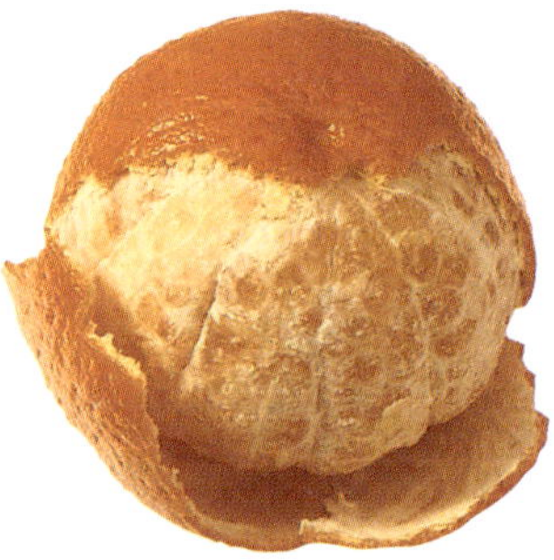

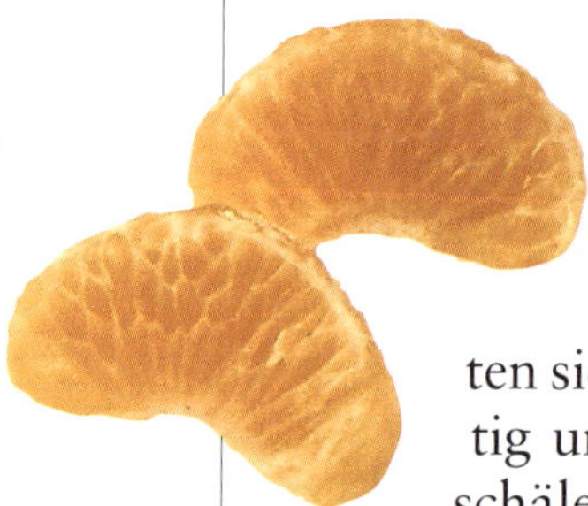

Immer häufiger gibt es kernlose Mandarinen.

Mandarine

Der Mandarinenbaum ist in Südostasien beheimatet und wird heute vor allem in Japan, China, den USA, Südamerika und im Mittelmeerraum kultiviert. In China gab es schon vor mehr als 3000 Jahren Mandarinen, doch erst im 19. Jahrhundert gelangten sie nach Europa. Das Fruchtfleisch ist saftig und aromatisch, und sie lässt sich leicht schälen. Mandarinen werden von Oktober bis März in verschiedenen Sorten angeboten: Die Wildform der Mandarine enthält reichlich Kerne. Die in Algerien beheimateten Klementinen sind kernlos, schmecken süßer und reifen früher als Mandarinen. Die ebenfalls kernlosen Satsumas werden in Japan, den USA und im Mittelmeerraum kultiviert. Ihren Namen bekamen sie von der einstigen japanischen Provinz Satsuma. Tangerinen ähneln Mandarinen, sind aber kleiner und kernlos. Sie werden oft zu Konserven verarbeitet.

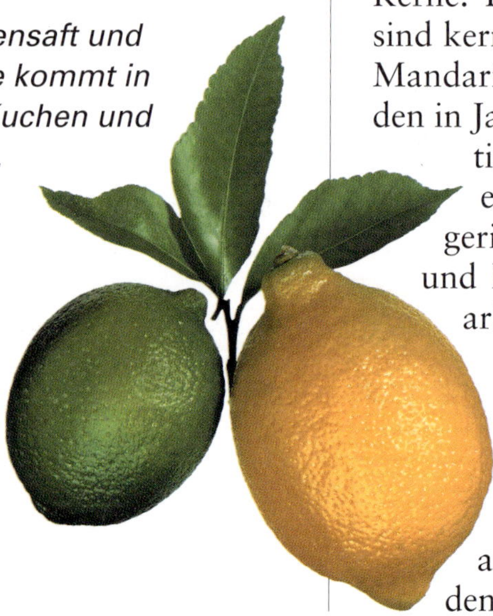

Zitronensaft und -schale kommt in viele Kuchen und Torten.

Zitrone

Die Zitrone ist die Frucht des Zitronenbaumes, der ursprünglich aus Asien stammt. Seit dem Mittelalter wird er jedoch auch in Südeuropa kultiviert. Zitronen werden zur Herstellung von Getränken verwendet

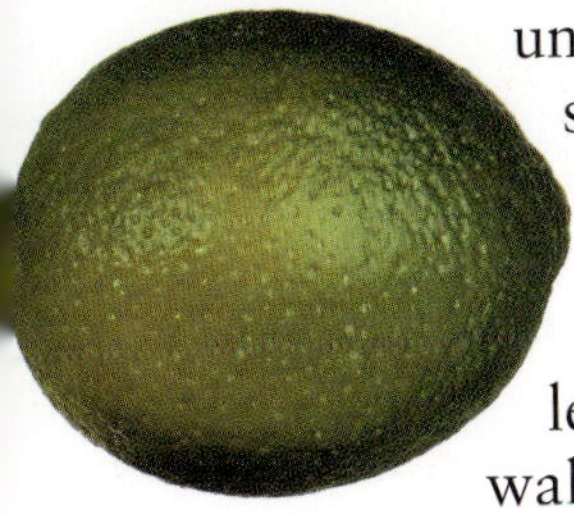

und würzen in der Küche zahlreiche süße und herzhafte, kalte und warme Speisen. Mutige schneiden Zitronen in Viertel und essen das Fruchtfleisch direkt aus der Schale – gewöhnungsbedürftig, aber ein wahrer Vitamin-C-Schub.

Einkauf / Lagerung:

Grapefruits sind oft chemisch belastet. Sie werden häufig unreif gepflückt und künstlich nachgereift, daher fehlt ihnen Süße. Wir empfehlen Grapefruits aus dem Bioladen.

Orangen werden in verschiedenen Güteklassen verkauft. Sie sind oft stark behandelt, daher raten wir zu unbehandelter Ware aus biologischem Anbau.

Mandarinen gibt es inzwischen das ganze Jahr. Auch Mandarinen werden in vielen Erzeugerländern mit Chemikalien gespritzt.

Zitronen werden das ganze Jahr aus verschiedenen Ländern importiert. Immer öfter sieht man Zitronen aus biologischem Anbau.

Durch die Schale sind Zitrusfrüchte geschützt, und sie lassen sich gut lagern.

Inhaltsstoffe / Wirkstoffe:

Grapefruits enthalten viele Ballaststoffe (u. a. Pektin), Vitamin C und Kalium, außerdem Bioflavonoide, die die Wirksamkeit von Vitamin C verstärken und gut für die Gefäße sind; Folsäure ist wichtig für Wachstum, daher sind Grapefruits besonders gut für Kinder und Heranwachsende.

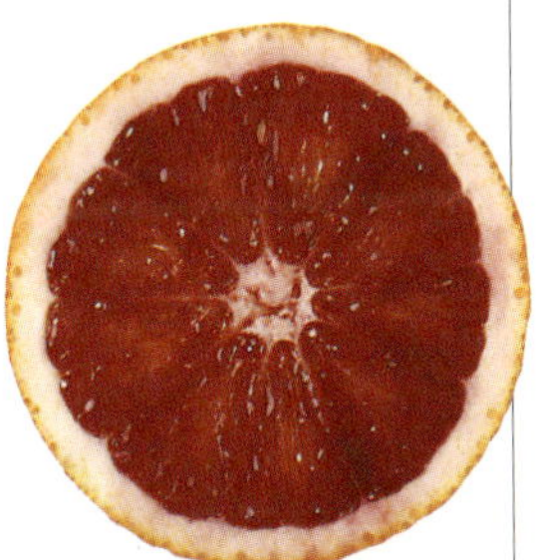

Orangen sind besonders reich an Vitamin C. Sie wirken belebend und helfen uns bei Stress, liefern Biotin (für schöne Haut und Haare), reichlich Pantothensäure (für Zellenergie) und Folsäure. Kalium wirkt entwässernd.

Mandarinen enthalten mehr Zucker und weniger Säure, daher haben sie auch mehr Kalorien. Sie liefern reichlich Vitamin C. Die Häutchen

Heilwirkung der Zitrusfrüchte auf einen Blick:

- *Vitamin C stärkt die körpereigenen Abwehrkräfte*
- *Belebt die Sinne*
- *Wichtig bei Stress*
- *Wirkt vorbeugend gegen Erkältungskrankheiten*
- *Ist gut für Bindegewebe, Knochen, Haare, Fingernägel*
- *Stärkt die Blutgefäße*
- *Beschleunigt die Wundheilung*
- *Ist gut für das Zahnfleisch*
- *Schützt andere Vitamine vor Zerstörung durch Sauerstoff*
- *Verbessert die Aufnahme von Eisen*
- *Wirkt vorbeugend gegen Krebs*

Info: Pomeranze und Limette

Pomeranzen wachsen an kleinen Bäumen mit weißen, stark duftenden Blüten. Die Früchte sind rund und orangefarben. Sie eignen sich nicht zum Rohverzehr, da sie sehr bitter schmecken. Pomeranzen werden zu Orangenmarmelade und Getränken verarbeitet. Aus der Mittelschicht der bitteren Schale macht man Orangeat.

Limetten (auch Limone, Limonelle) haben eine gelbe bis grüne, sehr dünne Schale, das Fruchtfleisch ist hellgrün bis hellgelb und schmeckt weniger sauer als das von Zitronen. Limetten werden überwiegend für die Herstellung von Lime juice, z. B. für Mixgetränke, verwendet. Sie enthalten reichlich Vitamin C.

zwischen den Scheiben enthalten den Ballaststoff Pektin.

Zitronen enthalten bis zu 8 % Zitronensäure, sehr viel Vitamin C, außerdem Magnesium und Kupfer. Die Schale enthält ätherisches Zitrusöl und kann (wenn unbehandelt) zum Aromatisieren von Tee und Gebäck verwendet werden.

Übrigens:
Die Wirksamkeit des Vitamin C wird durch die im Fruchtfleisch enthaltenen Flavonoide verstärkt!

Zitrusfrüchte in der Küche:
Wegen des hohen Wassergehaltes sind Grapefruits ideal zum Auspressen. Sie schmecken im Obstsalat, am besten mit süßen Früchten gemischt oder mit bitteren Salaten wie Chicorée und Endivie. Oder Sie halbieren die Frucht, schneiden sie entlang der Segmente und streuen etwas Zucker darüber. Kurz ziehen lassen und auslöffeln.

Orangen am besten ganz essen, da das Fruchtfleisch die wertvollen Bioflavonoide enthält, die im gepressten Saft nur in geringen Mengen vorkommen. Aufgeschnittene Orangen gleich verzehren, sonst geht durch Lichteinwirkung Vitamin C verloren.

Zitronensaft eignet sich in kleinen Mengen zum Abschmecken von Salatsaucen, Suppen, Obstsalaten, Gemüsegerichten; in Scheiben geschnitten schmeckt Zitrone mit Huhn im Ofen gebacken, in Vierteln darf Zitrone bei keinem Fisch fehlen; außerdem kommt Zitronensaft und -schale in viele Kuchen und Torten.

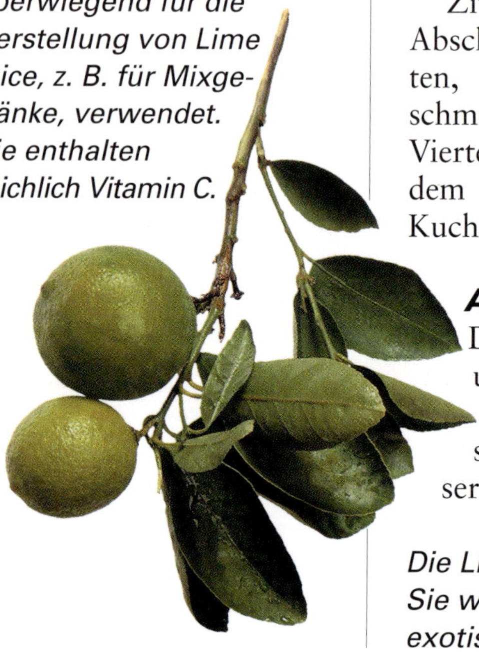

Achtung:
Die Schale von Zitrusfrüchten ist oft behandelt, um sie vor Schimmel zu schützen. Sie darf auch mit einer Wachsschicht überzogen werden, die sie vor dem Austrocknen schützt. Schalen dieser Früchte nicht verwenden.

Die Limette sieht aus wie eine kleine grüne Zitrone. Sie wird bei uns überwiegend für Drinks und in der exotischen Küche verwendet.

Zwiebel

Herkunft / Beschreibung / Geschichte:

Die Küchenzwiebel, auch Speisezwiebel genannt, stammt aus Westasien, wo sie schon seit mindestens 5 000 Jahren kultiviert wird. Die Römer brachten sie nach Mitteleuropa, und in den mittelalterlichen Klostergärten fand sie einen festen Platz bei den Heilpflanzen. Die Küchenzwiebel wird in vielen Sorten kultiviert. Die unterirdisch wachsende Zwiebel setzt sich aus den Blättern zusammen, während oberirdisch eine kugelige Trugdolde mit grünlich weißen Blüten zu sehen ist. Es gibt verschiedene Sorten, z. B. die milde spanische Gemüsezwiebel und die milde rote Zwiebel. Schärfer und würziger schmecken Frühlingszwiebel und Schalotte. Die kleinste Zwiebel ist die Silberzwiebel. Die Frühlingszwiebel schmeckt mild-würzig und bildet gar keine echte Zwiebel, sondern lediglich verdickte Wurzeln. Sie wird das ganze Jahr über angeboten und mitsamt den hohlen grünen Blättern gegessen. Roh passt sie gut in Salate und Quark, geschmort oder gekocht zu Gemüse- und Fleischgerichten. Sie ist reich an Betacarotin, Vitamin C, Eisen, Folsäure und Zink. Bei der Schalotte wachsen um eine Hauptzwiebel zahlreiche kleinere Tochterzwiebeln. Alle Zwiebeln sind von einer rotbraunen Schale umgeben. Schalotten sind etwa so groß wie Knoblauchknollen. Sie werden roh oder gegart verwendet wie Zwiebeln, haben aber einen feineren Geschmack. Sie enthalten Kalium, Eisen, Zink, Mangan und Sulfide. Die Silberzwiebel wächst in einem ähnlichen Verbund wie die Schalotte, ist noch kleiner und hat eine weiße Schale. Silberzwiebeln werden fast ausschließlich eingelegt.

Achten Sie darauf, dass Zwiebeln sich fest anfühlen und die Schale trocken ist und ein bisschen glänzt.

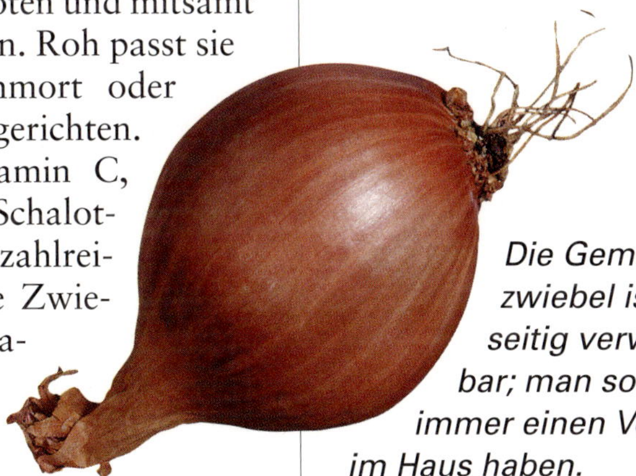

Die Gemüsezwiebel ist vielseitig verwendbar; man sollte immer einen Vorrat im Haus haben.

Einkauf:

Küchenzwiebeln und Schalotten müssen unbeschädigt, fest und trocken sein und dürfen nicht keimen. Ihre braune bzw. rotbraune Schale sollte ein bisschen

Die Volksmedizin weiß schon lange um die vielfältige Heilwirkung der Zwiebel.

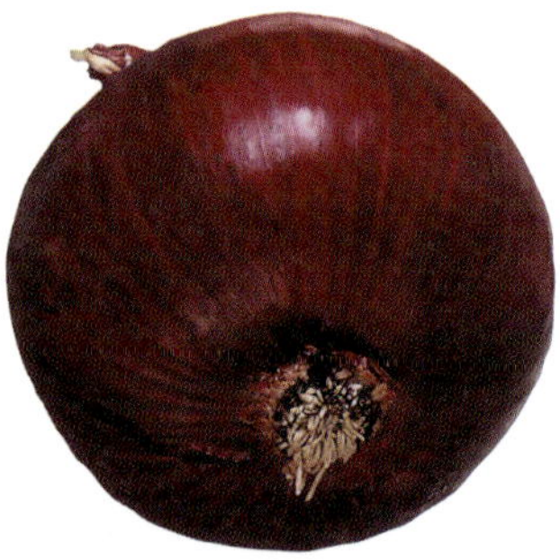

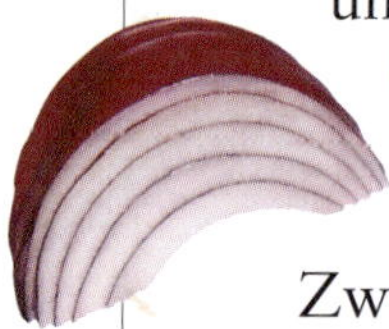

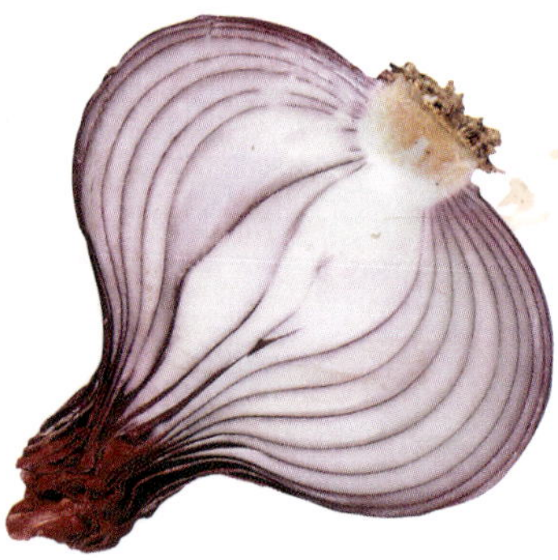

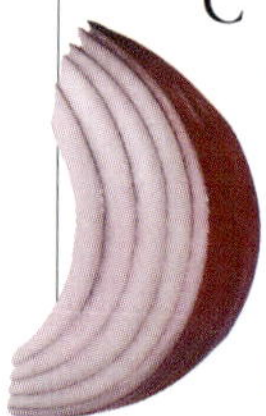

Rote Zwiebeln sind milder als weiße und schmecken besonders gut im Salat oder Quark.

glänzen. Das Gleiche gilt für rote Zwiebeln, die Schale muss lilarot und glänzend sein, die Zwiebel fest und trocken. Frühlingszwiebeln sollten ein ansehnliches, nicht welkes Grün haben.

Lagerung:

Zwiebeln halten sich dunkel und trocken gelagert wochenlang. Frühlingszwiebeln enthalten mehr Wasser und halten sich deshalb nur fünf Tage im Gemüsefach des Kühlschranks.

Inhaltsstoffe / Wirkstoffe:

In der Volksmedizin werden Zwiebeln schon lange bei vielerlei Beschwerden angewendet: Ob verdauungsfördernd, appetitanregend, wassertreibend, blutdrucksenkend, herzstärkend, schleimlösend oder als Aphrodisiakum: Zwiebeln sind wahre Allround-Medizin.

Zwiebeln sind kalorienarm (nur 28 kcal pro 100 g), enthalten aber reichlich Vitamin C. Vitamin C schützt viele andere Vitamine vor der Zerstörung durch Sauerstoff, außerdem aktiviert es den Zellstoffwechsel, hilft bei der Umwandlung von Nahrungsenergie in Körperenergie, fördert die körpereigenen Abwehrkräfte und hilft Bindegewebe, Knochen und Zähne stark zu machen. Der Mineralstoff Kalium spielt eine wichtige Rolle bei der Entstehung von Nervenimpulsen und deren Übertragung an Muskeln und Herz. Außerdem wirkt Kalium entwässernd und blutdrucksenkend. Eisen ist gut für unser Blut, Zink spielt eine Rolle bei der Zellteilung und ist damit wichtig für Wachstum und Zellerneuerung, außerdem wirkt Zink freien Radikalen entgegen. Mangan ist notwendig für die Bildung von Bindegewebe und Harnstoff. Frühlingszwiebeln enthalten außerdem Betacarotin, das im Körper in Vitamin A umgewandelt wird. Vitamin A ist wichtig für die Sehkraft und

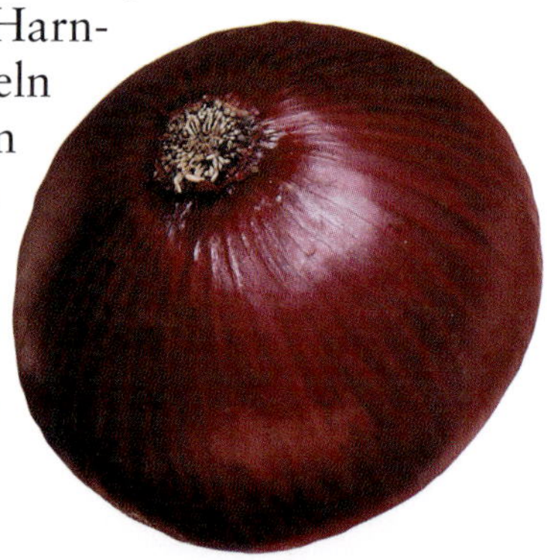

das Zellgewebe, das unsere Haut und alle unsere Organe beschützt. Außerdem schützt Betacarotin vor Krebs, weil es in der Lage ist, freie Radikale unschädlich zu machen.

Der charakteristische Geruch und Geschmack ist auf schwefelhaltige Stoffe (Sulfide) zurückzuführen, die uns zum Weinen bringen, aber auch viel Gutes tun: Sie reinigen den Mund-, Nasen- und Rachenraum, unterstützen den Darm, fördern die Durchblutung der Schleimhäute und wirken insgesamt schleimlösend. Außerdem wirken Zwiebeln antimikrobiell, antioxidativ, entzündungshemmend, cholesterinsenkend und antithrombotisch. Sie beugen der Entstehung von Blutgerinnseln vor und wirken vorbeugend gegen Krebs.

Bei empfindlichen Menschen können rohe Zwiebeln Blähungen verursachen.

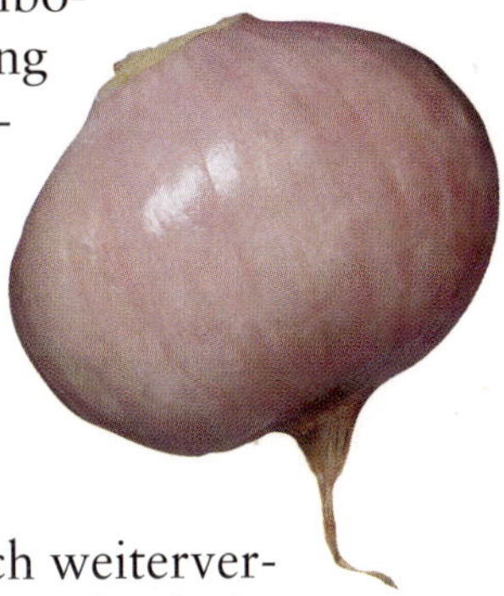

Zwiebeln in der Küche:

Zwiebeln schälen und dann rasch weiterverarbeiten, sie büßen Geschmack und Inhaltsstoffe ein, wenn sie herumstehen. Milde Zwiebelsorten eignen sich gut für den rohen Verzehr in Salaten oder für Rezepte, in denen Zwiebeln die Hauptzutat sind, wie Zwiebelkuchen und Zwiebelsuppe. Schärfere Zwiebeln schmecken besser als Gewürz. Frühlingszwiebeln werden geputzt und gewaschen und sind gut roh im Salat oder Quark oder kurz vor Ende der Garzeit über Gemüsegerichte gestreut. Schalotten sind Feinschmeckers Liebling und sollten bei sanfter Hitze angebraten werden, da sie leicht bitter werden.

Heilwirkung auf einen Blick:

- *Fördern die Verdauung*
- *Regen den Appetit an*
- *Wirken entwässernd und blutdrucksenkend*
- *Gut für Bindegewebe, Knochen und Zähne*
- *Vorbeugend gegen Krebs*
- *Reinigen Mund-, Nasen- und Rachenraum*
- *Helfen gegen Erkältung*
- *Stärken die körpereigenen Abwehrkräfte*
- *Wirken entzündungshemmend, antimikrobiell und antithrombotisch*

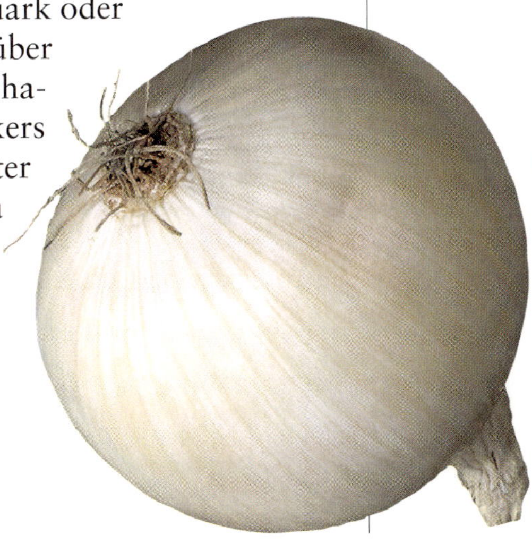

Weiße Zwiebeln schmecken relativ mild. Da sie oft sehr groß sind, kann man sie gut füllen.

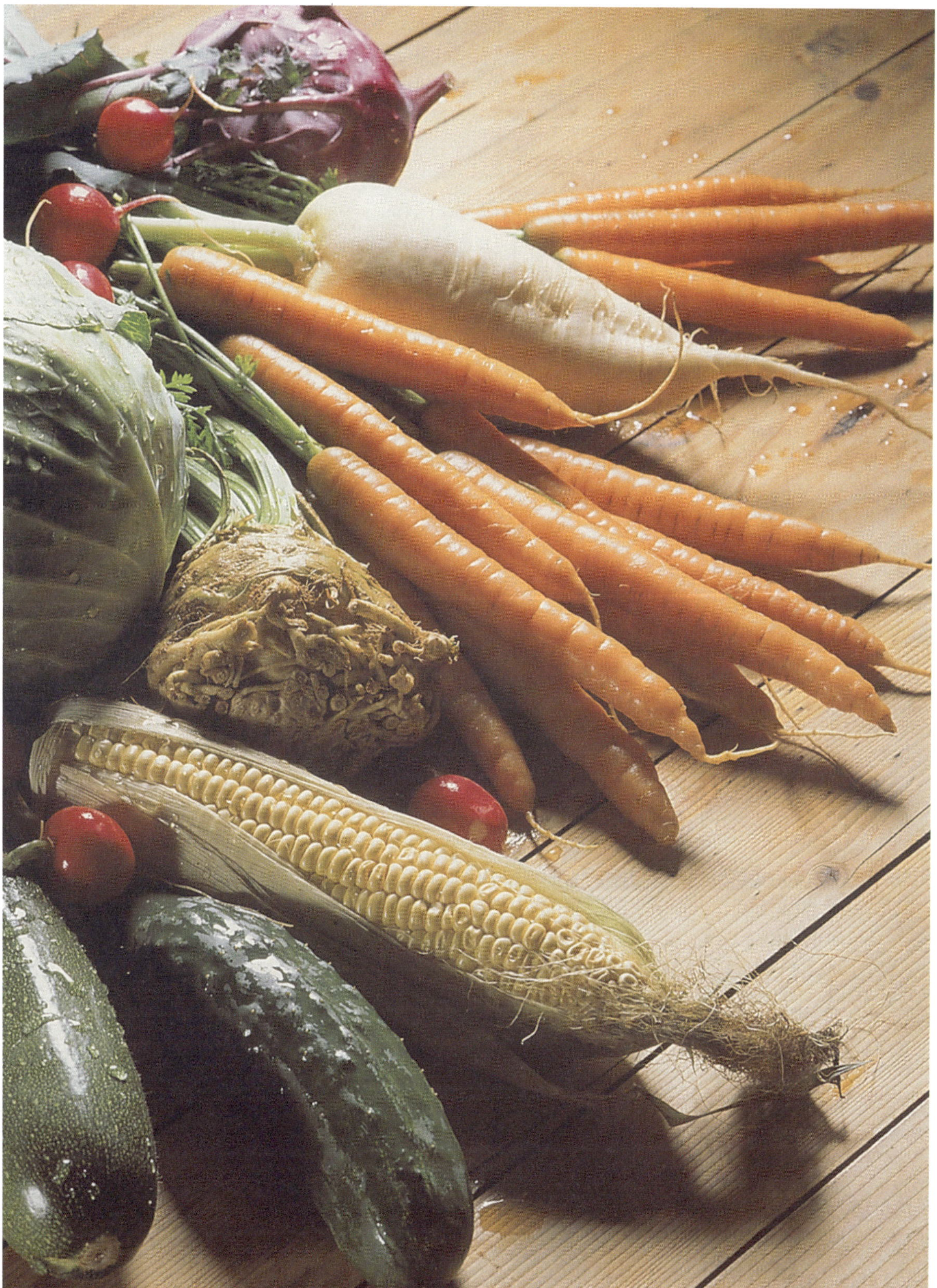

Beschwerden und Krankheiten von A bis Z

Hier finden Sie – in alphabetischer Reihenfolge – einige der am häufigsten vorkommenden Beschwerden und Krankheiten in unserer westlichen Welt. Viele davon gehören zu den so genannten ernährungsbedingten Krankheiten: Hier ist der Zusammenhang zwischen falscher Ernährung – als einer von mehreren Ursachen – und aufgetretener Beschwerde klar belegt. Natürlich kommen noch andere Faktoren wie Vererbung, Umwelteinflüsse usw. dazu.

Bei jeder Beschwerde und Krankheit sehen Sie eine Auflistung der Obst- und Gemüsesorten, die Sie unbedingt auf Ihren Speisezettel bringen sollten, wenn Sie der Krankheit entgegenwirken wollen oder im Falle der Erkrankung Linderung und Besserung schaffen möchten. Sie finden alle hier genannten Obst- und Gemüsesorten im ersten Teil des Buches in alphabetischer Reihenfolge.

Natürlich können Obst und Gemüse immer nur unterstützend wirken, sie sind keine Zaubermittel und bringen keine wundersame plötzliche Heilung. Selbstverständlich können sie auch keine vom Arzt verschriebenen Medikamente oder den Arztbesuch ersetzen.

Wo es möglich und sinnvoll ist, haben wir die Lebensmittel aufgelistet, die Sie besser reduzieren oder ganz meiden sollten, wenn Sie sich vor den Beschwerden und Krankheiten schützen bzw. eine Besserung erwirken wollen, falls Sie bereits erkrankt sind.

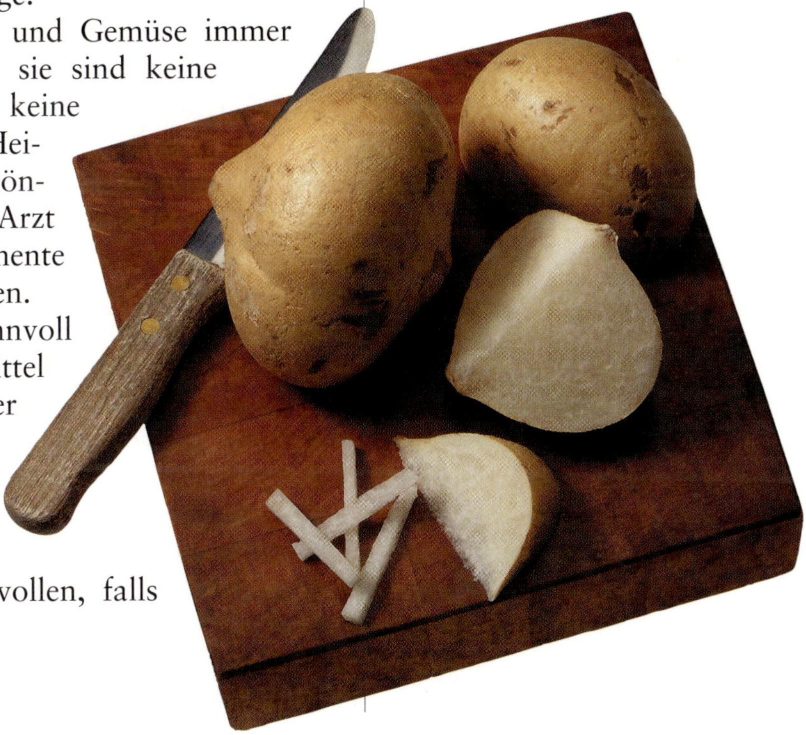

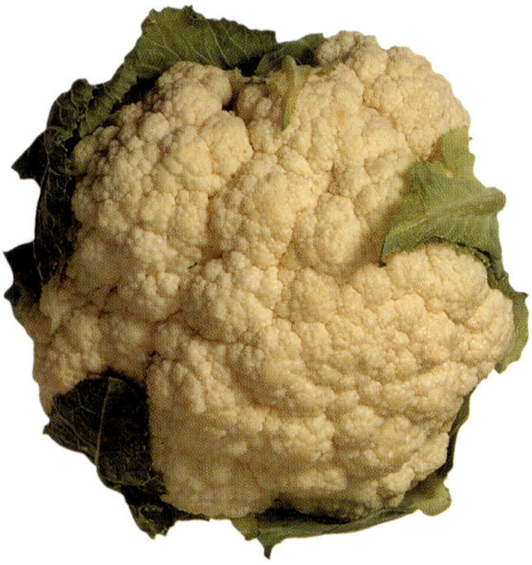

Blumenkohl enthält viel Vitamin C, das der Entstehung von Entzündungen entgegenwirkt.

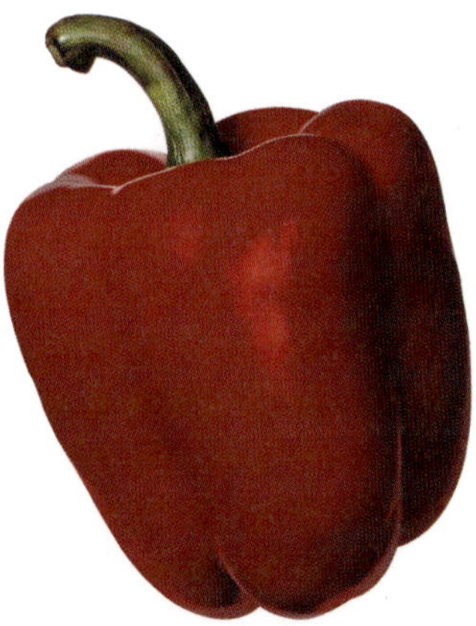

Roter Paprika wirkt vorbeugend gegen Arteriosklerose.

Arthritis:

Arthritis gehört zu den rheumatischen Erkrankungen. Es handelt sich um entzündliche Gelenkerkrankungen, die oft sehr schmerzhaft sind und sich vom Gelenk auf den ganzen Körper ausbreiten können. Die Bewegung des Gelenkes ist eingeschränkt, auch der Knochen kann geschädigt werden. Eine der Hauptursachen ist Übergewicht, und das gilt es auf vernünftige Weise zu reduzieren.

Aber bestimmte Lebensmittel helfen auch: Bei Arthritis ist die Zufuhr von antioxidativ wirkenden Vitaminen und Mineralstoffen wichtig. Dazu gehören in erster Linie Vitamin C, Vitamin E, Betacarotin (Vorstufe von Vitamin A), Selen und Zink, denn diese können der Bildung von Entzündungen entgegenwirken.

Bringen Sie Ananas, Apfel, Artischocke, Banane, Birne, Blumenkohl, grüne Bohnen, Chicorée, Estragon, Fenchel, Grapefruit, Gurke, Heidelbeeren, rote und schwarze Johannisbeeren, Kartoffeln, Kirschen, Knoblauch, Kohl, Kopfsalat, Lauch, Melone, Paprika, Radieschen, Schnittlauch, Stangensellerie, Thymian, Tomaten, Weintrauben, Zitrone und Zwiebeln auf den Tisch.

Meiden Sie Alkohol, Kaffee, Milchprodukte, Hülsenfrüchte, Fleisch, Geflügel und Wild, Erdnüsse, raffiniertes Öl, Zucker, Tee, Weißmehl.

Arteriosklerose:

Arteriosklerose gehört zu den Herz-Kreislauf-Erkrankungen und wird umgangssprachlich auch als Arterienverkalkung bezeichnet. Es handelt sich um eine Verengung und Verhärtung der Arterien, die durch Ablagerungen an den Arterieninnenwänden entsteht; dabei kann es sich um Kalk und Fett aus der Nahrung, aber auch um körpereigene Zellen handeln. Verursacht werden die Ablagerungen durch verletzte Blutgefäße. Man weiß, dass Bluthochdruck, ein erhöhter Cholesterinspiegel, Übergewicht, Rauchen, Diabetes, Bewegungsmangel und Stress Arteriosklerose begünstigen. Also muss man auf sein Gewicht achten, außerdem Nahrung zu sich nehmen, die positiv auf den Cholesterinspiegel und den Blutzuckerspiegel wirkt. Hierzu gehören aus dem Bereich Obst und Gemüse: Ananas, Apfel, Aprikose, Avocado, Birne, Broccoli, Erbsen, Fenchel, schwarze Johannisbeeren, Heidelbeeren, Keimlinge, Kirschen, Knoblauch, Kohlrabi, Lauch, Möhren, Nüsse, Oliven und Olivenöl, rote Paprika, Salbei, Sellerie, Zitronen und Zwiebeln; außerdem alle gelben, orangefarbenen, roten und grünen Blattgemüse. Blaue Weintrauben, Saft aus blauen Weintrauben und Rotwein enthalten Resveratrol, das als Antioxidanz gegen Arteriosklerose hilft.

Meiden Sie fettes rotes Fleisch, Vollfett-Milchprodukte, gebratene ölige Speisen und zuckerhaltige Nahrungsmittel.

Asthma:

Bei Bronchialasthma handelt es sich um eine Verengung der Bronchien. Durch Anschwellen der Schleimhaut und übermäßige Schleimproduktion kommt es zu anfallartig auftretender Atemnot. Ausgelöst wird es durch das Einatmen von Allergenen (allergisches Asthma) oder durch Außenreize wie körperliche Anstrengung oder Stress.

Hier wird grundsätzlich empfohlen, reichlich Vitamin-C-haltiges Obst und Gemüse zu essen, da Vitamin C mit seinen antioxidativen Kräften Asthmaanfällen vorbeugen kann. Bei allergischem Asthma muss natürlich auf alle Lebensmittel verzichtet werden, die Anfälle hervorrufen.

Gute Vitamin-C-Versorger sind Blattsalate, schwarze Johannisbeeren, Kohl, Kresse, Möhren, Radieschen, Rosmarin und Zitrusfrüchte, außerdem empfehlen wir Möhren-, Kohl-, Zitronen- und Apfelsaft zu trinken.

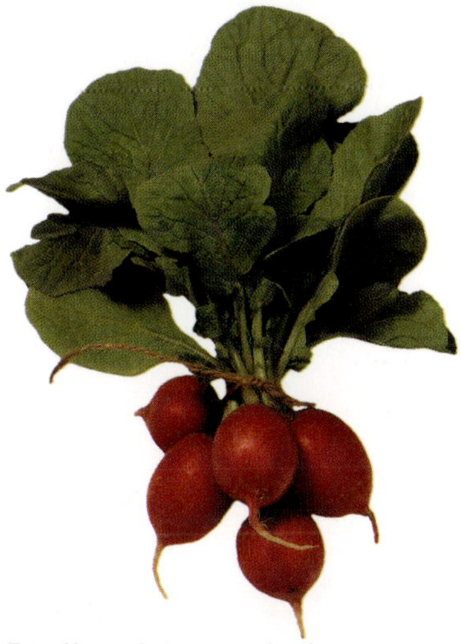

Radieschen enthalten viel Vitamin C, das vorbeugend gegen Asthmaanfälle wirkt.

Blähungen:

Bei Blähungen handelt es sich um vermehrtes Auftreten von Gasen im Darm, die vor oder mit der Darmentleerung abgehen. Es gibt verschiedene Ursachen für Blähungen, z. B. Luftschlucken oder behinderte Ableitung aus dem Darm bei Verstopfung. Empfohlene Lebensmittel und Kräuter (wobei hier vor allem ätherische Öle wirken) sind Bohnenkraut,

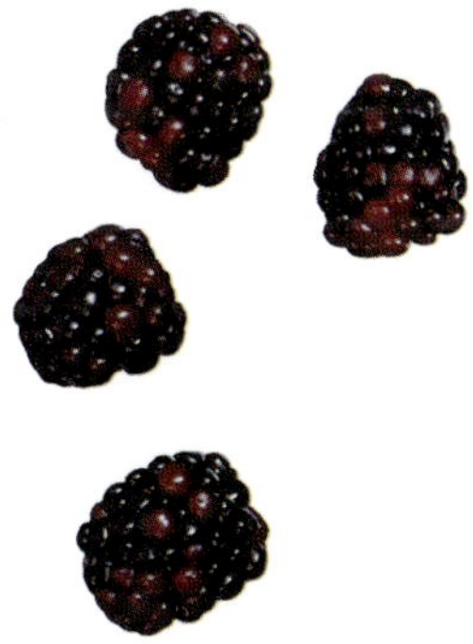

Brombeeren helfen gegen Blähungen.

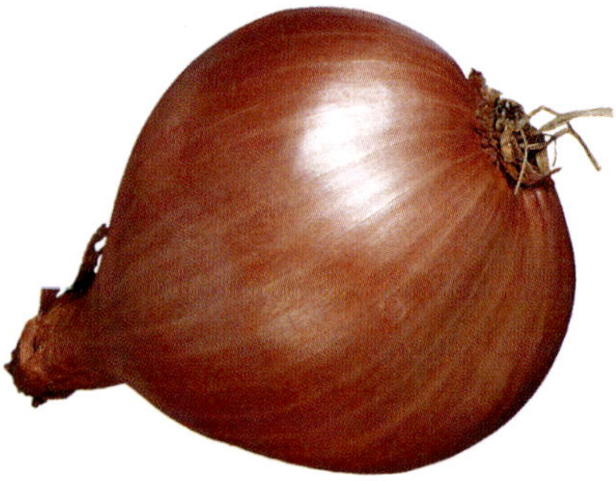

Zwiebeln sollen gegen die Entstehung von Blasen- und Nierensteinen helfen.

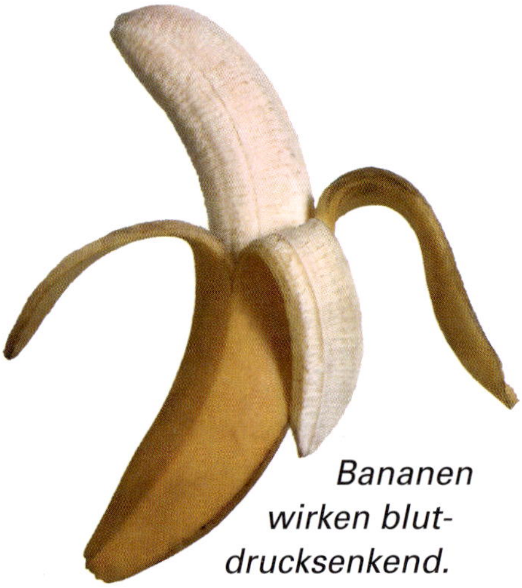

Bananen wirken blutdrucksenkend.

Brombeere, Heidelbeere, Majoran, Möhre, Oregano, Rosmarin und Salate; Fencheltee hilft ebenfalls.

Meiden Sie Alkohol und fermentierte Speisen oder solche, die fermentieren, wie Brot und andere mehlhaltige Speisen, Hülsenfrüchte und gezuckertes Essen. Auch Kohl, Lauch und Zwiebeln können zu Blähungen führen.

Blasen- und Nierensteine:

Oft werden sie erst bemerkt, wenn man heftige Bauch- und Unterleibsschmerzen hat, weil sie sich bewegen. Harnsteine entstehen unter anderem durch die Ernährung, wenn man zu viele Purine oder Oxalsäure aufnimmt. Alkohol begünstigt ebenfalls die Entstehung von Harnsteinen. Um Harnsteinen vorzubeugen, ist es wichtig, dass man ausreichend trinkt (mindestens 1,5 l pro Tag). Außerdem sollen Artischocken, Bleichsellerie, grüne und dicke Bohnen, Brombeeren, Chicorée, Erdbeeren, rote und schwarze Johannisbeeren, Kirschen, Kohl, Lauch, Mandeln, Melone, Oliven, Pfirsich, Radieschen, Salat, Tomaten, Weintrauben und Zwiebeln helfen. Es muss vom Arzt festgestellt werden, woraus die Harnsteine bestehen, um unter Umständen die Ernährung entsprechend umzustellen.

Meiden Sie Fleisch und Fleischerzeugnisse, Schokolade, Kaffee, Erdnüsse, Mangold, Spargel, Spinat und schwarzen Tee.

Bluthochdruck:

Unter Bluthochdruck versteht man erhöhten Druck in den arteriellen Blutgefäßen des Körpers. Bluthochdruck kann zu Arteriosklerose, Herz-Kreislauf-Erkrankungen und Nierenschäden führen. Meist entsteht er durch viele Faktoren, in erster Linie Übergewicht und fettreiche Ernährung, aber auch durch zu hohen Kochsalz- und Alkoholkonsum. Auch erbliche Faktoren, Stress und Bewegungsmangel spielen eine Rolle. Also ist es wichtig, auf das Gewicht zu achten, außerdem werden (neben Medikamenten) kaliumreiche Lebensmittel empfohlen, die Wasser aus dem Körper schwemmen und damit den Blutdruck senken. Hierzu gehören Ananas,

Apfel, Artischocke, Banane, Bleichsellerie, Broccoli, Grünkohl, Erdbeeren, Heidelbeeren, Keimlinge, Kirschen, Knoblauch, Kohlrabi, Lauch, Möhren, Oliven, Rettich und Radieschen, Rosenkohl, Rotkohl, Rote Bete, Salate, Spargel, Spinat, Tomaten, Weintrauben, Zwiebeln.

Meiden sollten Sie fetthaltige Speisen, dazu gehören auch Milchprodukte und Weizenprodukte. Übergewicht abbauen! Natriumreiche Lebensmittel vermeiden.

Diabetes mellitus:

Umgangssprachlich auch als Zuckerkrankheit bezeichnet, ist Diabetes eine chronische Stoffwechselerkrankung, bei der der Blutzuckerspiegel ständig oder zeitweise erhöht ist, was durch die zu geringe Produktion von Insulin kommt. Eine gesunde Vollwertkost hilft bei allen Formen der Diabetes. 50–60 % der Ernährung sollen aus Kohlenhydraten bestehen, die sich in fünf Gruppen einteilen lassen, wobei drei Gruppen Obst, Gemüse und Kartoffeln ausmachen. Besonders gut sind Apfel, Artischocken, Bohnen, Fenchel, Heidelbeeren, Kiwis, Kohl, Kürbis, Knoblauch, Nüsse, Oliven, Pfirsich und Zwiebeln. Auch frischer Saft aus Heidelbeeren, Kohl, Sellerie oder Zitrusfrüchten wirkt.

Unbedingt zu vermeiden sind zuckerhaltige Lebensmittel und große Mengen tierischer Fette; Alkohol nur in Maßen.

Durchfall:

Von Durchfall spricht man, wenn mehr als dreimal am Tag breiiger oder flüssiger Stuhl ausgeschieden wird; manchmal ist auch Blut und Eiter beigemischt. Ausgelöst wird Durchfall unter anderem durch Darmentzündungen, Infektionen und Lebensmittelvergiftungen, aber auch durch Stress und Aufregung.

Bei leichtem Durchfall helfen Kamillentee, geriebener Apfel und Möhren- oder Brombeersaft, da durch den Ballaststoff Pektin Giftstoffe schneller ausgeschieden werden. Außerdem helfen Nahrungsmittel, die reich an Thiamin und Vitamin B_6 sind,

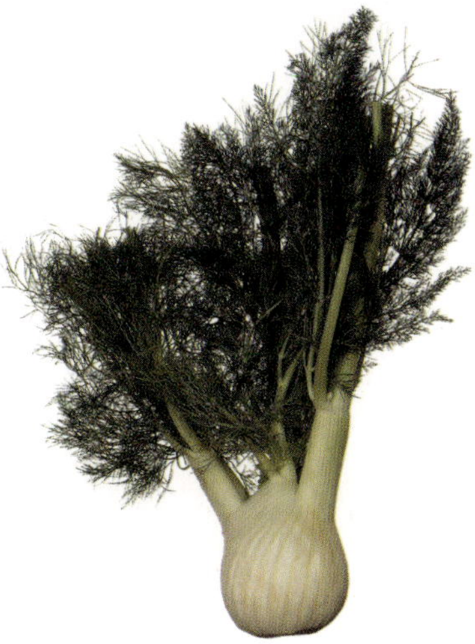

Fenchel senkt den Blutfettspiegel.

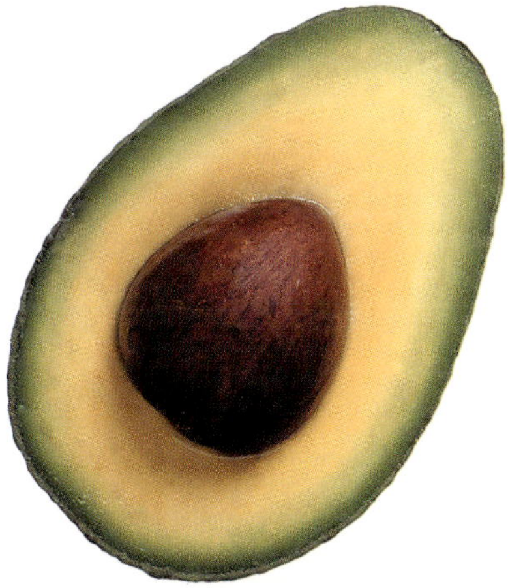

Avocados enthalten Vitamin B_6, das wichtig ist für eine geregelte Verdauung.

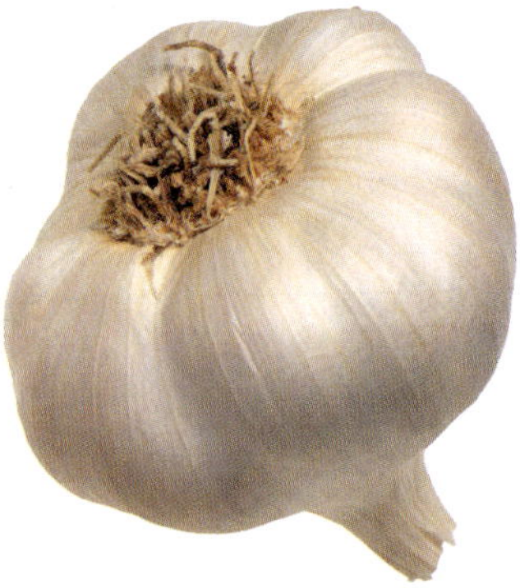

Allicin im Knoblauch wirkt antibakteriell und hilft bei Erkältungen.

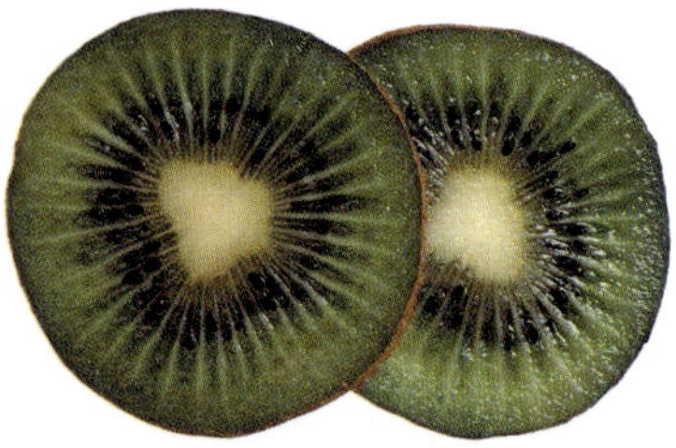

Kiwis enthalten Kalium, das entwässernd wirkt.

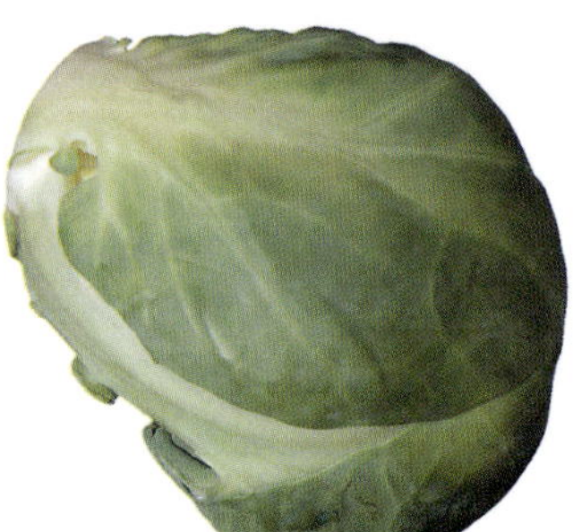

Rosenkohl enthält reichlich Vitamin C.

dazu gehören Avocados, Bananen, Erbsen, Kartoffeln und Spinat.

Erkältung:

Im Winter erwischt es fast jeden mal mit laufender Nase, Halsweh, Heiserkeit, oft Husten und manchmal sogar Fieber. Meist holen wir uns die Erkältung durch Auskühlung. Hier muss das Immunsystem gestärkt werden mit frischem Obst, vor allem Zitrusfrüchten, aber auch anderen rohen Obstsorten und Gemüse. Vorbeugend helfen karotinhaltige und Vitamin-C-reiche Lebensmittel. Dazu gehören Broccoli, dunkelgrüne Blattgemüse (Kohl, Mangold, Spinat), Erdbeeren, Fenchel, Heidelbeeren, Honigmelonen, schwarze Johannisbeeren, Kiwis, Knoblauch, Kohlrabi, Mango, Möhren, Papaya, Paprika, Rosenkohl, Tomaten und Zitrusfrüchte. Rettich, Radieschen und Sellerie wirken schleimlösend. Und: Bettruhe, Schwitzen und reichlich heiße Getränke!

Gicht:

Bei Gicht handelt es sich um eine Stoffwechselerkrankung, bei der nicht genügend Harnsäure ausgeschieden wird. Wenn der Harnsäuregehalt in 100 ml Blut 9 mg überschreitet, kommt es zu Ablagerungen in Gelenken, Schleimbeuteln und Sehnen. Dies führt zu schmerzhaften Entzündungen. Gicht ist erblich, wird aber auch durch fett- und fleischreiche Ernährung, Übergewicht und zu viel Alkohol gefördert. Daher sollte man kaliumhaltiges Obst und Gemüse essen wie z. B. Artischocken, Bananen, Blumenkohl, (weiße) Bohnen, Broccoli, Fenchel, Honigmelonen, Kartoffeln, Kiwis, Kohlrabi, Mangold, Schnittlauch, Sojabohnen. Meiden Sie purinhaltige Lebensmittel wie Erbsen, Spargel, Spinat, Tee, Alkohol.

Grippe:

Grippe ist eine ansteckende Infektion, die durch Viren übertragen wird. Symptome sind Fieber, Schüttelfrost, Gliederschmerzen, Husten, Heiserkeit, Müdigkeit und Kopfschmerzen. Meist bricht

Grippe ganz plötzlich aus. Besonders wichtig sind Wärme, Ruhe und viel zu trinken (Tee). Auch feuchte Raumluft schafft Besserung. Ansonsten werden allicinhaltige Lebensmittel empfohlen, die die Abwehrkräfte gegen Viren stärken: Knoblauch, Lauch und Zwiebeln. Auch Vitamin-C-haltiges Obst und Gemüse hilft, da Vitamin C die Immunabwehr stärkt und Antikörper aktiviert, die Viren bekämpfen: Broccoli, schwarze Johannisbeeren, Grünkohl, Papaya, Paprika, Rosenkohl und Zitrusfrüchte. Radieschen, Rettich und Sellerie wirken schleimlösend. Salbeitee mit Honig und Zitrone hilft dem Hals.

Harnwegsentzündung:

Hier handelt es sich um eine Entzündung der Harnröhre, die oft von einer Blasenentzündung begleitet wird. Symptome sind ständiger Harndrang und Schmerzen beim Wasserlassen. Manchmal sieht der Harn unklar und schleimig aus. Oft hat man das Gefühl, man muss schon wieder zur Toilette, auch wenn man gerade erst war. Eine gute Versorgung mit Vitamin A ist wichtig für gesunde Schleimhäute, die wiederum Krankheitserreger abwehren. Alle gelben, roten und dunkelgrünen Obst- und Gemüsesorten enthalten Betacarotin, die Vorstufe zu Vitamin A. Besonders hohe Konzentrationen finden sich in getrockneten Aprikosen, Erdbeeren, Grünkohl, Honigmelonen, Möhren, Paprika und Spinat. Grundsätzlich unterdrücken ätherische Öle und schwefelhaltige Verbindungen die Ausbreitung von Bakterien. Knoblauch, Lauch, Rettich, Radieschen, Meerrettich und Zwiebeln sind ideal zur Vorbeugung.

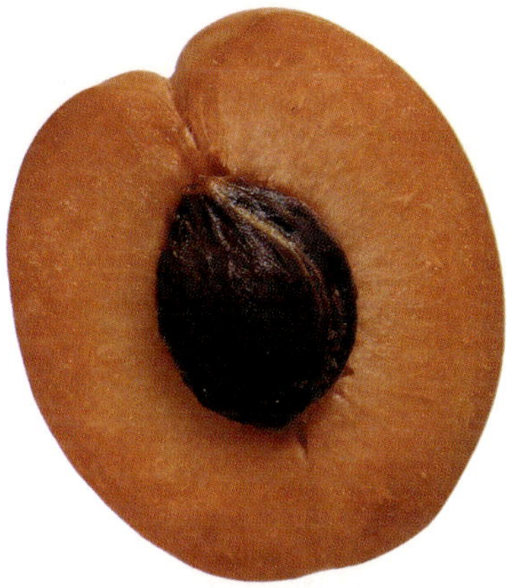

Reife Aprikosen enthalten reichlich Betacarotin.

Husten:

Je nach Ursache unterscheidet man trockenen, bellenden, rasselnden und keuchenden Husten. Beim Husten wird Schleim entfernt, der sich bei Entzündungen oder Infektionen in den Atemwegen bildet. Grundsätzlich sollte man bei lang anhaltendem Husten einen Arzt aufsuchen. Aber durch die Ernährung können wir unser Immunsystem stärken,

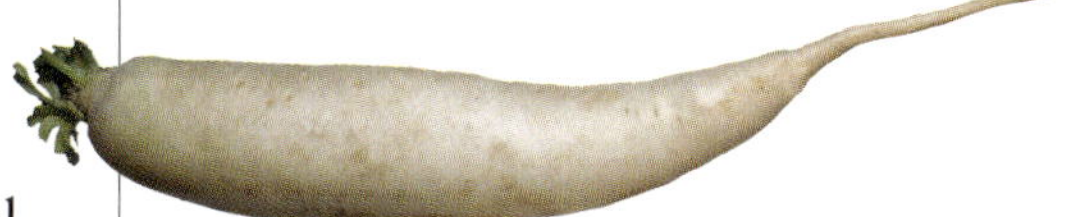

Rettich wirkt schleimlösend und schafft Erleichterung bei Husten.

damit es Husten abwehren kann. Frisches Obst und Gemüse helfen, besonders gut sind Fenchel, Knoblauch, Rettich, Sellerie und Zwiebeln, weil ihre ätherischen Öle schleimlösend und antibakteriell wirken. Auch Minze, Salbei und Thymian helfen. Vitamin-A-reiche Obst- und Gemüsesorten schützen die Schleimhäute (dunkelgrüne Blattgemüse, Aprikosen, Mangos, Melonen, Möhren, Papayas). Trinken Sie mehrmals am Tag schwarzen Johannisbeersaft.

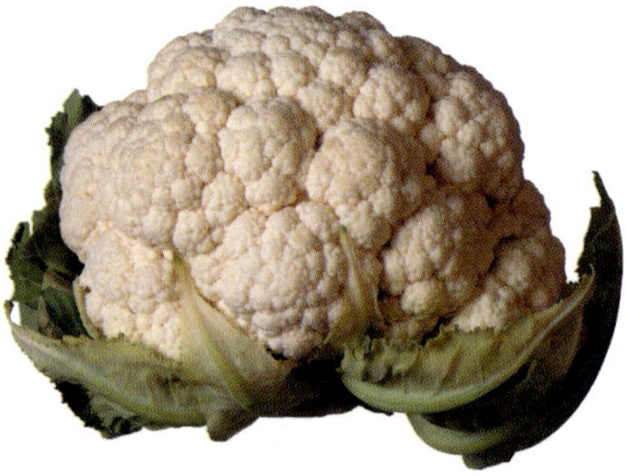

Alle Kohlsorten enthalten sekundäre Pflanzenstoffe, die vorbeugend gegen Krebs wirken.

Krebs:

Krebs ist ein Oberbegriff für bösartige Erkrankungen, bei denen es zu vermehrtem Zellwachstum und damit zur Bildung von Geschwülsten kommt. Dadurch werden gesunde Zellen verdrängt. Krebs kann jedes Gewebe des Körpers befallen und gehört zu den häufigsten Todesursachen in den Industrieländern. Es gibt viele Ursachen für Krebs, und bis heute sind sie nicht hundertprozentig geklärt. Erbliche Veranlagung, Viren, Medikamente und medizinische Verfahren, Umwelteinflüsse, Tabak, Alkohol und Lebensmittelzusätze gehören zu den Faktoren.

Und man schätzt, dass etwa ein Drittel aller Krebserkrankungen durch Ernährung hervorgerufen wird. Bei folgenden Krebserkrankungen weiß man sicher, dass sie durch die Ernährung beeinflusst werden: Brust- und Gebärmutterkrebs, Darmkrebs und Krebserkrankungen in Mund, Speiseröhre, Magen, Leber und Lunge.

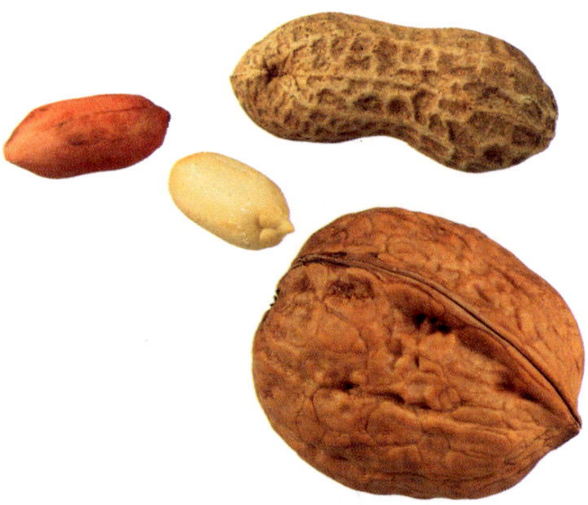

Nüsse enthalten Proteasehemmstoffe, die krebsvorbeugend wirken.

Inzwischen hat die Forschung auch herausgefunden, dass in vielen Nahrungsmitteln Stoffe enthalten sind, die zur Krebsvorbeugung beitragen können, unter anderem Antioxidanzien. Das sind die Vitamine E und C, Betacarotin (Vorstufe zu Vitamin A) und das Spurenelement Selen.

Auch den bioaktiven Substanzen wird krebsvorbeugende Wirkung nachgesagt. Hierzu gehören die sekundären Pflanzenstoffe, deren gesundheitliche Bedeutung erst in den letzten Jahren entdeckt wurde. Einige von ihnen scheinen in der Lage zu sein, das Erbmaterial vor Veränderungen zu schützen oder die antioxidative Abwehr zu stärken.

Auch Ballaststoffe gehören zu den bioaktiven Substanzen. Ihren Namen bekamen sie in einer Zeit, als man sie für unnötigen Ballast hielt. Heute weiß man, dass sie für eine intakte Darmflora unerlässlich sind und dass sie darüber hinaus schädliche Stoffe im Darm binden und damit entschärfen. Hier steckt die Forschung aber noch in den Kinderschuhen.

Zu all den genannten Gruppen von Lebensmitteln muss gesagt werden, dass es auf die richtige Mischung ankommt. Ausgewogenheit ist wichtig, und hier hilft das Programm „Five-a-day“.

In Diskussion ist auch die „Mittelmeerkost“, die aus reichlich Gemüse besteht, darüber hinaus überwiegend Olivenöl verwendet und sehr wenig tierische Fette. Bisher gibt es Hinweise aus Studien darüber, dass im Mittelmeerraum bestimmte Krebsarten weniger häufig auftreten, doch man kann noch nicht von bewiesenen Tatsachen sprechen.

Nochmals auf einen Blick:

Sekundäre Pflanzenstoffe finden sich in allen pflanzlichen Nahrungsmitteln. Für die Vorbeugung gegen Krebs finden sich besonders wirksame Substanzen in Apfel, Birne, Banane, Grünkohl, Kirschen, Kohlrabi, Lauch, Nüssen, Rettich und Radieschen, Salat, Spinat, Tomaten, Weintrauben und Zwiebeln.

Reichlich Vitamin E steckt in Nüssen, (roten) Paprika, Rotkohl und Sellerie.

Vitamin-C-Lieferanten sind Broccoli, Erdbeeren, Grünkohl, schwarze Johannisbeeren, Kiwis, Kohlrabi, Papaya, Paprika, Rosenkohl, Zitrusfrüchte und Zwiebeln.

Betacarotin (die Vorstufe zu Vitamin A) ist in allen gelben, roten und dunkelgrünen Obst- und Gemüsesorten enthalten, vor allem in getrockneten Aprikosen, Grünkohl, Kürbis, Mango, Möhren (Nr. 1 der Betacarotin-Lieferanten!), Paprika, Pfirsich, Spinat und Zuckermelonen.

Das Spurenelement Selen findet sich (außer in tierischen Lebensmitteln) in Gurke, Hülsenfrüchten und Nüssen. Es ist in Kombination mit den obigen Vitaminen besonders gut verwertbar.

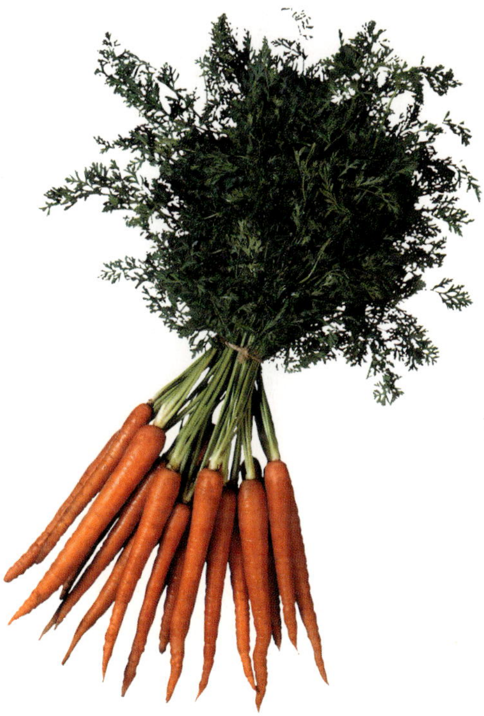

Möhren sind die Nr. 1 der Betacarotin-Lieferanten!

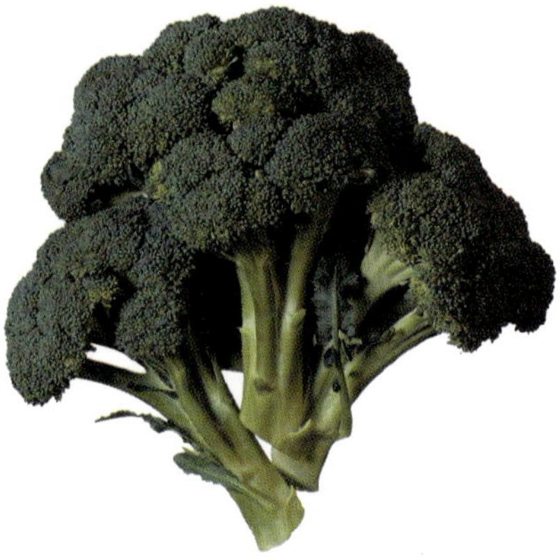

Frauen sollten vor und während den „Tagen" Broccoli essen, der sie mit Eisen versorgt.

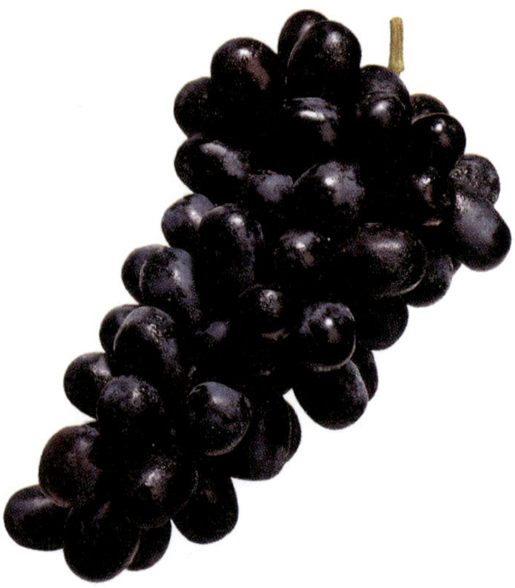

Weintrauben machen munter.

Menstruationsbeschwerden / Prämenstruelles Syndrom:

Für viele Frauen sind die Tage vor der Monatsblutung am schlimmsten. Unterleibsschmerzen, Ziehen in den Brüsten, Müdigkeit, Kopfschmerzen und Rückenschmerzen gehören zu den häufigsten Symptomen. Hier hilft kaliumreiche und relativ eiweiß- und kochsalzarme Kost. Essen Sie Ananas, Avocado, Bananen, Bohnen, Broccoli, Himbeeren, Kartoffeln, Sellerie und Spargel. Kräutertees aus Dill, Estragon, Lorbeer und Rosmarin helfen: 1 Esslöffel Kräuter in einer Tasse mit kochendem Wasser übergießen und 10 Minuten ziehen lassen.

Bei Müdigkeit und Kopfschmerzen hilft Vitamin E (in Avocados, Oliven und Sojabohnen). Sanfte Bewegung wird empfohlen und für die Unterleibsschmerzen eine Wärmflasche.

Lassen Sie die Finger von fettem und salzigem Essen und stimulierenden Getränken wie Kaffee und schwarzem Tee.

Müdigkeit / Konzentrationsschwäche:

Manchmal haben wir ein extremes Schlafbedürfnis, fühlen uns schlapp und unentschlossen, oft kommen hierzu schlechte Nerven und die Unfähigkeit, sich beim Studieren oder Arbeiten zu konzentrieren. Ganz grundsätzlich sind Obst und Gemüse wahre Energiespender, besonders Aprikosen, Mangold, Möhren, Nüsse, Rosenkohl, Sauerkraut, Spinat und Weintrauben. Kirsch- und Traubensaft hilft ebenfalls. Manchmal kommt Müdigkeit durch zu niedrigen Blutdruck. Diesem kann durch Kohlenhydrate entgegengewirkt werden, die sich in Kartoffeln und allen anderen Gemüsesorten finden.

Reduzieren Sie Kaffee und Alkohol.

Osteoporose:

Bei Osteoporose handelt es sich um eine Verringerung der Knochensubstanz, die über das normale Maß hinausgeht. Dabei wird mehr Knochenmasse abgebaut und weniger aufgebaut, als es für das entsprechende Alter normal wäre. Zur Vermeidung ist eine lebenslange ausreichende Versorgung mit

Kalzium nötig, denn bei unzureichender Zufuhr von außen entzieht der Körper den Knochen eingelagertes Kalzium, wodurch sie brüchig werden. Damit der Körper Kalzium aufnehmen kann, ist Vitamin D notwendig, das unter anderem durch die Einwirkung von Sonnenlicht gebildet wird. Daher ist Bewegung im Freien ebenfalls eine wichtige vorbeugende Maßnahme.

Neben Milchprodukten sollten Sie Avocado, Beeren, Bleichsellerie, Broccoli, Fenchel, Grünkohl, Gurke, Kartoffeln, Kiwis, Kresse, Lauch, Nüsse, Orangen, Paprika und Sojabohnen zu sich nehmen.

Achtung: Oxalsäure hemmt die Aufnahme von Kalzium. Meiden Sie Mangold, Rote Bete und Spinat, wenn Sie an Osteoporose leiden. Trinken Sie keinen Schwarztee oder Pfefferminztee zum Essen, auch sie enthalten Oxalsäure. Übermäßiger Alkoholkonsum und Rauchen erhöhen das Osteoporoserisiko.

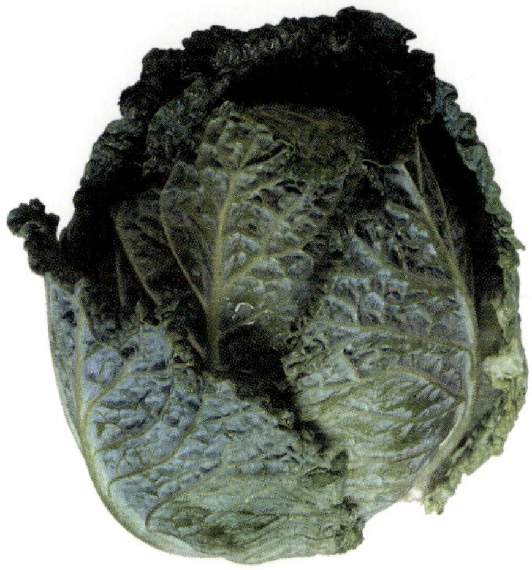

Grünkohl versorgt uns mit reichlich Kalzium.

Stress:

Grundsätzlich handelt es sich bei Stress um einen Zustand erhöhter Aktivierung des Organismus, bei dem es zu einem verstärkten Energiebedarf kommen kann. Ausgelöst wird Stress durch Reize, die sowohl negativ als auch positiv sein können. Meist meinen wir aber negative Faktoren wie Lärm, körperliche und psychische Belastungen, extremen Druck oder Ärger, wenn wir von Stress sprechen. Stress raubt dem Körper Vitamin B_6. Dieses ist enthalten in Avocados, Bananen, Blumenkohl, Grünkohl, Kartoffeln, Knollensellerie, Lauch, Sauerkraut und Spinat. Außerdem helfen Basilikum, Brombeeren, Broccoli, Keimlinge, Kiwis, Mango, Nüsse, Pflaumen, Weißkohl und Zitrusfrüchte.

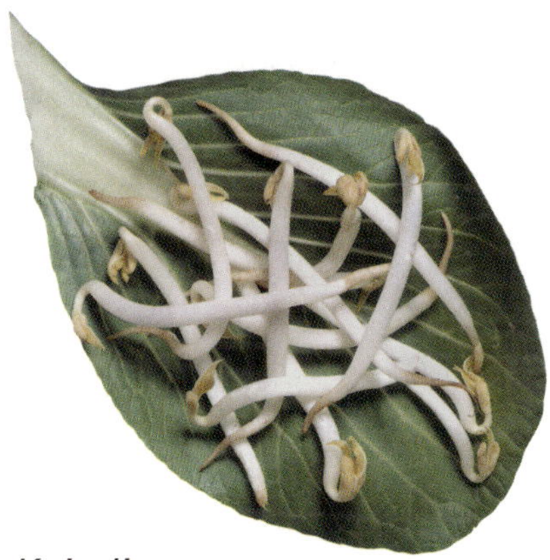

Keimlinge gehören zu den Genüssen, die uns in stressigen Zeiten helfen.

Übergewicht:

Übergewicht ist einer der größten Risikofaktoren für Herz-Kreislauf-Erkrankungen wie Arteriosklerose und begünstigt außerdem hohe Blutfettwerte, Bluthochdruck, Gicht und Diabetes. Extremes Übergewicht kann nur durch eine kalorienreduzierte Ernährung und Änderung im Lebensstil wirksam

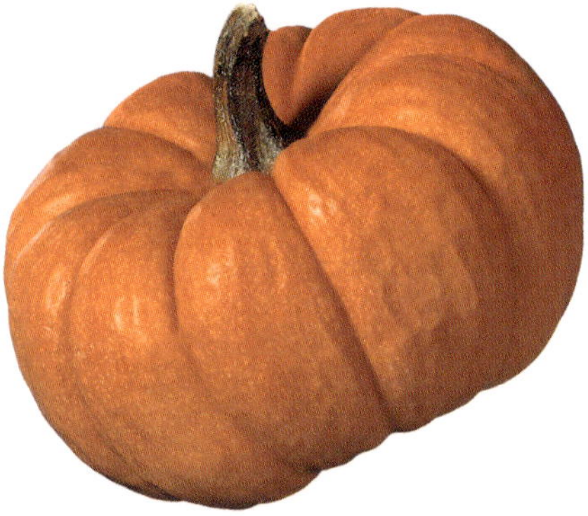

Kürbis hat wenig Kalorien, ist gut für die Verdauung und wirkt entwässernd. Daher ist er ein ideales Gemüse zum Abnehmen.

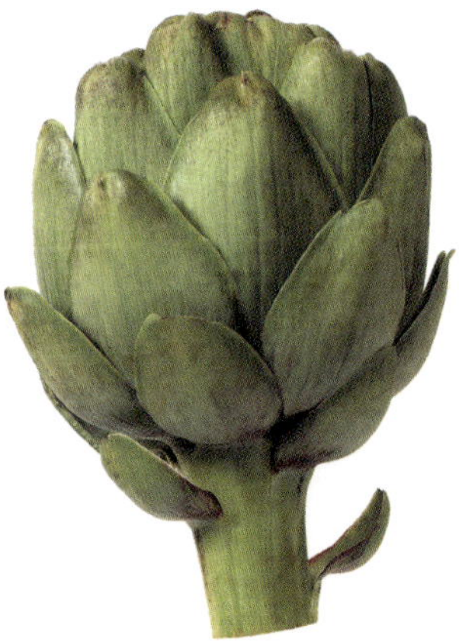

Artischocken enthalten den Bitterstoff Cynarin, der regulierend auf die Verdauung wirkt.

bekämpft werden, wobei unbedingt ärztliche Beratung erforderlich ist. Beim Abnehmen muss die Ernährung unbedingt ausgewogen sein, und ein Gewichtsverlust von 0,5–1 kg pro Woche sollte nicht überschritten werden. Ausreichend Bewegung ist ebenfalls notwendig. Grundsätzlich werden Lebensmittel empfohlen, die reich an Nährstoffen, aber arm an Kalorien sind, außerdem entweder entwässern, die Verdauung fördern oder sättigend wirken. Hierzu gehören Apfel, Blumenkohl, Chinakohl, Gurke, Kohlrabi, Kürbis, Möhren, Pflaumen, Spargel und Weintrauben.

Verstopfung:

Man spricht von Verstopfung (auch Darmträgheit oder Obstipation), wenn nur alle drei oder vier Tage ein Stuhlgang erfolgt, der in der Regel relativ hart ist. Zu den ernährungsbedingten Ursachen gehören ein Mangel an Ballaststoffen und die zu geringe Aufnahme von Flüssigkeit. Reichlich Ballaststoffe sind enthalten in Apfel, Aprikose, Beeren, Chicorée, allen Kohlsorten, Kohlrabi, Pfirsich, Sellerie. Sauerkraut kurbelt die Verdauung an, besonders, wenn es roh gegessen wird.

Grundsätzlich regulierend auf die Verdauung wirken außerdem Ananas, Artischocke, Birne, Broccoli, Erbsen, Fenchel, Kartoffeln, Keimlinge, Kiwis, Küchenkräuter, Mangold, Nüsse und Samen, Rettich, Spinat, Trockenobst und Zwiebeln.

Hier finden Sie in alphabetischer Ordnung alle im Buch vorkommenden Lebensmittel und Rezepte. Wir haben Stichwörter wie „Vitamine“ und „Abwehrkräfte“ nicht aufgenommen, da sie praktisch auf jeder zweiten Seite vorkommen.

A

B

C

D

E

F

G

H

I/J

K

L